L'ÉCHOGRAPHIE DE LA HANCHE CHEZ L'ENFANT

A mon père

A Grite

A ma femme et à mes trois enfants Vincent, Guillaume et Romain.

L'ÉCHOGRAPHIE DE LA HANCHE CHEZ L'ENFANT

A. COUTURE, C. BAUD, J.L. FERRAN, C. VEYRAC

avec la participation de :

J.G. POUS, A. DIMEGLIO, P. SAMBUC

Editions AXONE

4, rue Richer-de-Belleval - 34000 Montpellier

1988

Chez le même éditeur :

F. Bonnel, J.L. Cornille, P. Lopez
T.D.M.-I.R.M. Anatomie tridimensionnelle
Tome 1 : Membres et rachis

Sous la direction de R. Duvauferrier, A. Ramée, J.L. Guibert
Radiologie et échographie interventionnelles - Tomes 1 et 2
Imagerie interventionnelle en pathologie vasculaire et cardiothoracique
Imagerie interventionnelle en pathologie digestive
Imagerie interventionnelle en pathologie urologique
Imagerie interventionnelle en pathologie gynécologique et obstétricale

J.P. Senac, J. Giron (sous la direction de)
Tomodensitométrie thoracique (2e édition)
Cahiers d'Imagerie Médicale : **Le Thorax**

J.L. Lamarque (sous la direction de)
Tomodensitométrie abdominale et pelvienne
Tome 1 : Abdomen
Tome 2 : Pelvis
I.R.M. Corps entier

A. Wackenheim
Les Radiologistes : Imagiers de la médecine

Dépôt légal : Décembre 1988. I.S.B.N. : 2-905900-15-6

TABLE DES MATIÈRES

Ont participé à cet ouvrage

ARRIVE L., Interne des hôpitaux. Service de Radiologie. Hôpital Saint-Vincent-de-Paul, 74, av. Denfert-Rochereau, 75674 Paris Cedex 14, France.

BAUD C., Chef de clinique Assistant. Service de Radiopédiatrie. Hôpital Saint-Charles, rue Auguste-Broussonnet, 34000 Montpellier, France.

COUTURE A., Praticien hospitalier. Service de Radiopédiatrie. Hôpital Saint-Charles, rue Auguste-Broussonnet, 34000 Montpellier. France

DEMANGE P., Attaché au Service de Radiologie. Hôpital Saint-Vincent-de-Paul, 74, av. Denfert-Rochereau, 75674 Paris Cedex 14, France.

DIMEGLIO A., Professeur. Service de Chirurgie infantile. Hôpital Saint-Charles, rue Auguste-Broussonnet, 34000 Montpellier, France.

FERRAN J. L., Ancien Praticien Hospitalier. Service de Radiopédiatrie. Hôpital Saint-Charles, rue Auguste-Broussonnet, 34000 Montpellier, France.

KALIFA G., Professeur. Service de Radiologie. Hôpital Saint-Vincent-de-Paul, 74, av. Denfert-Rochereau, 75674 Paris Cedex 14, France.

POUS J. G., Professeur. Service de chirurgie infantile. Hôpital Saint-Charles, rue Auguste-Broussonnet, 34000 Montpellier, France.

PRACROS J. P., Ancien chef de clinique. Service de Radiopédiatrie. Hôpital Debrousse, rue Sœur-Bouvier, 69322 Lyon, France.

SAMBUC P., Assistant. Laboratoire d'Anatomie. Hôpital Carremau, 5, rue Hoche, 30000 Nîmes, France.

SELLIER N., Chef de clinique Assistant. Service de Radiologie. Hôpital Saint-Vincent-de-Paul, 74, av. Denfert-Rochereau, 75674 Paris Cedex 14, France.

TRONC F., Chef de clinique Assistant. Service de Néonatalogie. Hôpital Saint-Charles, rue Auguste-Broussonnet, 34000 Montpellier, France.

VEYRAC C., Praticien hospitalier. Service de Radiopédiatrie. Hôpital Saint-Charles, rue Auguste-Broussonnet, 34000 Montpellier, France.

Nous remercions les services suivants :

• Service de chirurgie infantile. Pr POUS. Clinique Saint-Charles, rue Auguste-Broussonnet, 34000 Montpellier.

• Service de Néonatalogie. Pr BONNET, Dr MONTOYA. Clinique Saint-Charles, rue Auguste-Broussonnet, 34000 Montpellier.

• Institut Marin Saint-Pierre. Pr POUS, Pr DIMEGLIO, Dr DIMEGLIO, Dr SIRES, rue Geniez-Marés, 34250 Palavas.

de nous avoir permis, grâce à une consultation permanente des dossiers cliniques, de développer une fructueuse coopération radio-clinique.

AVANT-PROPOS

Ce livre s'adresse avant tout aux orthopédistes d'enfants et aux pédiatres qui ont la difficile prise en charge diagnostique et thérapeutique d'une hanche lésée. Les questions qu'ils se posent constituent une préoccupation journalière : Quand, comment et pendant combien de temps faut-il traiter une luxation de hanche ? Peut-on améliorer le dépistage et le pronostic d'une arthrite purulente néonatale ? Comment fixer le pronostic d'une boiterie de hanche ?

Si les réponses ne sont jamais simples, l'orthopédiste en pédiatrie doit dorénavant tenir compte des avantages que lui apporte l'imagerie ultrasonore : le traitement d'une luxation de hanche est mieux géré, la séméiologie échographique d'une arthrite de hanche paraît spécifique, les potentialités diagnostiques et pronostiques de l'exploration ultrasonore dans l'étude d'une boiterie de hanche sont évidentes.

Ce livre d'images se veut une introduction, une invite à une véritable coopération radio-clinique.

Ce livre s'adresse tout autant aux médecins qui font des images. Il existe actuellement un fossé évident entre le radiologue hospitalier et le médecin libéral.

Le premier dispose d'un appareillage adapté, d'une équipe orthopédique spécialisée et de la possibilité de réaliser des corrélations anatomiques pour progresser. Le profil du second est totalement différent : fréquemment isolé, il dispose d'un appareillage souvent inadapté. De plus l'obligation d'un résultat est immédiate et la pression des médias est évidente : l'examen échographique de la hanche est dans le vent...

Ce fossé est donc réel et un des buts de ce livre est évidemment de le réduire. Cette orientation passe par plusieurs impératifs incontournables :

- appareillage irréprochable avec sondes de haute fréquence ;
- avoir constamment présent à l'esprit que l'examen clinique représente la meilleure méthode de dépistage
- comprendre qu'il est indispensable de parfaitement connaître l'anatomie de cette articulation difficile.

Pour un médecin qui réalise des images, toute nouvelle technique d'exploration échographique passe par trois phases :

- la première est celle du tâtonnement : on découvre progressivement une séméiologie nouvelle,
- la seconde est celle de l'enthousiasme : c'est la plus dangeureuse car l'esprit critique n'est plus présent.
- la troisième est celle du raisonnement où l'intérêt mais également les limites d'une méthode sont analysés.

Nous sommes passés par ces trois stades et notre impression profonde est que l'orientation vers l'exploration échographique de la hanche est à un tournant irréversible : c'est le pourquoi de ce livre où nous avons voulu exprimer nos certitudes, nos espoirs mais également nos limites.

L'échographie de hanche du nouveau-né et de l'enfant se rapproche progressivement vers l'idéal d'une imagerie pédiatrique : sans traumatisme ni irradiation elle constitue dorénavant le complément indispensable de la main du clinicien.

A. COUTURE

PRÉFACE

Dans cet ouvrage, Alain Couture avec son enthousiasme habituel fait le point sur la place de l'échographie dans le diagnostic et la surveillance de la luxation congénitale de hanches.

L'auteur et ses collaborateurs ont le mérite de ne pas se limiter aux simples problèmes techniques et à la simple description des critères d'interprétation. Ils abordent manifestement la question dans son ensemble, des données physio-pathologiques au diagnostic clinique, aux indications thérapeutiques. Cette approche fait tout le charme de l'ouvrage. On ne peut qu'approuver cette attitude qui consiste à considérer l'échographie comme une aide diagnostique et non pas un canevas rigide, et on ne peut que souscrire à l'idée de l'auteur qui considère dangereux de prévoir l'avenir d'une hanche sur un seul examen clinique ou paraclinique.

L'histoire dira si l'on peut comme l'auteur affirmer de manière formelle la normalité d'une hanche sur un seul examen échographique. En effet, les opinions des différentes équipes ne sont pas toutes concordantes mais on peut être d'accord avec l'auteur lorsqu'il affirme que l'examen échographique aide à poser au plus juste les indications thérapeutiques, permet une meilleure surveillance quelle qu'en soit la décision thérapeutique.

De toute façon il sera très utile de refaire le point de cette question dans 5 ans lorsque les flux successifs de l'entousiasme et du scepticisme auront laissé place à plus de sérénité.

A.G. Kalifa

CHAPITRE I

LA HANCHE NORMALE

COUTURE A., BAUD C., VEYRAC C., SAMBUC P.

La hanche est une articulation privilégiée car elle constitue dans l'organisation locomotrice un des éléments de la station érigée et de la marche bipède. Cependant le chemin est long avant que sa morphologie définitive ne soit atteinte : la transformation de la maquette cartilagineuse est progressive et s'étend du deuxième mois de la vie fœtale jusqu'à la fin de la maturation osseuse, soit 15 ans environ. La hanche en croissance est en effet soumise à des modifications morphologiques permanentes dont la dynamique impose la perfection : seule l'action harmonieuse hiérarchisée et synchrone de nombreux cartilages, dont l'action est arbitrée par les vaisseaux et animée par les forces mécaniques, est le garant en fin de maturation osseuse d'une articulation coxo-fémorale de qualité. Ce contrat de maturation est difficile à tenir car la hanche en croissance, ébauche cartilagineuse, est particulièrement vulnérable aux multiples agressions traumatiques infectieuses ou vasculaires.

La morphogenèse de l'articulation est terminée à la 10e semaine de la vie fœtale (5, 22, 35, 42, 43) :

C'est en effet au cours de la période embryonnaire mésenchymateuse que se différencie l'articulation coxo-fémorale.

L'histoire de la hanche commence à 4 semaines d'âge gestationnel, par l'apparition des bourgeons des membres inférieurs dont le développement est rapide et d'emblée intense. Parallèlement, au sein du tissu mésenchymateux, se précise une vascularisation artérielle rudimentaire : l'irrigation va s'établir au niveau de l'ectoderme (future peau) et au niveau du mésoderme (à l'origine du cartilage, de l'os, des muscles et des tendons).

Entre 6 et 10 semaines, le membre inférieur complète sa morphologie. Le fémur, puis l'ilion, l'ischion et le pubis, réalisent leur ossification : ce phénomène débute au niveau du fémur vers la 7e semaine (fig. I.1). L'apparition de la cavité articulaire se fait vers la 8e semaine : précédée par une condensation cellulaire (avec secondairement mort des cellules), la cavité apparaît d'abord en périphérie, puis dans la région centrale.

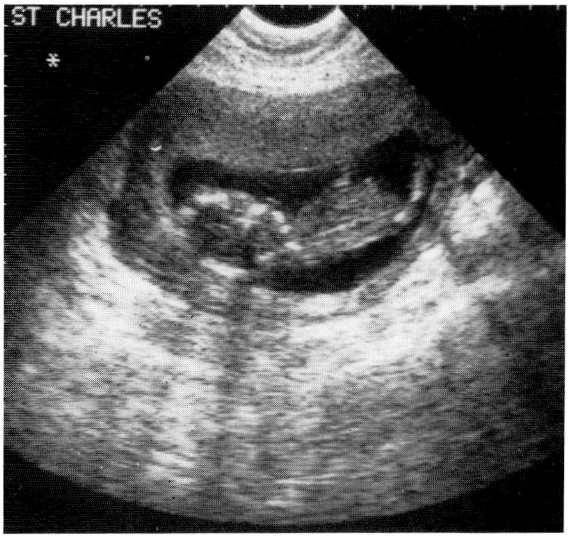

a

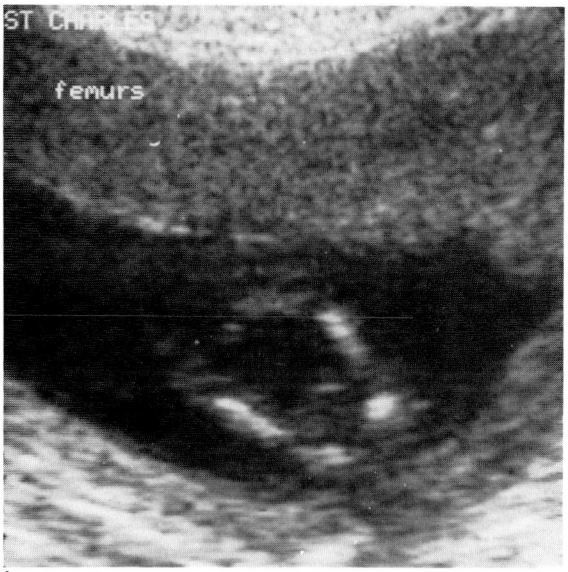

b

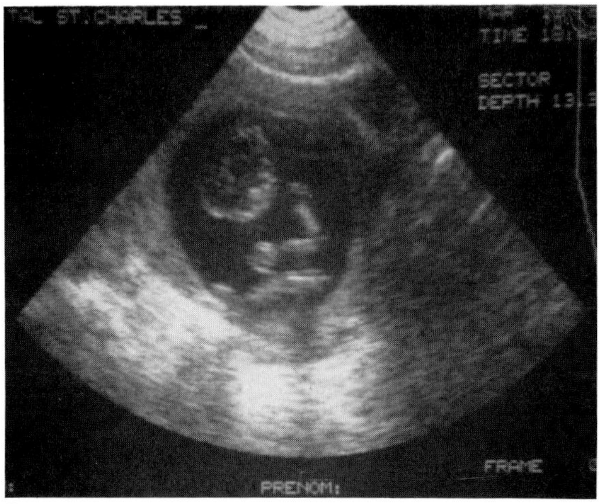

c

Figure I.1
L'examen échographique du fœtus est d'un grand intérêt pour apprécier précocement *l'ébauche ossifiée des membres.*
a) Chez ce fœtus de 11 semaines, l'ébauche osseuse du fémur est très bien individualisée.
b) Sa mensuration est possible à 13 semaines.
c) A 15 semaines, l'ensemble des membres est visible et mesurable : notez la parfaite visualisation des membres inférieurs et des membres supérieurs.

A 11 semaines de gestation, la morphogenèse du membre inférieur est terminée et la hanche fœtale n'a rien a envier à la hanche néonatale. Sur le plan anatomique (fig. I.2) la tête fémorale, recouverte de cartilage hyalin, mesure 2 mm et présente des rapports harmonieux avec l'acétabulum concave et semi-circulaire. Le limbus, le ligament rond et la capsule articulaire constituent déjà des structures anatomiques bien individualisées. L'organisation tête cotyle est adaptée et complète dès le 3e mois (synoviale, vaisseaux, muscles).

Une perturbation au stade embryonnaire est extrêmement grave car tous les éléments anatomiques de la hanche sont d'origine mésenchymateuse (13, 18). L'inhibition de la multiplication des cellules mésenchymateuses va entraîner une hypoplasie de tous les dérivés : hypoplasie osseuse avec trouble de la croissance et de la maturation, hypoplasie capsulaire, ligamentaire, musculaire, hypoplasie du cartilage et de la vascularisation osseuse. Les anomalies majeures sont heureusement extrêmement rares : duplication fémorale, déficit fémoral proximal (24), phocomélie...

La maturation de la hanche est un contrat difficile, semé d'embûches (14, 25, 31, 36) :

La hanche en croissance est une aventure évolutive qui reste subordonnée à l'intervention de plusieurs facteurs : jeu subtil, coordonné et équilibré des cartilages de croissance, nécessité d'un équilibre musculaire, importance des pressions exercées sur l'articulation, rôle fondamental de l'artère circonflexe postérieure. Ces processus sont complexes et on comprend que l'équilibre de la dynamique de croissance soit précaire et fréquemment contrarié par des agressions multiples. Les phénomènes physiopathologiques de la hanche infantile restent entièrement dominés par la notion de croissance et ceci explique que pour le chirurgien l'articulation coxo-fémorale représente quinze années de préoccupations orthopédiques. Les dangers sont en effet multiples :

- L'atteinte des parties molles (laxité de la capsule, paralysie du myéloméningocèle, déséquilibre musculaire du spastique), et les perturbations de l'environnement dynamique (oligoamnios, gros fœtus, hypertonie utérine), sont responsables d'une atteinte motrice dont la

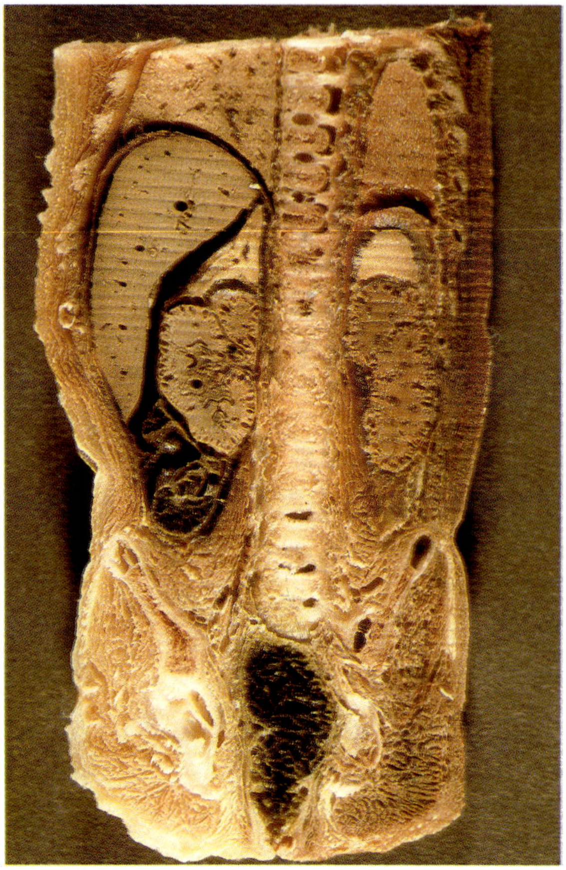

a

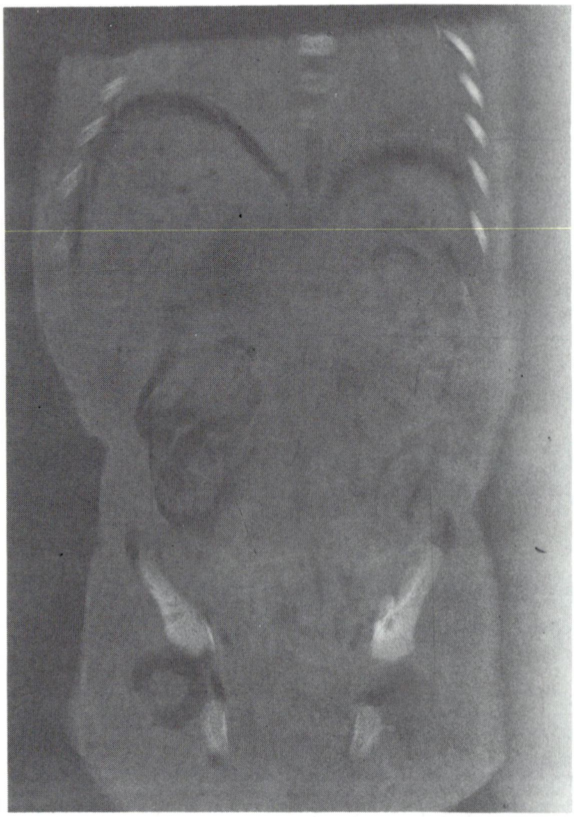

b

Figure I.2

Coupe anatomique d'un *fœtus de 20 semaines (a)*. La tête fémorale est bien couverte comme le confirme l'image radiologique *(b)*.

survenue dans le temps est très variable et dont les conséquences se traduisent par une perte de la symbiose coxo-fémorale, favorisant la luxation ou par une atteinte moins complète génératrice d'instabilité et de déformation.

- L'atteinte vasculaire par traumatisme ou épanchement est grave car elle peut aboutir à la disparition définitive du noyau céphalique. L'interruption vasculaire reste la hantise de toutes les manœuvres orthopédiques ou chirurgicales.
- Plus l'agression initiale est précoce, plus la potentialité lésionnelle est importante. La restauration est cependant d'autant meilleure, que la thérapeutique débute tôt ; de plus les possibilités de récupération sont immenses au cours des premiers trimestres de la vie : c'est souligner l'importance du dépistage néonatal et du traitement orthopédique précoce. Ce dépistage, essentiellement clinique, s'appuie également sur de nombreuses méthodes d'imagerie de valeur très inégale.

L'imagerie de la hanche :

La radiographie du bassin en période néonatale a montré toutes ses insuffisances : toutes les structures cartilagineuses de la hanche sont invisibles radiologiquement et ceci est fondamental à percevoir pour comprendre les limites du cliché radiologique en matière de luxation de la hanche. Une hanche luxable peut être en position de réduction au moment du film ; de même un déplacement anormal est invisible sur le film de face si la luxation, au lieu d'être postéro-supérieure, est seulement postérieure.

Enfin, si la radiographie de dépistage (39), réalisée à 4 mois est probablement trop tardive, cette exploration reprend tous ses droits dans d'autres pathologies (arthrite infectieuse ou inflammatoire, ostéochondrite de hanche).

L'arthrographie constitue une approche de qualité de l'atmosphère cartilagineuse, mais son indication reste limitée, du fait de son agressivité : anesthésie générale et injection intra-articulaire.

Enfin l'imagerie par résonance magnétique apporte des perspectives passionnantes par la distinction de contraste spontané des structures cartilagineuses, musculaires, ou capsulo-ligamentaires. Mais ses évidentes limites sont très restrictives : nécessité d'antennes de surface adaptées à la taille de l'enfant, examen actuellement très long, immobilité absolue obligatoire, prémédication ou anesthésie générale...

C'est dire que l'utilisation récente de l'échographie dans l'étude de la hanche du nouveau-né et de l'enfant, parce qu'elle représente la seule exploration atraumatique permettant de préciser clairement l'intimité cartilagineuse de l'articulation, est une révolution. Si elle constitue dès à présent une aide évidente aux thérapeutes dans le domaine du bilan anatomique initial d'une hanche néonatale, elle apporte également des possibilités potentielles passionnantes : surveillance thérapeutique d'une luxation ou d'une dysplasie de hanche, diagnostic précoce d'un épanchement intra-articulaire, bilan initial et pronostique d'une ostéochondrite... Cependant, cette technique, si révolutionnaire soit-elle, implique le respect absolu de plusieurs impératifs.

Les impératifs d'un examen ultrasonore de qualité

Une technique parfaite est indispensable

Tout appareil qui permet d'apprécier très précisément les structures anatomiques de la hanche (limbus, capsule, synoviale, régions ossifiées et éléments cartilagineux) quel que soit l'âge de l'enfant, est un bon appareil.

Cette définition, très sélective, explique qu'actuellement, peu d'appareils soient adaptés à ce type d'imagerie. Dans le domaine de l'échographie de la hanche, l'appareillage utilisé ne souffre pas la médiocrité. Il doit être le plus performant possible.

1. Le problème des sondes

L'utilisation de sondes sectorielles ou de sondes à barrettes est affaire d'école et chacune a ses chauds partisans. Sans entrer dans la polémique, les sondes à barrettes ont l'incontestable avantage d'être bien adaptées à la morphologie du petit enfant et de faciliter l'orientation des coupes par leur grande surface de contact.

A l'inverse, la sonde sectorielle, dont la surface de contact est faible, apprécie médiocrement les lésions superficielles et expose constamment à des difficultés d'orientation spatiale. De plus, il existe parfois une discrète déformation ou distorsion de l'image. Néanmoins, sa grande maniabilité constitue un avantage évident dans l'examen dynamique de l'articulation.

2. L'utilisation de sondes haute fréquence est un impératif absolu.

La hanche est en effet une articulation superficielle : c'est dire que chez le nouveau-né ou le prématuré, la sonde de 10 MHz (ou éventuellement une sonde électronique) apporte l'idéal. A cet âge, la sonde de 5 MHz sectorielle est à proscrire car elle apporte une fausse sécurité.

Notre expérience est la suivante :

- Chez le nouveau-né, la sonde de 10 MHz est parfaitement adaptée au bilan initial (fig. I.3). Sa grande surface de contact facilite l'étude précise de l'anatomie de la hanche. A l'inverse, sa taille rend le bilan dynamique plus difficile.

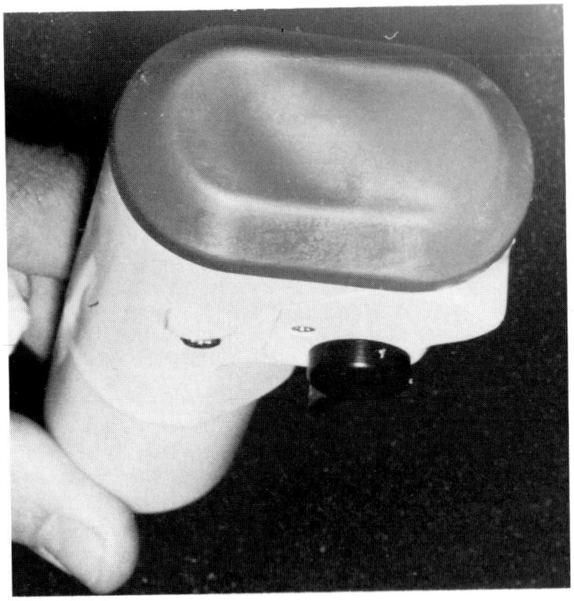

Figure I.3
Sonde de 10 mHz. (Appareil Diasonics DRF 400). La morphologie de cette sonde sectorielle (grande surface de contact) rend nettement plus facile l'orientation des coupes échographiques.

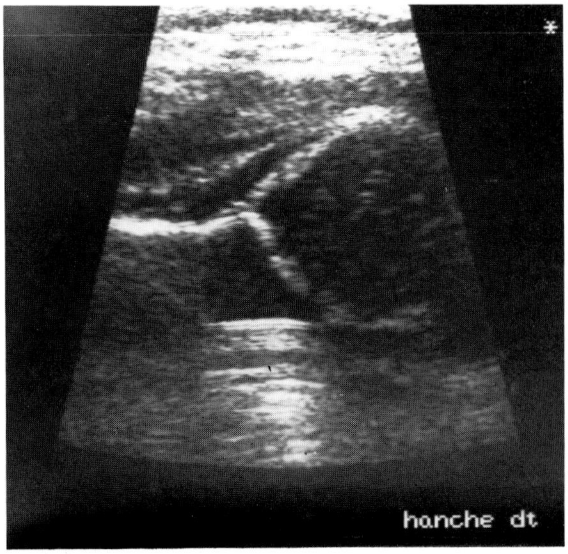

Figure I.4
Nourrisson de 2 mois. *Coupe frontale externe, hanche en flexion avec manœuvre d'agression (adduction forcée).* L'orientation du plan de coupe est forcément très imprécise car la pénétration est insuffisante pour apprécier les éléments anatomiques de référence : ligament rond, tissu fibroadipeux du fond du cotyle (pulvinar) et os pubien.

- Au-delà de 1 mois la pénétration est insuffisante avec une sonde de 10 MHz et les éléments anatomiques du fond du cotyle ne sont plus visualisés (fig. I.4). C'est dire qu'avec l'âge, l'augmentation de volume de l'articulation et la transformation osseuse progressive de la maquette cartilagineuse obligent à modifier la fréquence : il faut utiliser soit une sonde sectorielle de fréquence 7,5 MHz (appareil diasonics 400), soit une sonde électronique de fréquence 5 ou 7,5 MHz (appareil Hitashi). Cette dernière permet l'étude de la hanche de l'enfant jusqu'à son ossification totale (fig. I.5).

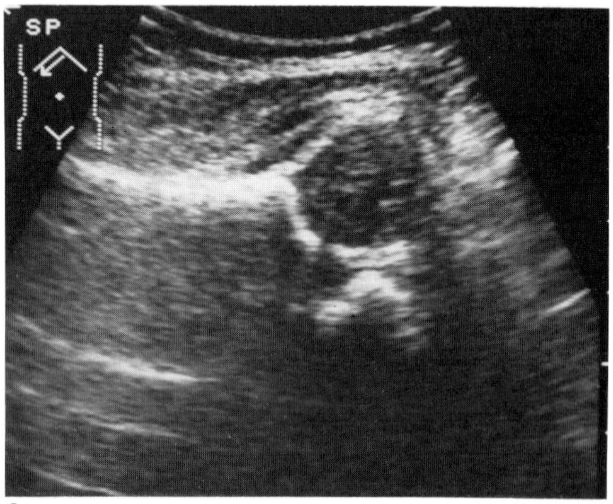

a

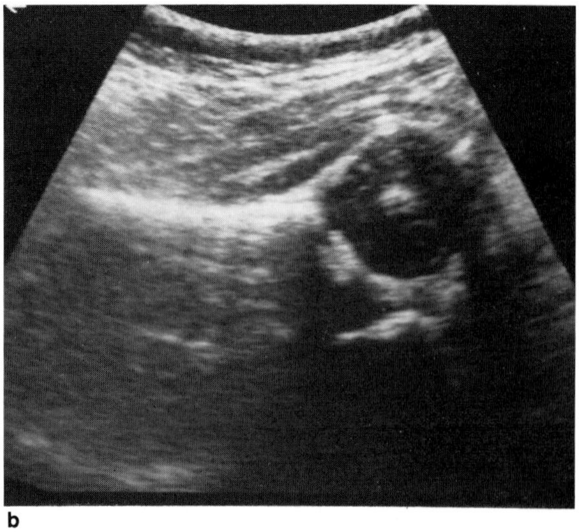

b

Figure I.5
La barrette électronique courbe de 5 mHz (appareil Hitachi) apporte une imagerie de bonne qualité aussi bien chez le petit nourrisson *(a)* de 1 mois que chez l'enfant plus grand *(b)* de 10 mois.

3. Il est important de préciser la position de l'enfant :

Au cours de l'examen le décubitus dorsal paraît être la position idéale, en particulier chez le nouveau-né. La position en décubitus latéral, préconisée par les équipes autrichiennes (9, 10) ne paraît pas plus avantageuse. En réalité, c'est la forme de la sonde qui impose la position la plus adaptée : avec une barrette ou une sonde volumineuse, la meilleure position est le décubitus latéral. Quant à la position du membre inférieur et de la hanche à examiner, elle varie en fonction du problème clinique.

Chez le nouveau-né, il est nécessaire d'obtenir un relâchement musculaire complet, faute de quoi l'examen échographique est impossible à réaliser car les coupes de référence se jouent au millimètre près. Cet impératif de relâchement musculaire est d'autant plus indispensable qu'il existe souvent des difficultés d'orientation spatiale (l'opérateur droitier oriente plus difficilement son plan de coupe pour l'étude de la hanche droite. C'est l'inverse pour le gaucher). Le calme est habituellement obtenu soit par la prise d'un biberon, soit par l'endormissement.

Chez le nourrisson, la technique d'examen est la même mais sa réalisation est parfois délicate du fait de la gesticulation spontanée très fréquente à cet âge.

C'est l'examen clinique qui représente la meilleure méthode de dépistage (1, 40, 41)

L'exploration ultrasonore doit suivre et non précéder l'examen clinique car elle constitue le prolongement logique de la main du clinicien. C'est ainsi que dans la luxation de la hanche, l'examen clinique reste le point fort du dépistage ; de même l'arthrite de hanche présente souvent un tableau clinique évocateur. La méthode échographique offre en réalité au clinicien la possibilité de vérifier ses constatations et c'est dans ces circonstances orientées que l'échographie démontre toute sa valeur : confirmer une orientation clinique (arthrite ou luxation de hanche), rassurer le thérapeute devant un doute ou une incertitude clinique, orienter et améliorer un acte thérapeutique.

Cette symbiose radio-clinique, indispensable et difficile à obtenir, exige savoir, rigueur et compétence : il n'est pas toujours simple d'affirmer l'intégrité clinique de la hanche ; de même l'examen échographique doit être minutieux et nécessite une connaissance anatomique parfaite d'une articulation complexe.

Cette compétence échographique doit s'acquérir progressivement et au sein d'une équipe radio-clinique unie : le thérapeute dirige, oriente et traite, l'imageur aide, complète, vérifie, surveille et parfois découvre.

Le moment idéal de l'examen ultrasonore

Il varie en fonction du contexte clinique. La luxation de hanche est une urgence diagnostique et la préciser anatomiquement est une urgence échographique. Dans cette circonstance, l'examen échographique doit être réalisé en période néonatale : les sondes de très haute fréquence (10 MHz) apportent la qualité, le jeune âge rend l'examen plus facile. Pour les mêmes raisons, affirmer l'intégrité de l'articulation coxo-fémorale doit se réaliser en période néonatale. Dans d'autres circonstances cliniques, le moment de l'examen échographique dépend du contexte : immédiat devant la suspicion d'une arthrite purulente, il perd son caractère d'urgence pour mieux cerner le bilan pronostique d'une ostéochondrite ou d'une arthrite inflammatoire.

L'examen systématique est discutable

L'examen ultrasonore fait logiquement suite à l'examen clinique : cela évite la condamnable attitude d'une exploration systématique. Une échographie systématique de tous les nouveau-nés est tout aussi critiquable que l'examen radiographique systématique. Les raisons de cette attitude sont multiples : surcharges financières considérables, multiplication des inquiétudes, des hésitations et des traitements inutiles ou abusifs. C'est ainsi que Schulz (38) démontre tout l'intérêt de l'examen ultrasonore orienté : il retrouve 17 % d'anomalies dans l'exploration de hanche à risque alors que ce pourcentage tombe à 1 % dans le cadre d'un screening néonatal systématique.

C'est dire que l'indication des ultrasons se pose uniquement devant une hanche à risque. Il existe plusieurs circonstances devant lesquelles il faut rechercher attentivement une luxation de la hanche, cliniquement et échographiquement, en sachant que l'association des deux signes multiplie le risque par 4 (Tableau I.I).

La nécessité de corrélations anatomo-échographiques (29, 33)

La chondroépiphyse fémorale est une articulation complexe composée de quatre cartilages de croissance : 3 sphériques (petit trochanter,

Tableau I
(D'après A. DIMEGLIO)

" ORTHOPEDIC CHECKLIST "
OU LA HANCHE A RISQUE

Il y a 16 CIRCONSTANCES devant lesquelles il faut rechercher attentivement une luxation congénitale de hanche.

TORTICOLIS

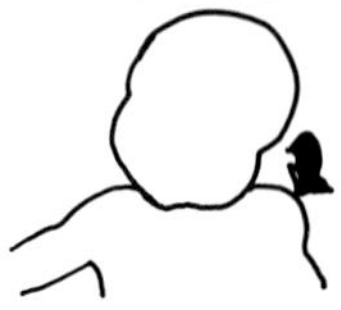

1 TORTICOLIS sur 5 présente une L.C.H.

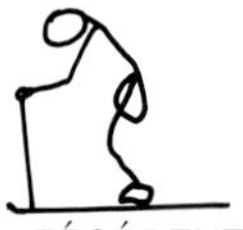

ANTÉCÉDENTS
trop souvent
ignorés

1 Antécédents familiaux
2 SIÈGE
3 CÉSARIENNE
4 Oligohydramnios
5 HTA maternelle
6 Retard de croissance intra-utérin
7 Primiparité + gémellité
8 GROS POIDS DE NAISSANCE
9 Pied TALUS
10 TORTICOLIS
11 Trouble postural
12 Limitation du volant d'abduction
13 Trouble du tonus
14 FILLE
15 Ethnie géographique
16 TOUTE MALFORMATION quelle qu'elle soit.

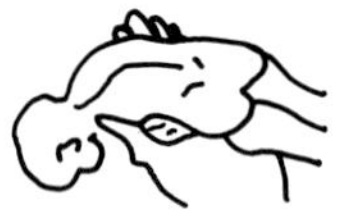

HÉMYSYNDROME
hypo ou hypertonie
du TRONC

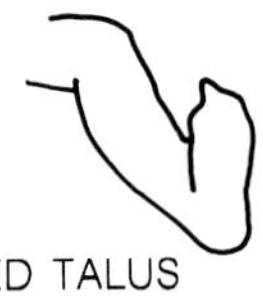

PIED TALUS
« tout pied bot »

RÉTRACTION

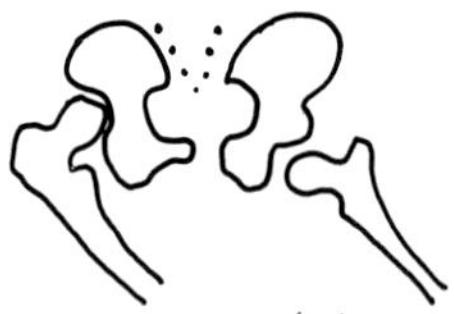

« toute assymétrie
du bassin »

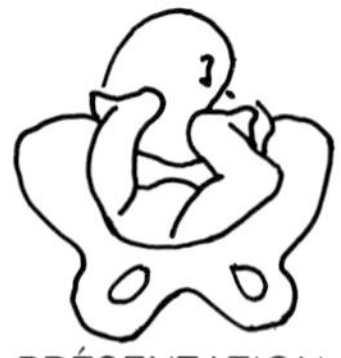

PRÉSENTATION
DU
SIÈGE
« surtout si césarienne »

L'ASSOCIATION DE 2 SIGNES MULTIPLIE LE RISQUE PAR 4

grand trochanter et épiphyse) et un rectangulaire (cartilage du col). Il existe donc de nombreux accidents osseux ou cartilagineux d'échostructure différente, des modifications anatomiques au cours de l'examen dynamique qui rendent difficile l'interprétation précise de la situation de telle ou telle formation anatomique. C'est la raison pour laquelle la réalisation de coupes anatomiques exécutées chez le fœtus ou chez le nouveau-né et strictement orientées dans les plans de coupe utilisés en échographie, constituent un préalable indispensable à la compréhension anatomique de cette chondroépiphyse.

Les plans de coupes ultrasonores

Dans la littérature, ils sont multiples (2, 3, 4, 10, 16, 17, 23, 30, 45, 46), mais la majorité des auteurs s'accordent à dire que la coupe frontale externe constitue le plan de référence. D'autres plans de coupe peuvent être utiles ou nécessaires en particulier lorsqu'il s'agit d'évaluer l'efficacité thérapeutique. Il faut « tourner » (21) autour de la hanche (Schéma I.I).

Les coupes diagnostiques

1. La coupe frontale externe hanche fléchie et en adduction

C'est le plan de référence utilisé systématiquement chez tout enfant. Sa réalisation nécessite une position bien déterminée (fig. I.6). L'enfant est en décubitus dorsal et doit être en totale relaxation musculaire. Le genou et la hanche sont en position de flexion et la main de l'examinateur réalise sur le membre étudié un mouvement d'adduction forcée. La sonde est alors placée sur la face externe de la cuisse. La position de flexion adduction forcée (ou manœuvre d'agression) est essentielle car elle constitue une posture luxante et représente ainsi le premier temps de l'examen dynamique : c'est ainsi qu'une hanche luxable réintègre le cotyle si l'examen est réalisé hanche en abduction ce qui peut donner une fausse impression de normalité.

Cette coupe indispensable apporte les précisions anatomiques essentielles sur la cavité cotyloïdienne et la tête fémorale cartilagineuse (fig. I.7) (1).

Nos critères de référence d'une coupe réussie sont au nombre de deux. Ils sont représentés

(1) Les coupes anatomiques ont été réalisées par Mr. P. SAMBUC. Laboratoire d'Anatomie. Faculté de Médecine. Montpellier-Nîmes.

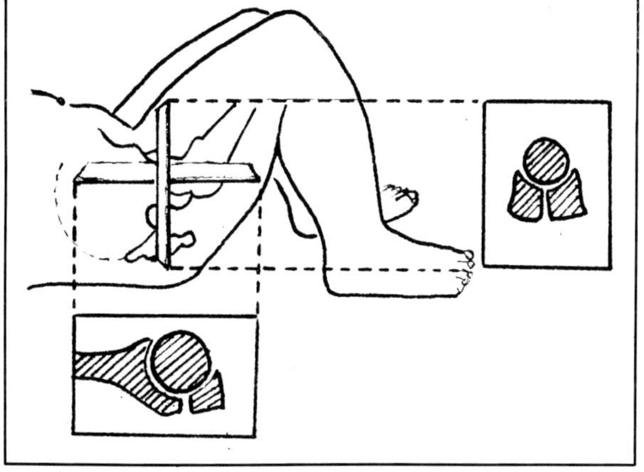

Schéma I.I
Réalisation des plans de coupe par voie externe : coupe frontale et coupe transversale

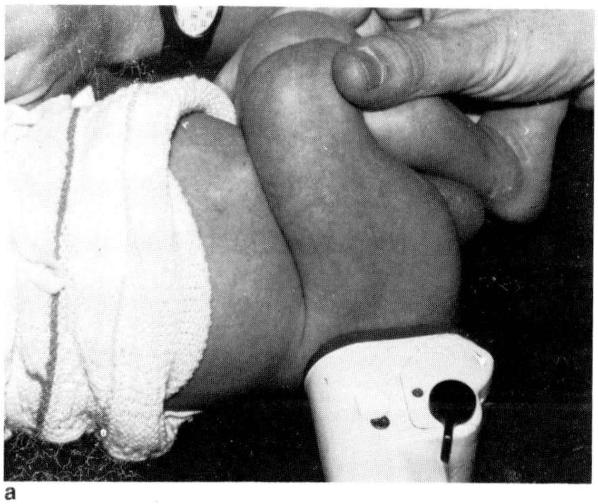

a

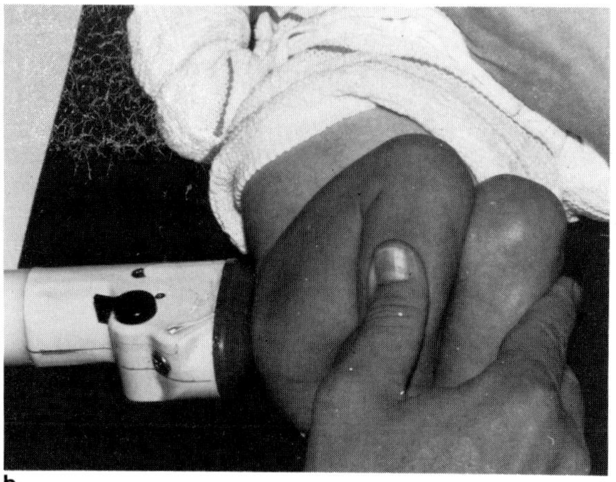

b

Figure I.6
Coupe frontale externe.
a) Notez la flexion des membres inférieurs par la main de l'opérateur. La sonde est placée dans la région sus-trochantérienne.
b) La posture luxante est apportée par la mise en adduction forcée ou manœuvre d'agression.

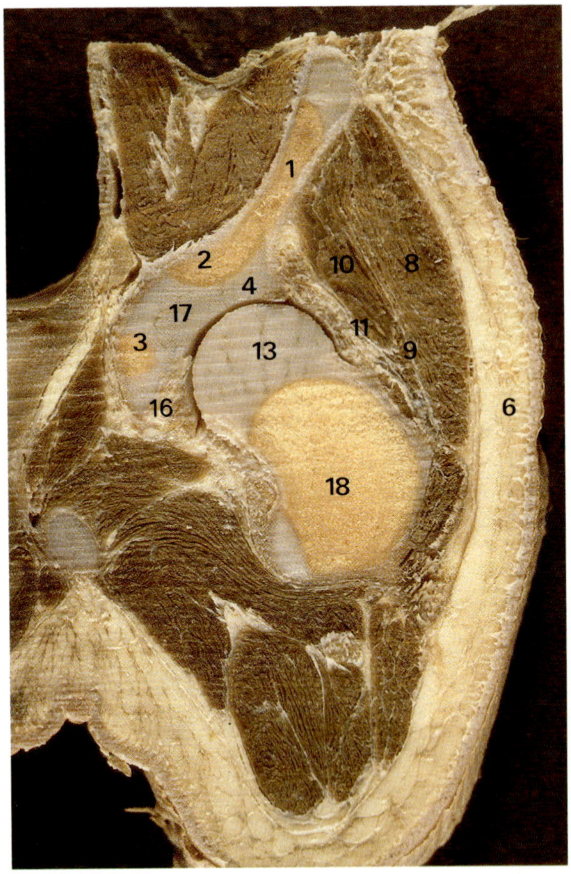

a

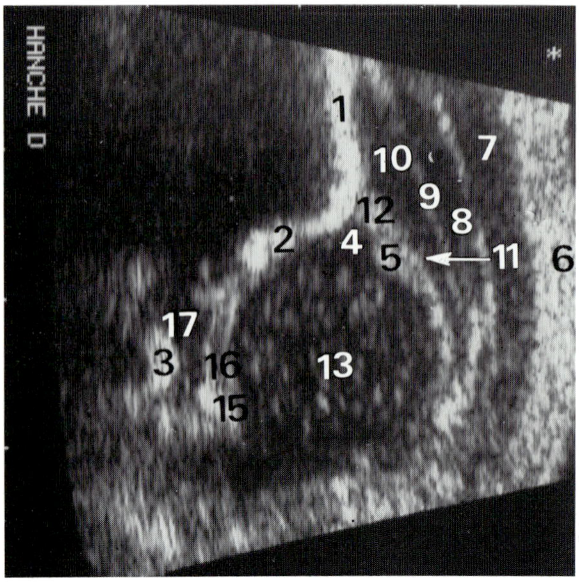

c

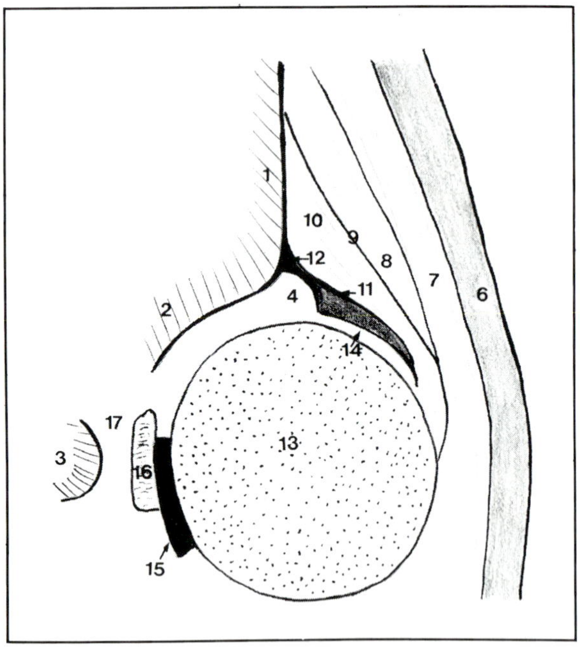

d

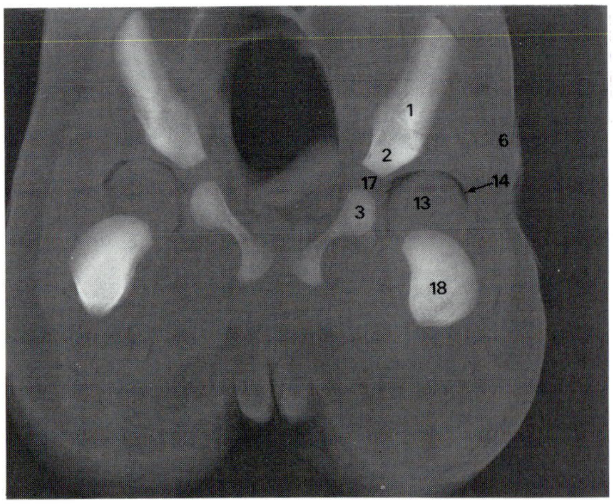

b

Figure I.7
Coupe frontale externe, hanche fléchie et en adduction.
a) Coupe anatomique passant par la branche pubienne.
b) Radiographie de la coupe anatomique.
c) Coupe échographique.
d) Schéma.
1 - Os iliaque.
2 - Ilion : bord inféro-externe.
3 - Pubis.
4 - Cartilage cotyloïdien.
5 - Limbus fibrocartilagineux.
6 - Tissu sous-cutané.
7 - Muscle tenseur du fascia lata.
8 - Muscle moyen fessier.
9 - Septum intermusculaire.
10 - Muscle petit fessier.
11 - Capsule et synoviale.
12 - Périchondre.
13 - Tête fémorale.
14 - Interligne articulaire.
15 - Ligament rond.
16 - Tissu fibroadipeux ou pulvinar.
17 - Cartilage triradié (branche antérieure).
18 - Métaphyse fémorale.

d'une part par l'aspect rectiligne de l'os iliaque, parallèle au plan cutané, et d'autre part par la visualisation du pubis sous forme d'une image échogène, en cupule à concavité interne. Ces deux éléments échogènes étant repérés, la sonde doit être orientée pour passer au niveau de la plus grande profondeur cotyloïdienne.

Ce plan de coupe est ainsi « pris en tenaille » entre ces deux repères osseux : on comprend aisément que sa réalisation nécessite une relaxation musculaire parfaite.

Ces repères sont facilement identifiables du fait de leur aspect très échogène et doivent être préférés aux repères plus postérieurs et moins bien visibles, bien que tous aussi valables, que constituent le cartilage triradié (fig. I.8) ou l'os ischiatique (fig. I.9).

Ces images doivent être toujours exigées sur la coupe frontale externe (fig. I.10). Leur présence au cours de chaque examen permet ainsi une comparaison évolutive chez le même enfant ou chez un enfant différent.

2. La coupe frontale externe, hanche en position neutre

Le nouveau-né (ou le nourrisson) dont le relâchement musculaire doit être complet, est placé en décubitus dorsal. La hanche, puis le genou, sont lentement amenés en extension, tout en respectant l'hypertonie néonatale physiologique du membre inférieur. La sonde est alors placée sur la face externe de la cuisse, parallèlement à l'axe du corps (fig. I.11).

Ce plan de coupe, non systématique, est surtout utile pour apprécier les structures périarticulaires : capsule, synoviale, muscles fessiers, tissu sous-cutané, peau... (fig. I.12). Il donne

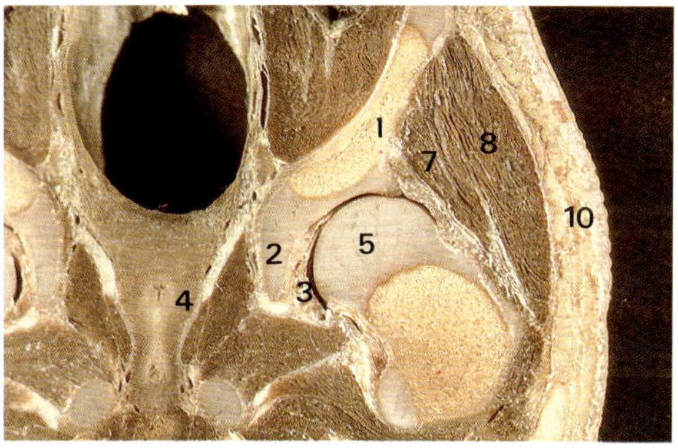

a

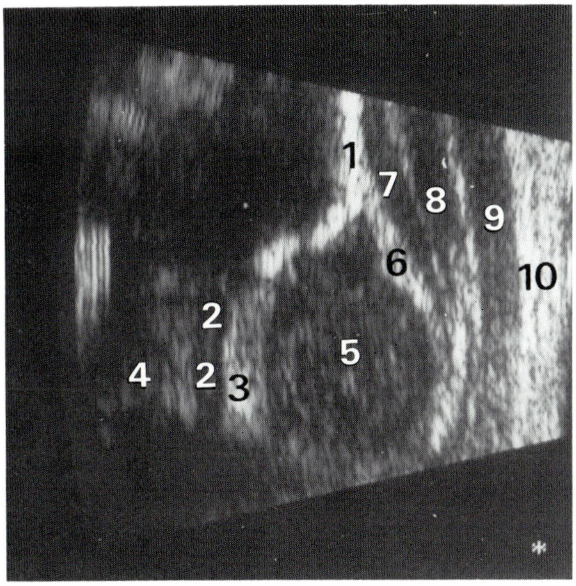

b

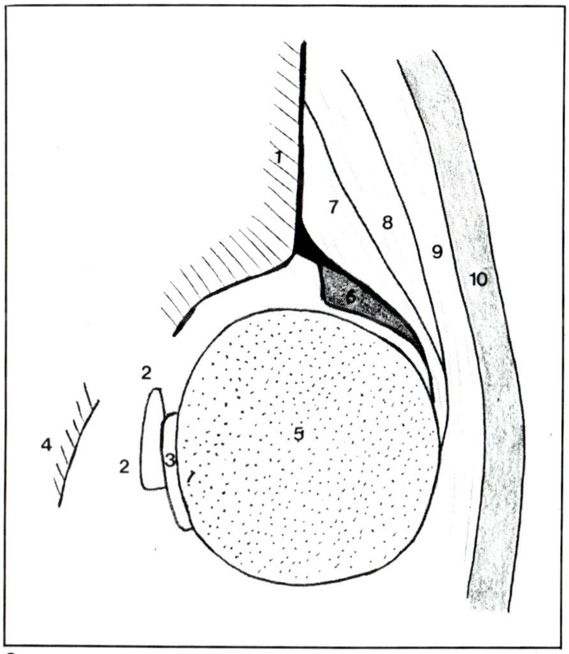

c

Figure I.8
Coupe frontale externe hanche fléchie et en adduction. Le plan de coupe passe par le cartilage triradié.
a) Coupe anatomique passant par le cartilage triradié.
b) Coupe échographique.
c) Schéma.
Ce plan de coupe est intermédiaire entre la coupe antérieure passant par la branche pubienne et la coupe postérieure passant par le point d'ossification primaire de l'ischion.
Ce plan de coupe est tout aussi valable que le plan de référence passant par le pubis car il est également situé au niveau de la plus grande profondeur du cotyle. Cependant, l'absence d'accident osseux échogène ne permet pas un repérage facile.
1 - Os iliaque. 2 - Cartilage triradié. 3 - Ligament rond. 4 - Région pelvienne. 5 - Tête fémorale. 6 - Limbus. 7 - Muscle petit fessier. 8 - Muscle moyen fessier. 9 - Muscle tenseur du fascia lata. 10 - Tissu sous-cutané.

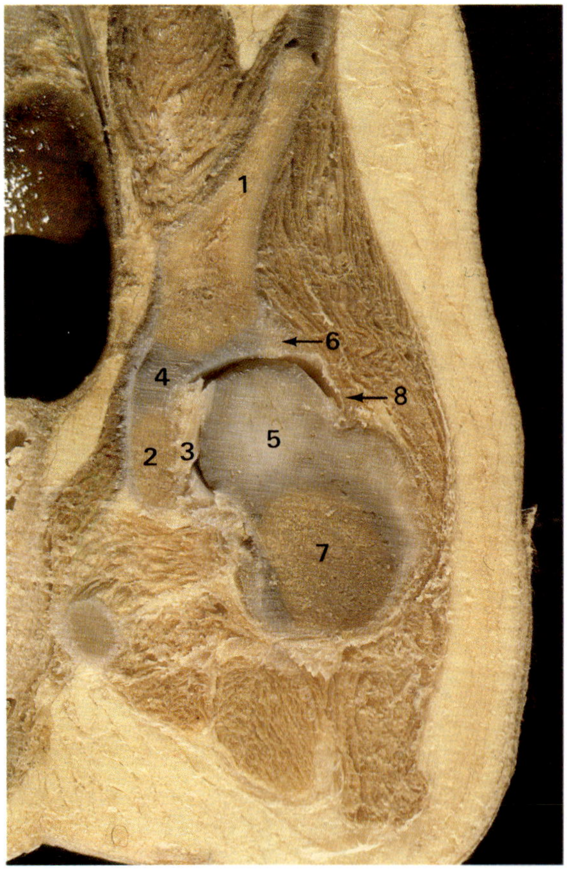

a

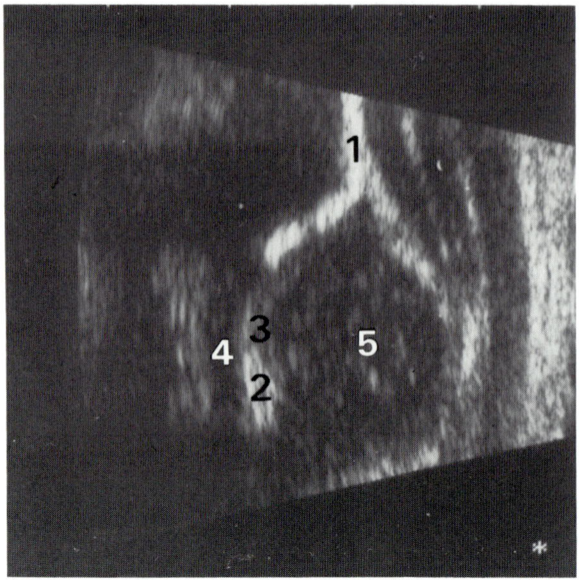

c

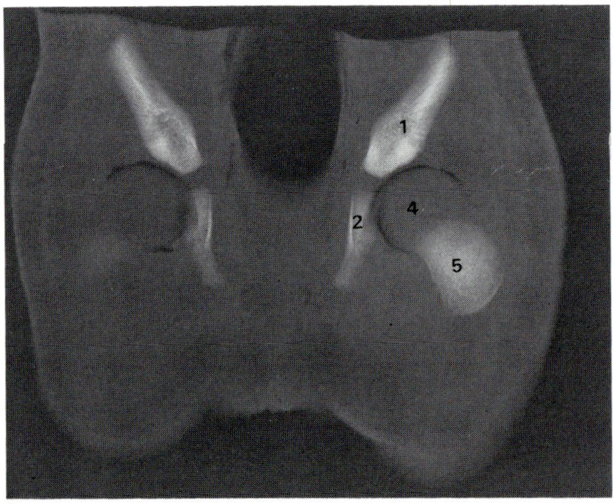

b

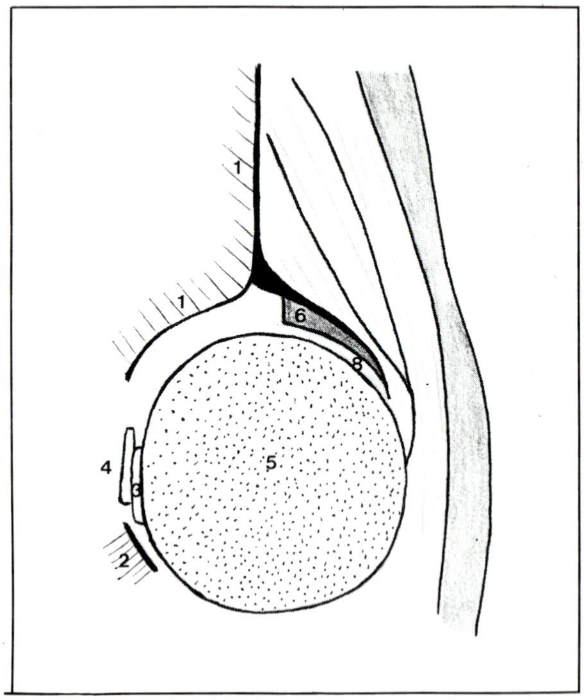

d

Figure I.9
Coupe frontale externe hanche fléchie et en adduction. Le plan de coupe passe par l'ischion.
a) Coupe anatomique.
b) Radiographie de la coupe anatomique.
c) Coupe échographique.
d) Schéma.
Ce plan de coupe est le plus postérieur et permet de voir l'ischion plaqué contre le bord interne de la tête fémorale.
1 - Os iliaque. 2 - Ischion. 3 - Ligament rond. 4 - Cartilage triradié (branche postérieure). 5 - Tête fémorale. 6 - Limbus. 7 - Métaphyse fémorale. 8 - Interligne articulaire.

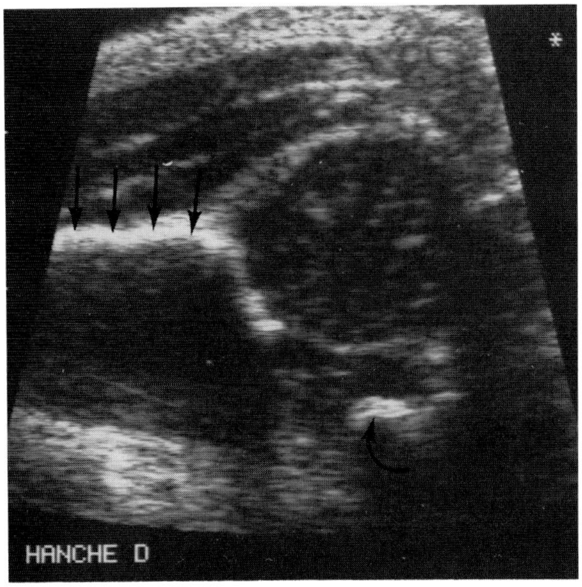

Figure I.10
Nouveau-né de 10 jours. Noter l'aspect parfaitement rectiligne de l'os iliaque (↗) et la présence échogène de l'os pubien (▶). *Cette coupe est techniquement réussie.*

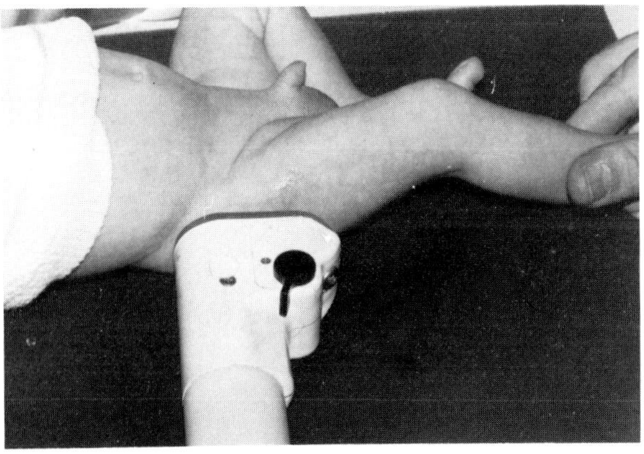

Figure I.11
Coupe frontale externe, hanche en position neutre.
Chez le nouveau-né il existe une hypertonie physiologique du membre inférieur qu'il faut faire céder avec douceur pour placer ensuite la sonde au niveau de la région sus-trochantérienne.

également une parfaite définition de l'atmosphère cartilagineuse de l'extrémité fémorale : tête, col et grand trochanter. Il permet enfin d'apprécier le cartilage de conjugaison et ses modifications morphologiques en fonction de l'âge.

3. La coupe transversale externe, hanche en position neutre (15, 19)

Elle constitue le complément idéal de la coupe frontale externe hanche fléchie et en adduction. Sa réalisation est simple : l'enfant est en décubitus dorsal et le membre inférieur est positionné en demi-extension. La sonde échographique est alors tournée de 90° par rapport aux coupes précédentes (fig. I.13). Ce plan apporte des précisions fondamentales sur la localisation du cartilage triradié, sur l'aspect morphologique et le comportement dynamique des points d'ossification primaire du pubis et de l'ischion (fig. I.14).

Les coupes thérapeutiques

Un des rôles les plus importants de l'examen échographique est d'apprécier l'efficacité thérapeutique d'un traitement, en particulier au cours de la surveillance d'une dysplasie ou d'une luxation de hanche.

Lorsqu'un appareillage de posture en abduction est mis en place, il faut pouvoir répondre à une question : la hanche est-elle en bonne position de réduction ou non ?

Si l'examen radiologique est très utile dans la surveillance thérapeutique (37), son interprétation reste délicate et en particulier il est difficile d'apprécier la pénétration de la tête cartilagineuse : c'est ainsi qu'une trop bonne pénétration du côté atteint, malgré une orientation correcte, signifie que la tête reste luxée en arrière.

Plusieurs plans de coupe échographiques sont importants pour apprécier la bonne place ou la réintégration de la tête fémorale dans le cotyle :

• Le plus simple utilise une coupe sagittale, paramédiane interne, droite ou gauche (30). L'enfant est placé en décubitus dorsal, jambes en extension. La sonde est placée dans la région inguinale, dans un plan sagittal (fig. I.15). La tête fémorale cartilagineuse doit être surmontée « comme un chapeau » de l'écho prononcé de l'os iliaque pour affirmer une position normale ou une réintégration satisfaisante (fig. I.16). Il n'est cependant pas toujours facile de conclure définitivement car l'os iliaque peut être masqué par des gaz digestifs (fig. I.17).

• La coupe oblique interne dans l'axe du col fémoral (3, 6) n'apporte par d'information supplémentaire. La réalisation technique difficile de ce plan de coupe explique qu'il ne soit utilisé qu'exceptionnellement.

• En réalité, c'est la coupe frontale externe, hanche fléchie et en adduction ou en position neutre, qui rend les meilleurs services pour apprécier la bonne réduction d'une tête luxée. Il est cependant évident que la mobilisation de la hanche doit être prudente et que toute tentative d'adduction doit être proscrite au cours des premiers jours de traitement.

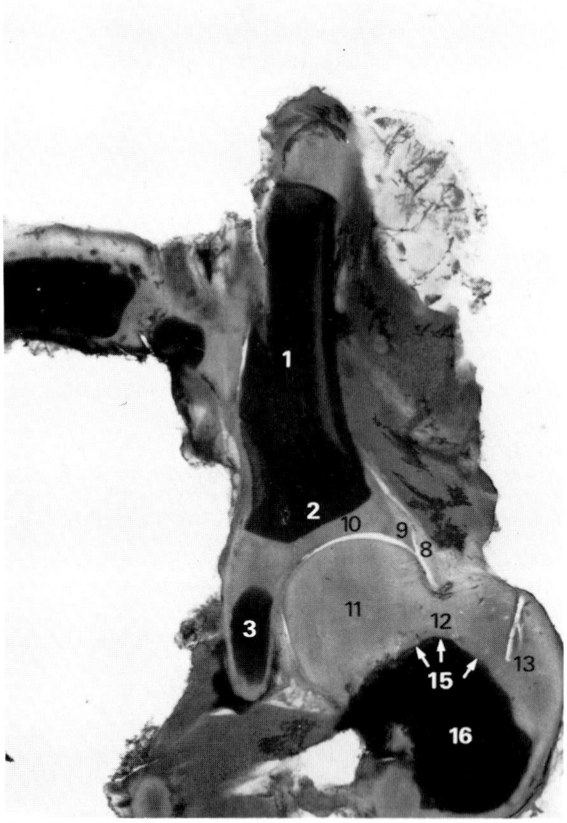

a

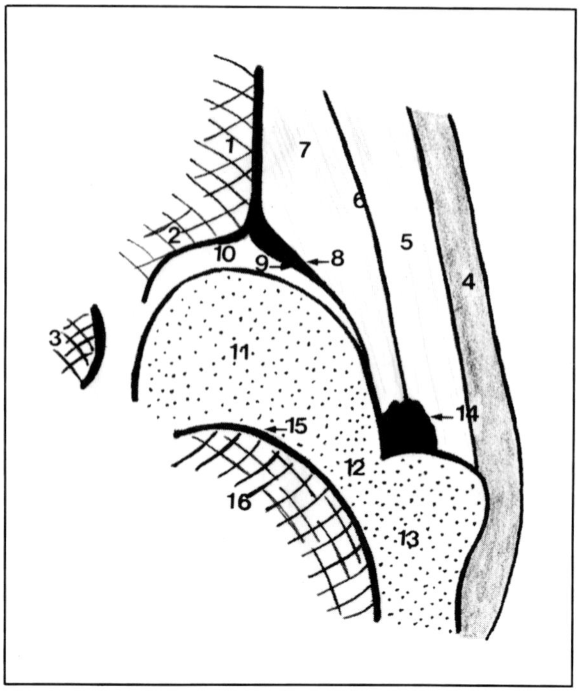

c

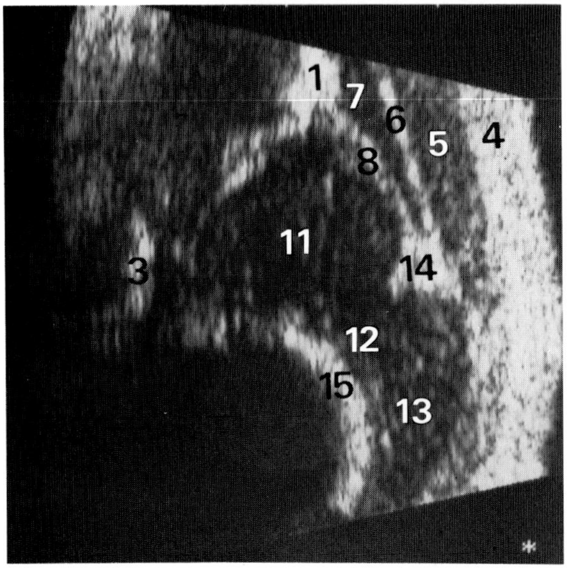

b

Figure I.12
Coupe frontale externe, hanche en position neutre.
a) Coupe anatomique d'après Pfeil (33).
b) Coupe échographique.
c) Schéma.
1 - Os iliaque.
2 - Bord inféro-externe de l'ilion.
3 - Pubis.
4 - Tissu sous-cutané.
5 - Muscle moyen fessier.
6 - Septum intermusculaire.
7 - Muscle petit fessier.
8 - Capsule.
9 - Limbus fibrocartilagineux.
10 - Cartilage cotyloïdien (labrum).
11 - Tête fémorale cartilagineuse.
12 - Col fémoral.
13 - Grand trochanter.
14 - Insertions tendineuses des muscles fessiers.
15 - Cartilage de conjugaison.
16 - Métaphyse fémorale.

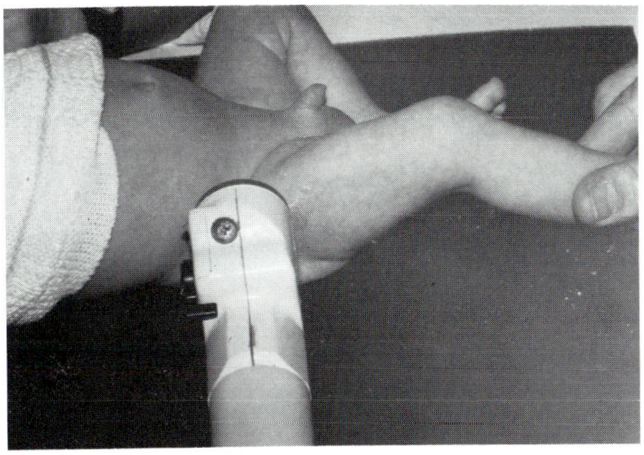

Figure I.13
Coupe transversale externe, hanche en position neutre.
Le membre inférieur du nouveau-né est en demi-extension. La sonde est tournée de 90° par rapport à la coupe frontale externe et se trouve perpendiculaire à l'axe du corps.

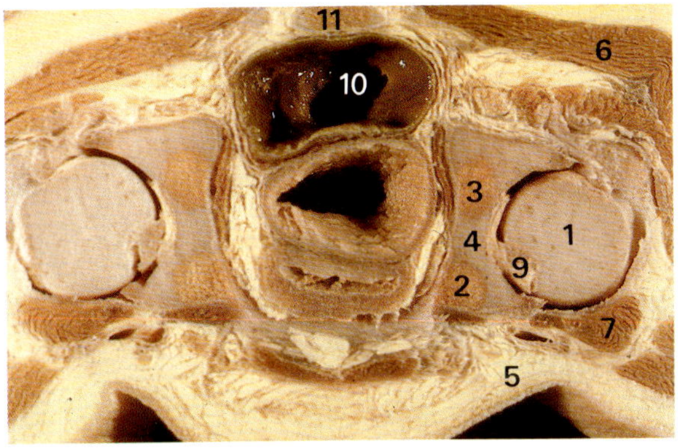

a

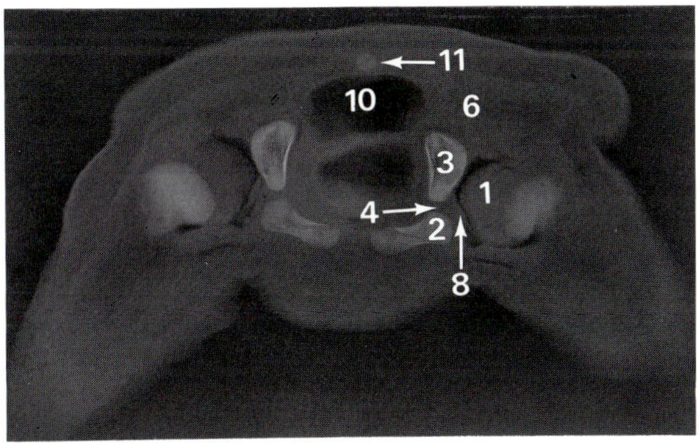

b

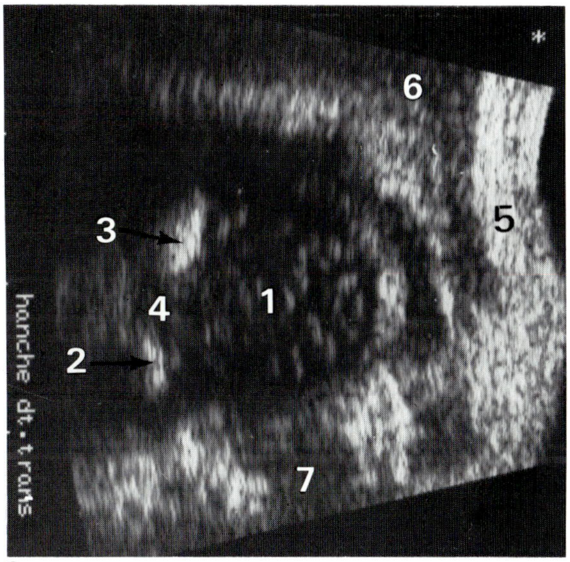

c

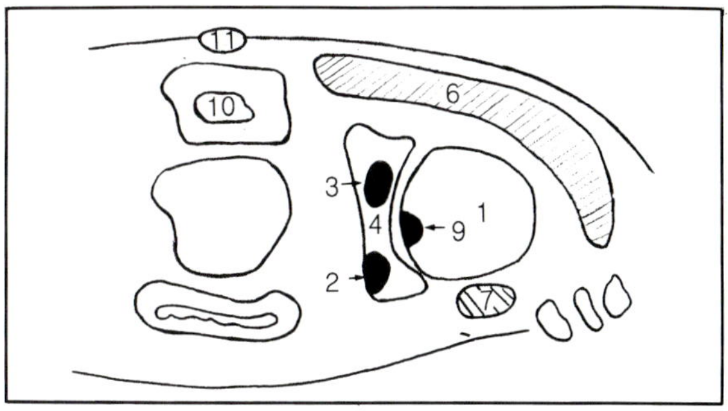

d

Figure I.14
Coupe transversale externe, hanche en position neutre.
a) Coupe anatomique.
b) Radiographie de la coupe anatomique.
c) Coupe échographique.
d) Schéma.
1 - Tête fémorale cartilagineuse.
2 - Point d'ossification du pubis.
3 - Point d'ossification de l'ischion.
4 - Branche inférieure du cartilage triradié.
5 - Tissu sous-cutané.
6 - Muscle grand fessier.
7 - Muscle psoas iliaque.
8 - Ligament rond.
9 - Pulvinar.
10 - Rectum.
11 - Coccyx.

Ce plan de coupe situe bien l'importance des corrélations anato-mo-échographiques. Sur la coupe anatomique, on voit bien que le point osseux pubien est séparé de la tête fémorale par une épaisseur cartilagineuse conséquente. A l'inverse cette bande cartilagineuse n'existe pas entre le point osseux ischiatique et la tête fémorale : l'ischion est plaqué contre la tête cartilagineuse. Ces particularités anatomiques sont indispensables pour comprendre l'examen échographique. Celui-ci par ailleurs reproduit fidèlement la forme des points d'ossification primaires : aspect échogène linéaire de l'ischion et aspect échogène en cupule du pubis.

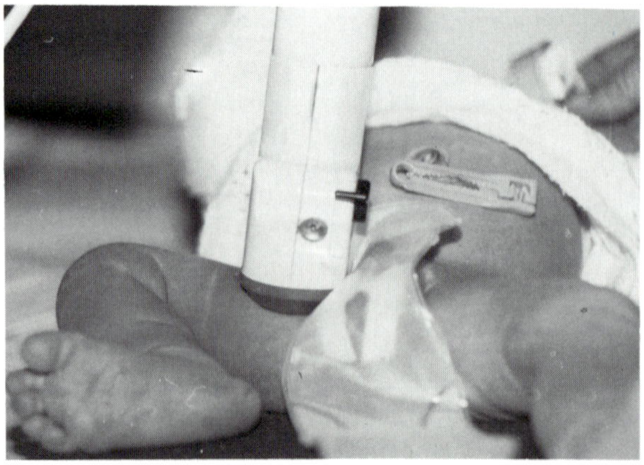

Figure I.15
Coupe sagittale paramédiane droite. Cette coupe est de réalisation technique délicate car la tête fémorale est difficile à individualiser en position d'abduction thérapeutique. Ce plan de coupe se fait toujours hanche en abduction (coussin d'abduction, harnais de Pavlick).

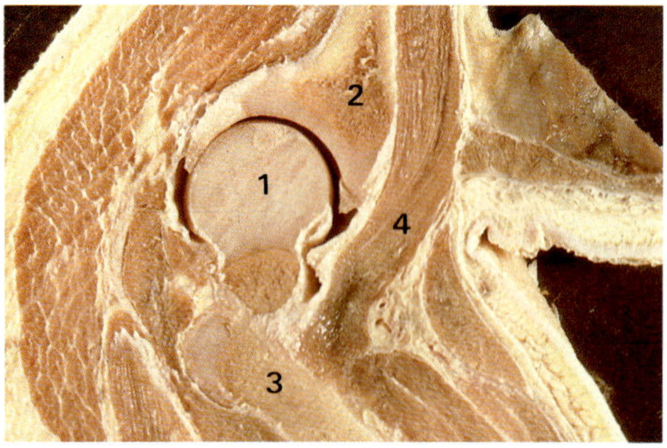

a

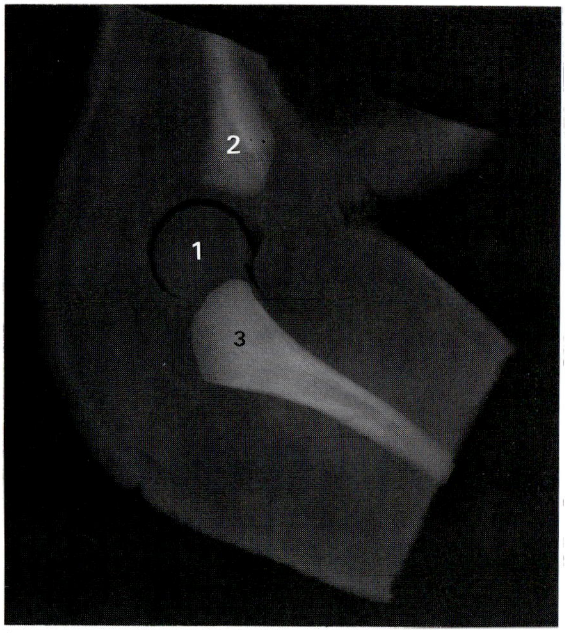

b

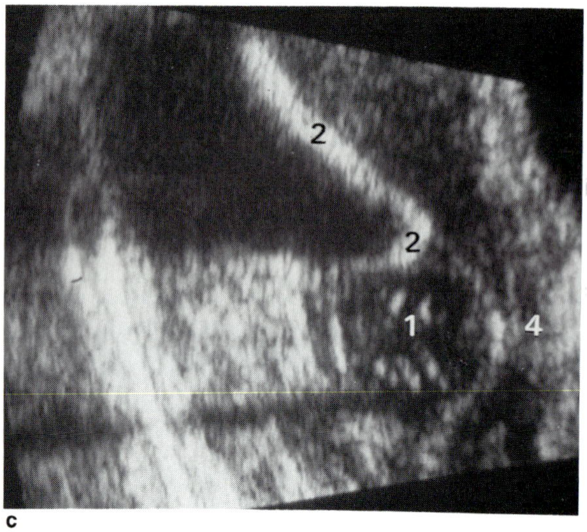

c

Figure I.16
Coupe sagittale para-médiane interne.
a) Coupe anatomique.
b) Radiographie de la coupe anatomique.
c) Coupe échographique.
1 - Tête fémorale.
2 - Os iliaque.
3 - Métaphyse fémorale.
4 - Muscle psoas iliaque.
La présence de l'os iliaque au-dessus de la tête cartilagineuse permet d'affirmer que la hanche n'est pas en position de luxation.

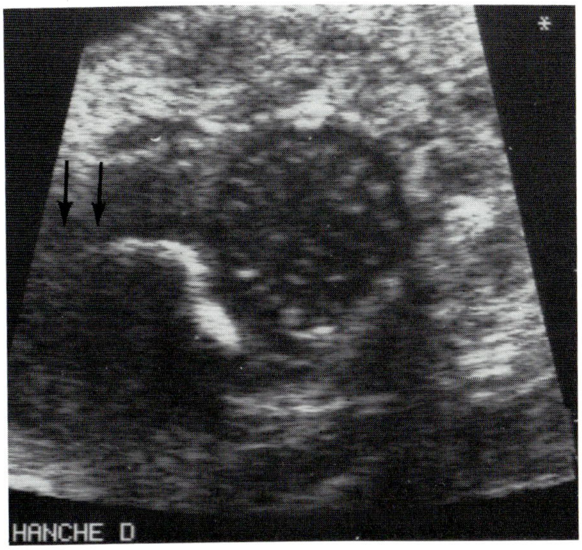

Figure I.17
Nourrisson de 1 mois. Ressaut en période néonatale.
Coupe sagittale interne para-médiane droite. La hanche est en place.
Notez comme la partie supérieure de l'os iliaque est masquée par des gaz digestifs (↗).

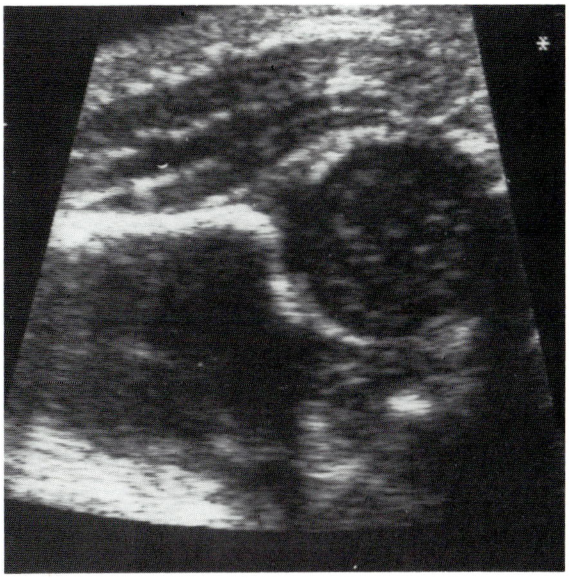

a

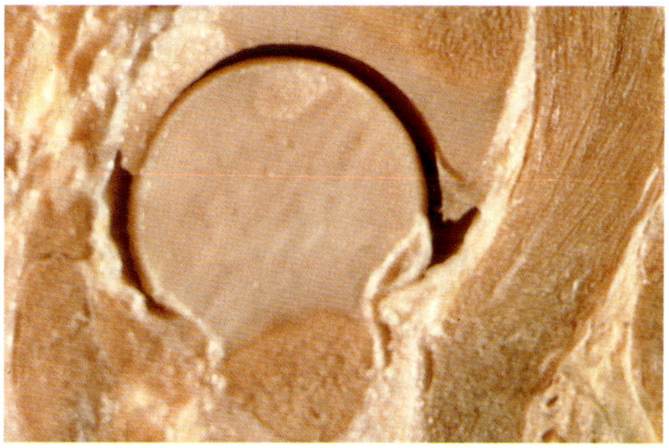

b

Figure I.18
Coupe frontale externe.
a) Nouveau-né à terme de 6 jours. Notez l'aspect parfaitement arrondi et l'échostructure caractéristique de la tête cartilagineuse.
b) Cet aspect morphologique de grande régularité dans le contour arrondi de la tête fémorale est évident sur la coupe anatomique.

Echoanatomie normale de l'articulation coxo-fémorale

La tête fémorale

1. L'épiphyse fémorale

Tous les plans de coupes sont utiles pour explorer la tête fémorale. C'est cependant la coupe frontale externe, hanche fléchie et en adduction, qui apporte la meilleure étude anatomique. Chez le prématuré ou le nouveau-né à terme, où la tête fémorale est uniquement cartilagineuse, ce sont les sondes de haute fréquence (10 MHz ou sondes électroniques) qui fournissent l'idéal morphologique. Avec cette fréquence, l'image échographique de la hanche reste tout à fait précise jusqu'à l'âge de 1 mois. Au-delà, l'ossification progressive de l'articulation nécessite des sondes sectorielles de 7 MHz ou des sondes électroniques de 5 ou 7 MHz.

a) La morphologie néonatale

A l'examen échographique, la tête fémorale présente un arrondi parfait. L'échostructure normale du cartilage hyalin de la tête possède un aspect spécifique : sur un fond globalement hypoéchogène, la tête fémorale présente un piqueté échogène réparti de façon diffuse sur l'ensemble de l'épiphyse (fig. I.18). Cette échostructure, tout à fait particulière, varie en fonction de l'âge gestationnel et les points échogènes sont apparemment nettement plus marqués chez le prématuré que chez le nouveau-né à terme (fig. I.19). L'explication de cette échogénicité est très probablement en rapport avec l'existence de logettes vasculaires réparties de façon harmonieuse dans le cartilage hyalin. Quoi qu'il en soit, il faut exiger ces marqueurs échographiques pour affirmer la normalité de la tête fémorale.

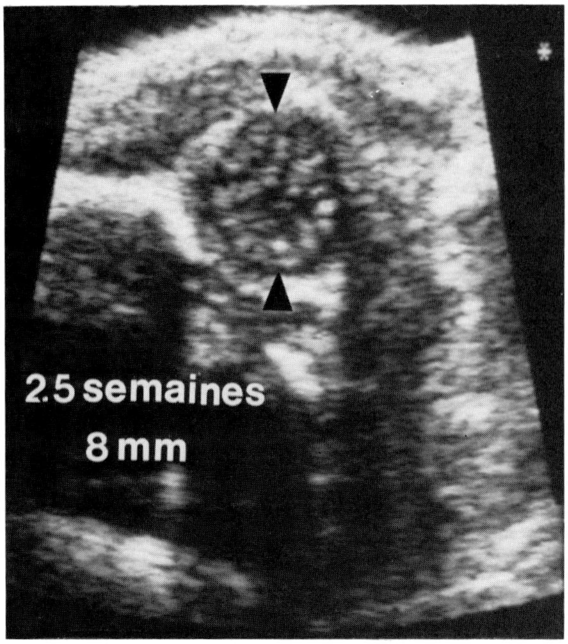

a

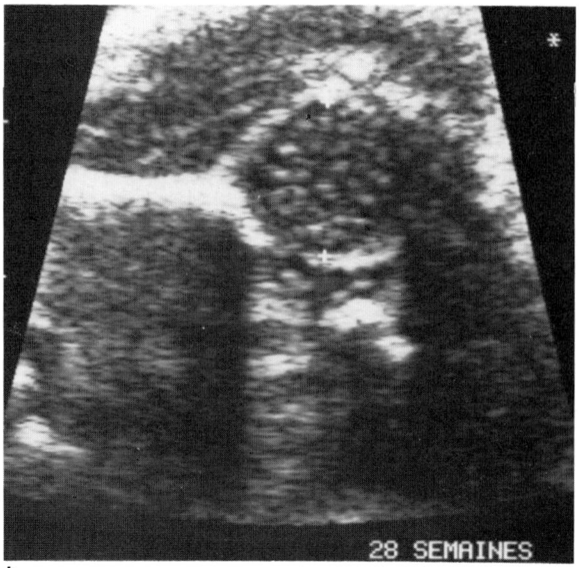

b

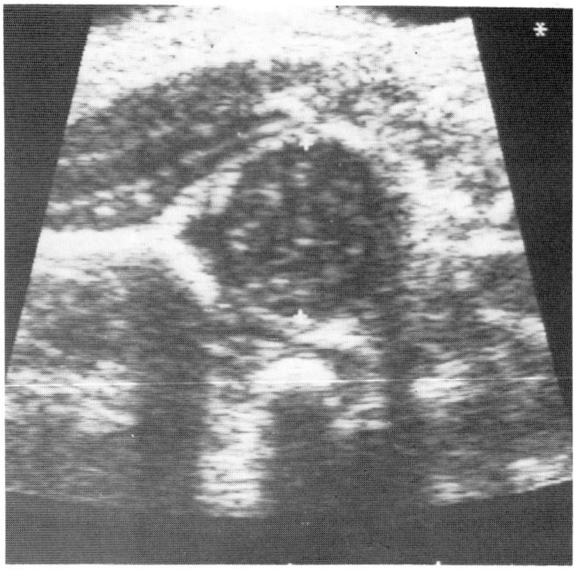
c

Figure I.19
a) Grand prématuré. 25 semaines. 900 grammes. *Coupe frontale externe.* Les points échogènes sont nettement plus volumineux que chez le nouveau-né à terme. Le diamètre maximum de la tête fémorale est de 8 mm.
b) Prématuré de 28 semaines. Le diamètre de la tête est de 10 mm.
c) Prématuré de 34 semaines. Le diamètre de la tête est de 11,3 mm. Notez la diminution progressive de l'échogénicité du noyau épiphysaire.

b) La croissance

Dès la 10e semaine de vie fœtale, la tête fémorale est bien formée, arrondie et recouverte de cartilage hyalin. Son diamètre maximum est de deux millimètres. Au fur et à mesure de la croissance, la tête fémorale se développe, passe de quatre millimètre de diamètre à 16 semaines, à sept millimètres à 20 semaines d'âge gestationnel (fig. I.20). Une étude échographique réalisée chez 400 enfants (prématurés, nouveau-nés à terme, nourrissons) montre que la croissance de la tête fémorale est très régulière, selon un mode linéaire au cours de la période néonatale (Tableau I.II). C'est ainsi que le diamètre de l'épiphyse cartilagineuse chez un prématuré de 27 semaines d'âge gestationnel est de 8 millimètres pour atteindre un chiffre de 13 à 14 millimètres chez le nouveau-né à terme. Au-delà, la croissance fémorale reste régulière et vers l'âge de 4 mois, le diamètre normal se situe entre 17 et 18 millimètres (fig. I.21). L'apparition du noyau épiphysaire rend ultérieurement la mensuration impossible.

c) Le noyau épiphysaire (16, 32)

Sa date d'apparition est variable avec des extrêmes allant de 2 à 8 mois. L'apparition échographique du point osseux épiphysaire pré-

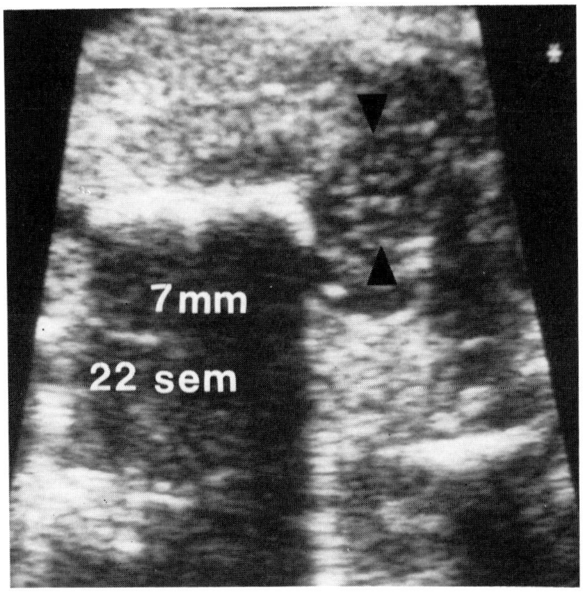

Figure I.20
Avortement spontané d'un fœtus de 22 semaines.
L'articulation coxo-fémorale est morphologiquement normale. Le diamètre de la tête fémorale est de 7 mm.

Tableau I II
Croissance de la tête fémorale chez le nouveau-né

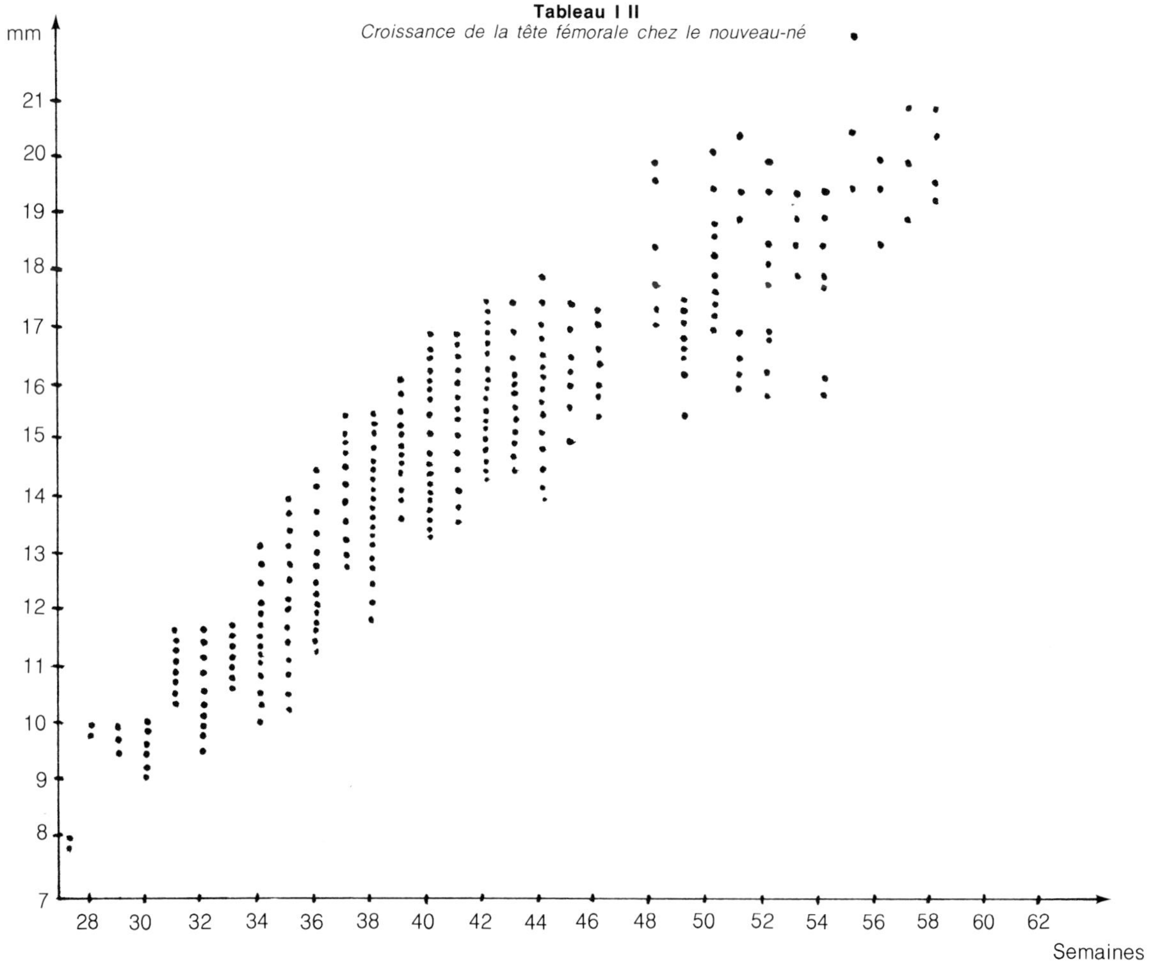

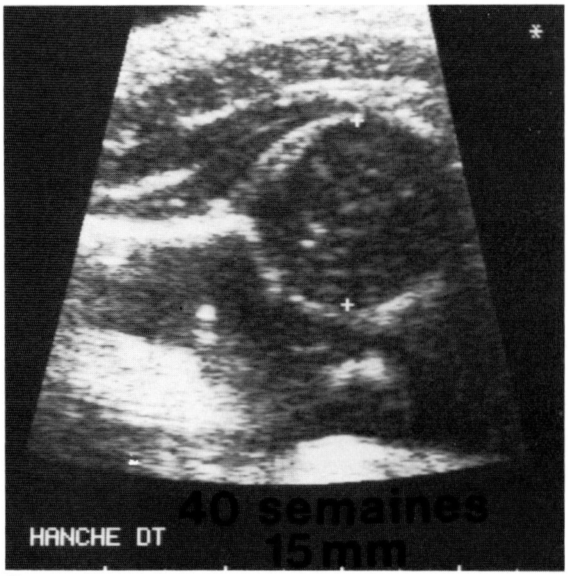

a

Figure I.21
a) Nouveau-né de 40 semaines. La tête mesure 15 mm.

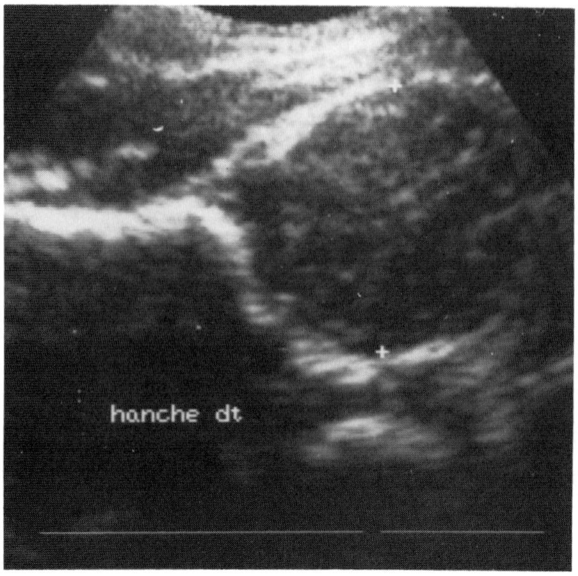

b

b) Nourrisson de 4 mois. La tête mesure 17 mm.

cède toujours son apparition radiologique d'environ 15 jours à trois semaines. Cette notion est très utile dans le cadre de la radiographie du bassin au quatrième mois et de sa place dans le dépistage de la luxation congénitale de hanche. A cet âge, dans une étude réalisée sur 658 nourrissons (39), le noyau fémoral est présent radiologiquement chez 36 % des garçons et 60 % des filles. C'est dire qu'il paraît logique de faire précéder la radiographie du bassin d'un examen échographique de façon à affirmer la présence des noyaux épiphysaires et ainsi de faciliter d'autant l'interprétation radiologique. La séméiologie échographique de l'ossification de la tête fémorale est parfaitement connue :

- Avant l'apparition échographique du point épiphysaire, il se produit dans un premier temps un stade de dégénérescence du cartilage hyalin, sous forme d'une image arrondie de petit volume, hypoéchogène, voire anéchogène, habituellement située au centre de la tête fémorale (fig. I.22).
- Le stade suivant est marqué par l'apparition d'un point échogène parfaitement bien individualisé et qui tranche avec l'aspect globalement hypoéchogène de la tête fémorale (fig. I.23). Ce stade échographique est encore infraradiologique. Cette zone échogène grandit progressivement sans entraîner dans un premier temps de cône d'ombre acoustique (fig. I.24).
- La croissance du noyau épiphysaire ossifié modifie la morphologie échographique dont la sémiologie devient caractéristique : le noyau prend un aspect en cupule, en demi-cercle, en croissant de lune et qui va progressivement masquer par son cône d'ombre acoustique l'arrière fond du cotyle (fig. I.25).

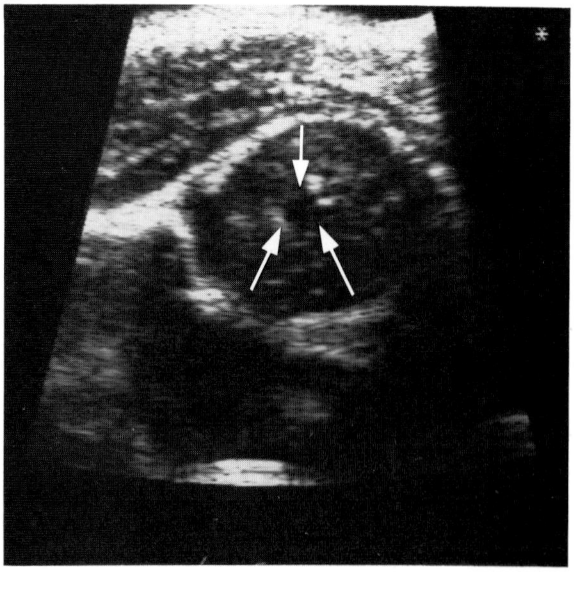

Figure I.22
Nourrisson de 7 mois. Il existe une région centrale (↗) anéchogène qui représente la *dégénérescence du cartilage hyalin*. Les points échogènes qui l'entourent sont probablement d'origine vasculaire.

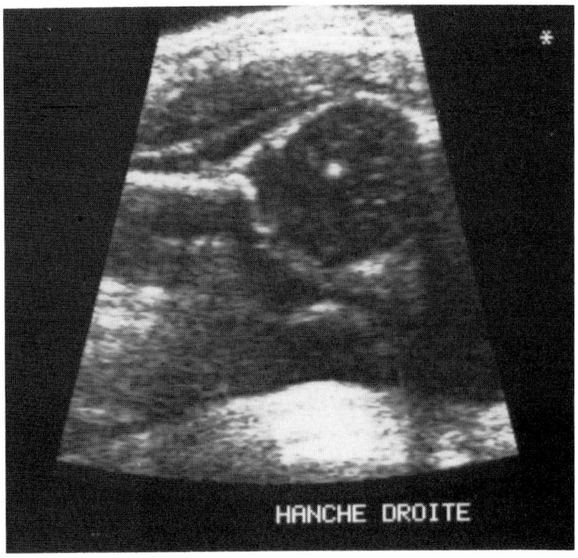

Figure I.23
Nourrisson de 4 mois. Le noyau épiphysaire s'individualise. C'est le stade infraradiologique.

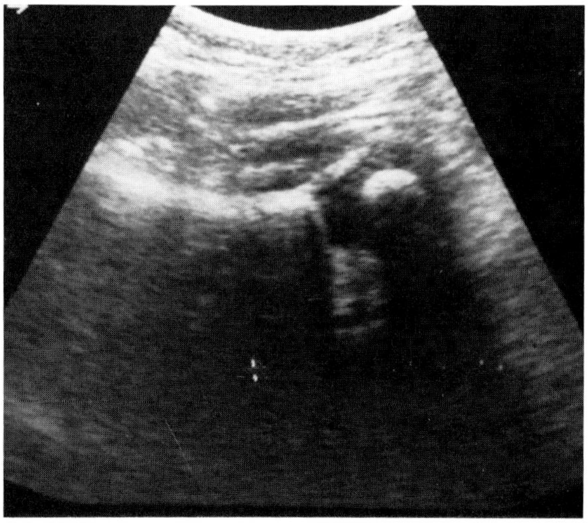

Figure I.25
Nourrisson de 8 mois.
Le noyau épiphysaire est volumineux, bien calcifié et se dessine au sein de la tête cartilagineuse sous forme d'un demi-cercle échogène associé à un cône d'ombre acoustique : le ligament rond et le tissu fibro-adipeux ne sont plus visibles.

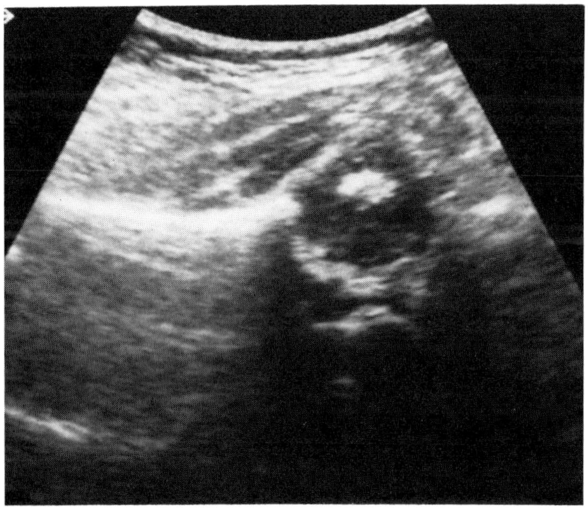

Figure I.24
Nourrisson de 5 mois. Le noyau épiphysaire est nettement visible sans masquer les éléments anatomiques du fond du cotyle. Il est appréciable à l'examen radiographique.

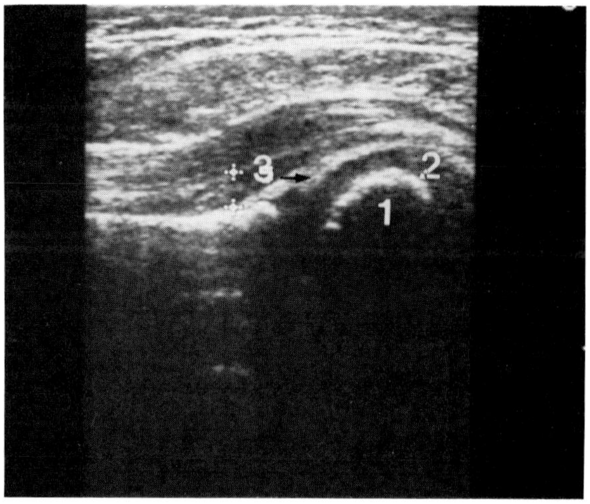

Figure I.26
Enfant de 6 ans. Seule la partie supérieure et externe du cartilage est visible. Le reste est masqué par le noyau épiphysaire ossifié. L'épaisseur du cartilage est de 4 mm. Noter la parfaite visualisation du limbus cartilagineux.
1 - Tête épiphysaire ossifiée.
2 - Cartilage périphérique.
3 - Limbus fibro-cartilagineux.

• Au cours de l'enfance et de l'adolescence, la couche périphérique de cartilage hyalin se réduit progressivement. Seule la partie supérieure et externe du cartilage hyalin est appréciable sous forme d'une mince bande hypoéchogène dont l'épaisseur (1 à 6 mm) est inversement proportionnelle à l'âge de l'enfant (fig. I.26).

2. Le col fémoral et le grand trochanter

Avec la tête fémorale ils forment le bloc cartilagineux néonatal. Le plan de coupe idéal et unique pour ces structures au stade cartilagineux et au stade ossifié est représenté par la coupe frontale externe, hanche en position neutre. Le col fémoral et le grand trochanter

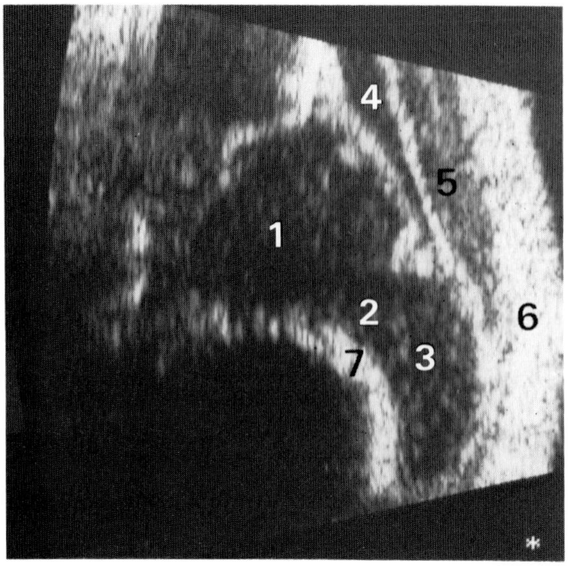

Figure I.27
Coupe frontale externe. Hanche en position neutre. Nouveau-né de 8 jours. Le bloc cartilagineux est vu dans son ensemble. Notez le contraste entre la brièveté du col fémoral et l'aspect volumineux du grand trochanter.
1 - Tête fémorale.
2 - Col.
3 - Grand trochanter.
4 - Muscle petit fessier.
5 - Muscle moyen fessier.
6 - Tissu sous-cutané.
7 - Cartilage de conjugaison.

sont composés de cartilage hyalin et leur échostructure est similaire à celle de la tête fémorale : fond hypoéchogène associé à un piqueté hyperéchogène diffus.

Sur le plan morphologique, le col est très court et mal individualisé, le grand trochanter se présente comme une masse hypoéchogène au sommet de laquelle se trouve une zone hyperéchogène qui représente les insertions tendineuses des muscles fessiers (fig. I.27).

Sur une coupe transversale par voie externe, la nature totalement cartilagineuse de la tête et du col chez le nouveau-né offre la possibilité de mesurer le degré d'antéversion du col (fig. I.28). Cette mesure difficile chez l'enfant (27, 44) le devient encore plus chez le nouveau-né du fait de la brièveté du col fémoral.

3. Le cartilage de conjugaison

La limite inférieure du massif cartilagineux (tête fémorale, col et grand trochanter) est représentée par une ligne très fortement échogène en forme de demi-arche et qui constitue le front d'ossification métaphysaire (fig. I.27). Il faut réaliser une coupe frontale externe en position neutre pour l'individualiser.

La limite inférieure de ce massif cartilagineux est responsable de la croissance en longueur de l'extrémité supérieure du fémur. Ce cartilage de croissance représente une ligne continue, dont la vitesse de croissance est inégale dans tous les segments (8). La partie centrale a une croissance plus rapide que les parties interne et surtout externe en dessous du grand trochanter : ceci explique l'allongement progressif du col et le changement d'orientation du cartilage de la tête initialement horizontal, puis oblique en bas et en dehors et perpendiculaire au cartilage du grand trochanter (Schéma I.II). La dynamique de ces modifications morphologiques est parfaitement précisée par l'examen ultrasonore (fig. I.29).

4. La capsule et la synoviale

Leur morphologie est appréciée par une coupe frontale externe, hanche en flexion et en adduction. La capsule, structure fibreuse apparaît comme une image linéaire fortement échogène. Elle enveloppe la tête et la partie supérieure du col fémoral. Elle part du grand trochanter, adhère à la face externe du limbus et du

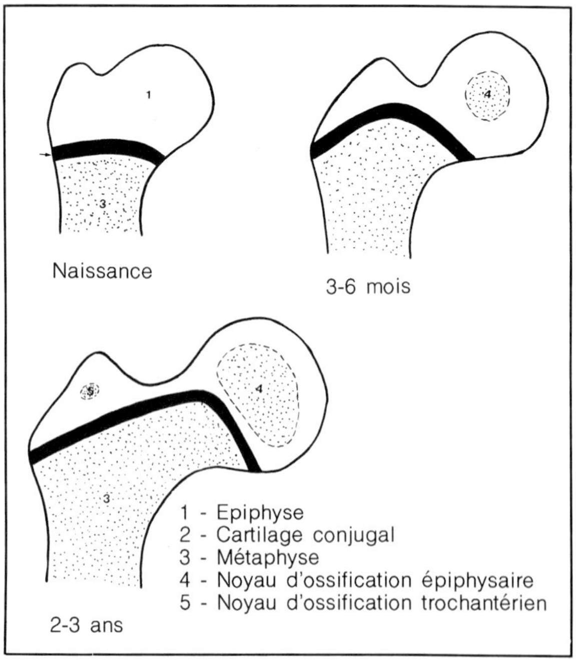

Schéma I.II
Croissance de la tête fémorale
(D'après Diard (8))

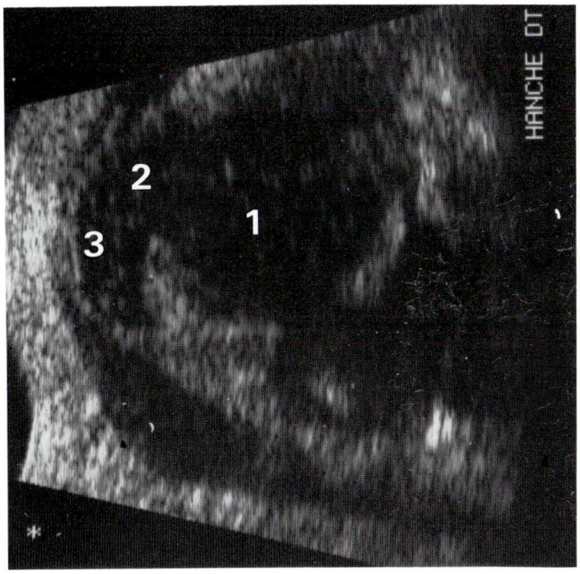

a

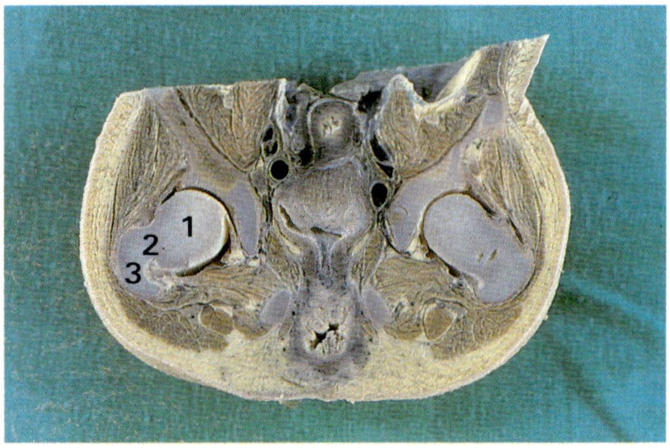

b

Figure I.28
Antéversion du col fémoral.
Coupe transversale externe hanche en position neutre.
a) Coupe échographique.
b) Coupe anatomique.

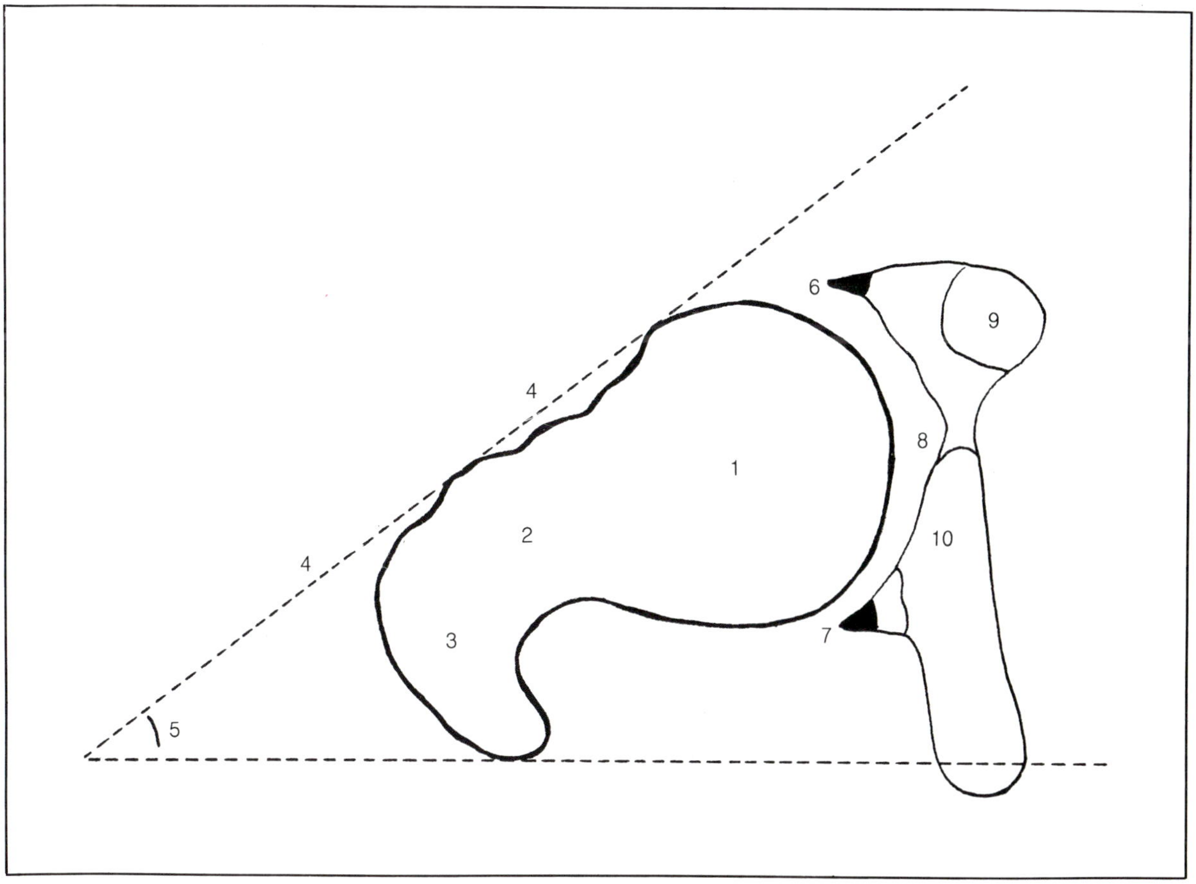

c) Schéma. Réalisation pratique de la mesure de l'angle d'antéversion du col fémoral. Celui-ci, en période néonatale, mesure entre 35 et 50 degrés.

1 - Tête fémorale.
2 - Col.
3 - Grand trochanter.
4 - Axe du col matérialisé par la tangente à son bord antérieur.
5 - Angle d'antéversion du col.
6 - Bourrelet antérieur.
7 - Bourrelet postérieur.
8 - Arrière-fond.
9 - Pubis.
10 - Ischion.

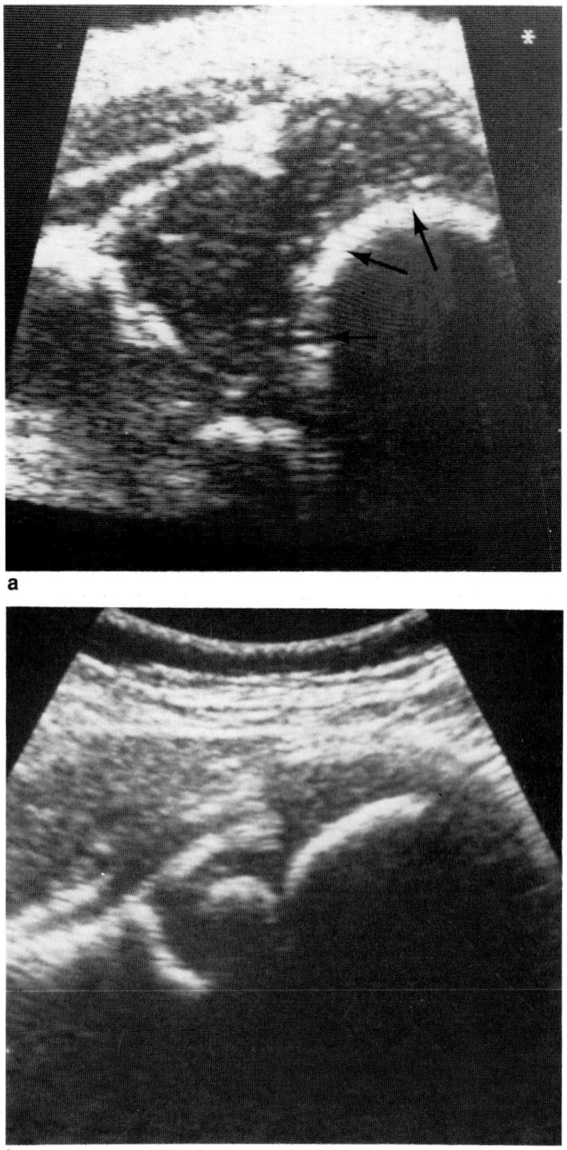

Figure I.29
Coupe frontale externe hanche en position neutre.
a) Nouveau-né de 3 jours. Le cartilage de croissance représente une ligne courbe et régulière (↗), le col est très court.
b) Nourrisson de 7 mois. Le noyau épiphysaire est présent, le col fémoral s'est allongé et la courbure du cartilage de croissance est nettement moins accentuée du fait de la croissance plus rapide de la région centrale.

bourrelet cotyloïdien, pour rejoindre ensuite le périchondre et le périoste de l'os iliaque (fig. I.30).

Chez le nouveau-né la synoviale est indissociable de la capsule. L'examen échographique l'individualise parfaitement chez le grand enfant (fig. I.31).

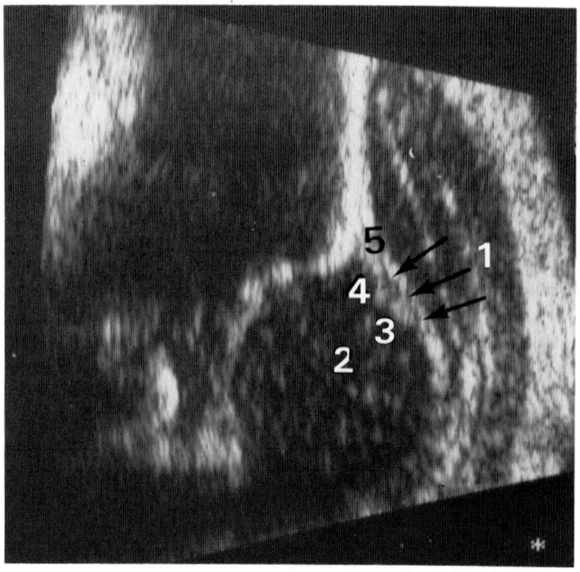

Figure I.30
La capsule et la synoviale, indissociables chez le nouveau-né, s'individualisent sous forme d'une *ligne échogène externe.*
1 - Capsule (↗).
2 - Tête.
3 - Limbus.
4 - Bourrelet cotyloïdien.
5 - Périchondre.

5. Le vide articulaire

L'interligne articulaire est normalement virtuel. Cependant, chez le nouveau-né, la mobilisation de la hanche permet de matérialiser cet interligne par la présence d'échos punctiformes et mobiles. Il s'agit de microbulles gazeuses : c'est le phénomène du vacuum. Cette ligne échogène arciforme dessine l'interligne articulaire et permet de comparer l'épaisseur du noyau cartilagineux de la tête fémorale et la minceur du cartilage articulaire du cotyle. La dynamique des microbulles est parfaitement appréciée au cours des mouvements de la hanche (fig. I.32). Cette séméiologie échographique correspond sur le plan radiologique au croissant gazeux clair visible lorsque l'on tire sur les hanches du nouveau-né.

L'acétabulum (34)

1. Le toit osseux du cotyle assure la couverture solide de la tête fémorale

Seule la coupe frontale externe, hanches fléchies et en adduction, permet d'apprécier parfaitement la qualité de la couverture osseuse cotyloïdienne.

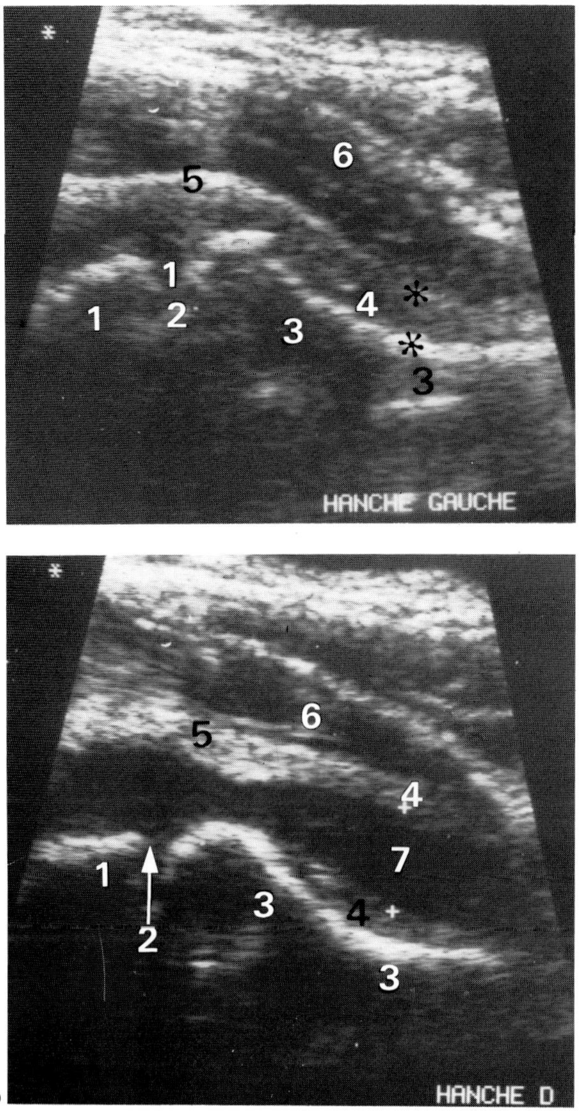

a

b

Figure I.31

Enfant de 4 ans. Boiterie droite.

Coupe oblique interne dans l'axe du col.

a) Ce plan de coupe permet d'apprécier l'épaisseur normale (environ 4 mm) de la synoviale au niveau du col.

b) L'existence d'une synovite transitoire de la hanche droite visualise parfaitement la synoviale interne qui tapisse le col et la synoviale externe tapissée par la capsule.

1 - Tête fémorale ossifiée.
2 - Cartilage de conjugaison.
3 - Col fémoral.
4 - Synoviale.
5 - Capsule.
6 - Muscle psoas.
7 - Epanchement intra-articulaire.

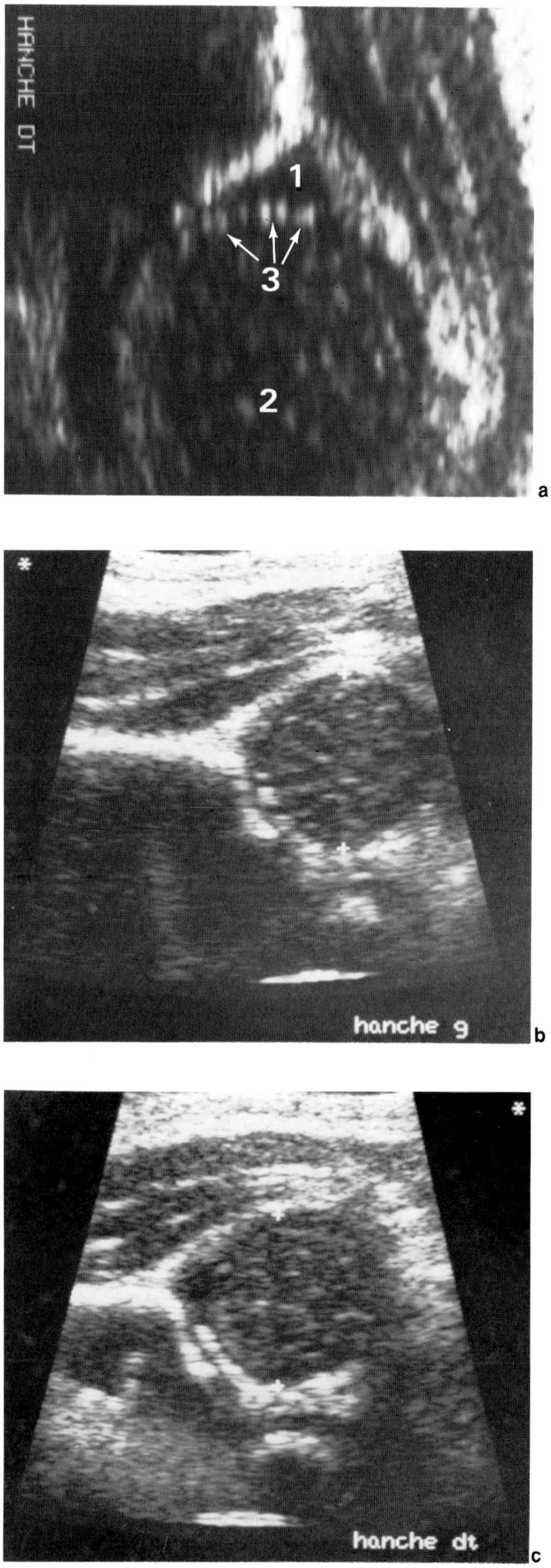

a

b

c

Figure I.32

a) Nouveau-né de 6 jours. La mobilisation de la hanche gauche permet de mettre en évidence *l'interligne articulaire par le phénomène du vacuum.* ▶

1 - Bourrelet cotyloïdien.
2 - Tête fémorale.
3 - Interligne.

Ce phénomène permet de définir parfaitement l'épaisseur du cartilage acétabulaire à sa partie interne (b-c).

Le toit cotyloïdien est creusé dans le bord inférieur et externe de l'iléon. Celui-ci forme la partie solide du système de couverture et le soutien principal de la tête fémorale (26).

Il est important de savoir que l'os iliaque s'ossifie très précocement en période fœtale dès la dixième semaine d'âge gestationnel. L'ossification est parfaitement visible vers 12-13 semaines au cours d'un examen échographique fœtal (fig. I.33).

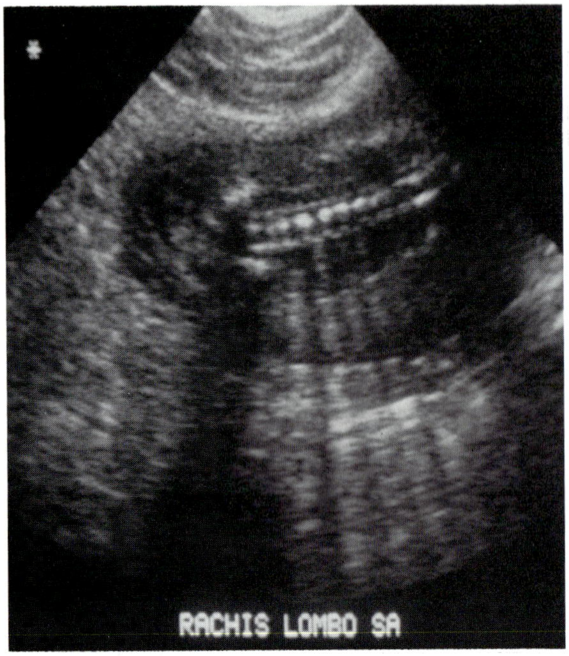

Figure I.33
Fœtus de 14 semaines.
Notez la *parfaite visualisation des ailes iliaques* sous forme de deux images linéaires échogènes entourant le rachis lombo-sacré.

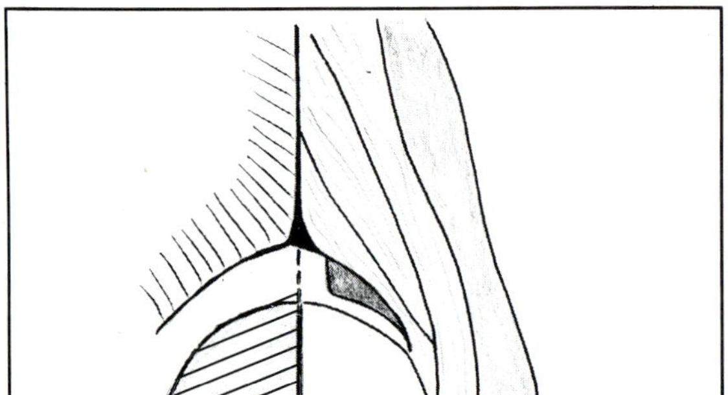

Schéma I.III
Pourcentage de couverture osseuse de la tête fémorale

A la naissance, il apparaît comme une structure fortement échogène, surplombant la tête et dont les contours ne sont nettement définis qu'à la partie centrale de l'acétabulum (fig. I.34).

Impératif de référence absolu, l'os iliaque doit être visualisé sous forme d'une ligne échogène parfaitement rectiligne et parallèle au plan cutané.

Un cotyle osseux normalement creusé et modelé assure à la naissance une couverture osseuse d'au moins 50 % du diamètre de la tête fémorale (Schéma I.III).

La hanche normale est en effet définie par la qualité de la couverture osseuse et donc par la profondeur de l'acétabulum. La profondeur du cotyle est intéressante à mesurer car sa valeur

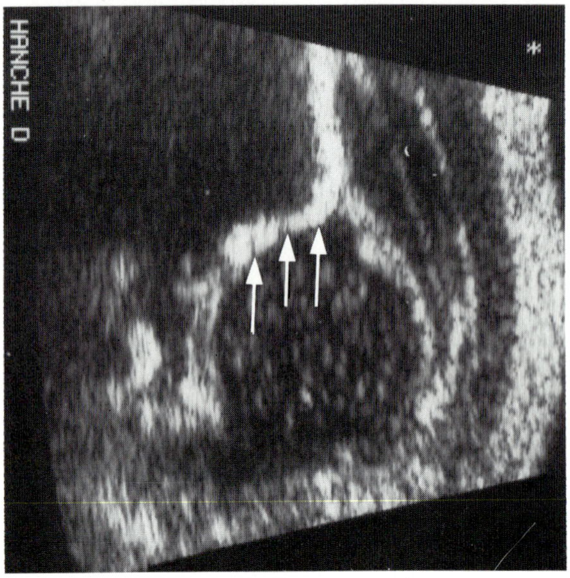

a

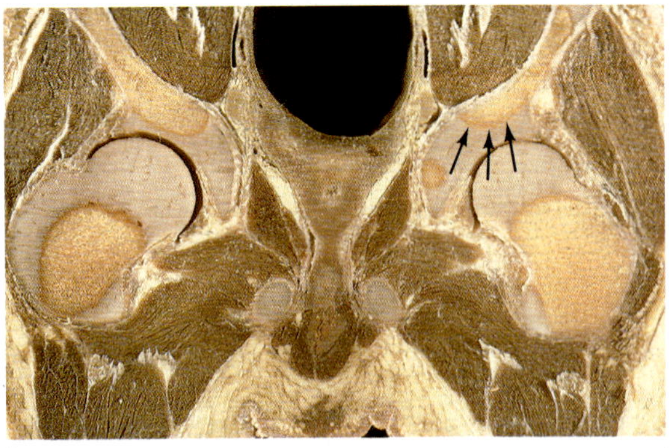

b

Figure I.34
a) Nouveau-né de 8 jours. Les repères de référence sont présents : aspect rectiligne de l'os iliaque et morphologie en cupule de l'os pubien.
La coupe est à la partie la plus profonde du cotyle : l'acétabulum et le bord inféro-externe de l'os iliaque (↗) sont parfaitement définis.
b) notez la parfaite concordance anatomique.

augmente graduellement durant la vie embryonnaire (5). Cela est dû à la croissance globale de la hanche puis à une croissance plus spécifique du cotyle pour mieux recouvrir la tête fémorale.

C'est ainsi que la profondeur du cotyle est de 1 mm à 10 semaines pour atteindre 4 mm à 20 semaines.

Chez le nouveau-né et le prématuré, la profondeur du cotyle est de 8 mm et la couverture osseuse atteint souvent des chiffres limites de 50 % (fig. I.35). Ceci s'explique car à la naissance le cotyle est immature et insuffisant mais heureusement compensé par les structures fibro-cartilagineuses du limbus et l'organisation capsulaire périarticulaire. Cette couverture osseuse va rapidement s'accentuer et s'améliorer avec l'âge de l'enfant (fig. I.36).

Au total les repères osseux essentiels de normalité sont représentés par une cavité cotyloïdienne bien creusée, assurant une couverture d'au moins 50 % de la tête fémorale et un angle osseux d'encorbellement bien formé et angulaire.

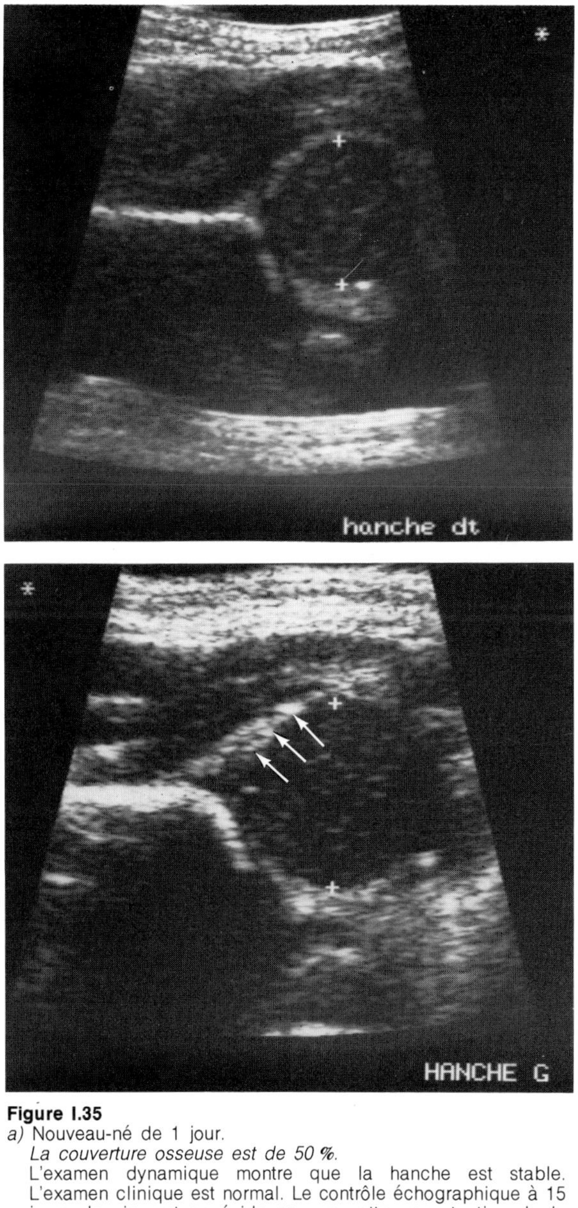

a

b

Figure I.35
a) Nouveau-né de 1 jour.
La couverture osseuse est de 50 %.
L'examen dynamique montre que la hanche est stable. L'examen clinique est normal. Le contrôle échographique à 15 jours de vie met en évidence une nette accentuation de la couverture osseuse.
b) Nouveau-né de 3 jours. *La couverture osseuse est limite.* Notez un auvent cartilagineux parfait qui recouvre la totalité de la tête fémorale (↗). L'examen clinique est normal. Le contrôle échographique réalisé 20 jours plus tard montre une couverture osseuse à 55 %.

2. Le rebord cotyloïdien assure la couverture déformable et malléable (11, 19) :

Parfaitement étudié par une coupe frontale externe le rebord cotyloïdien est placé au-dessous et en dehors du rebord osseux de l'acétabulum. Il est formé de deux composants :

a) Le cartilage du toit (fig. I.37) qui est un cartilage hyalin très hypoéchogène et dont la forme triangulaire est limitée :

- *en dedans,* par le rebord osseux échogène du cotyle ;
- *en dehors,* par le tissu cartilaginofibreux linéaire échogène du périoste et du périchondre qui produit la capsule ;
- *en bas,* par l'interligne articulaire (parfois objectivé par le vacuum phénomenum) et la tête fémorale cartilagineuse.

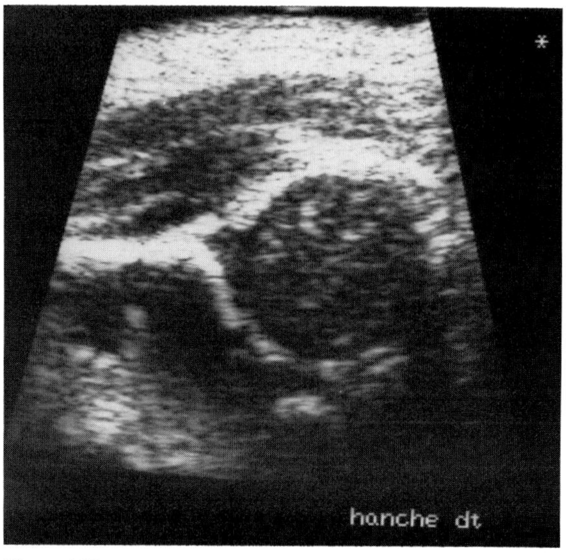

Figure I.36
Nourrisson de 3 mois.
La couverture osseuse est beaucoup plus importante à cet âge : *elle doit normalement atteindre 65 %.*

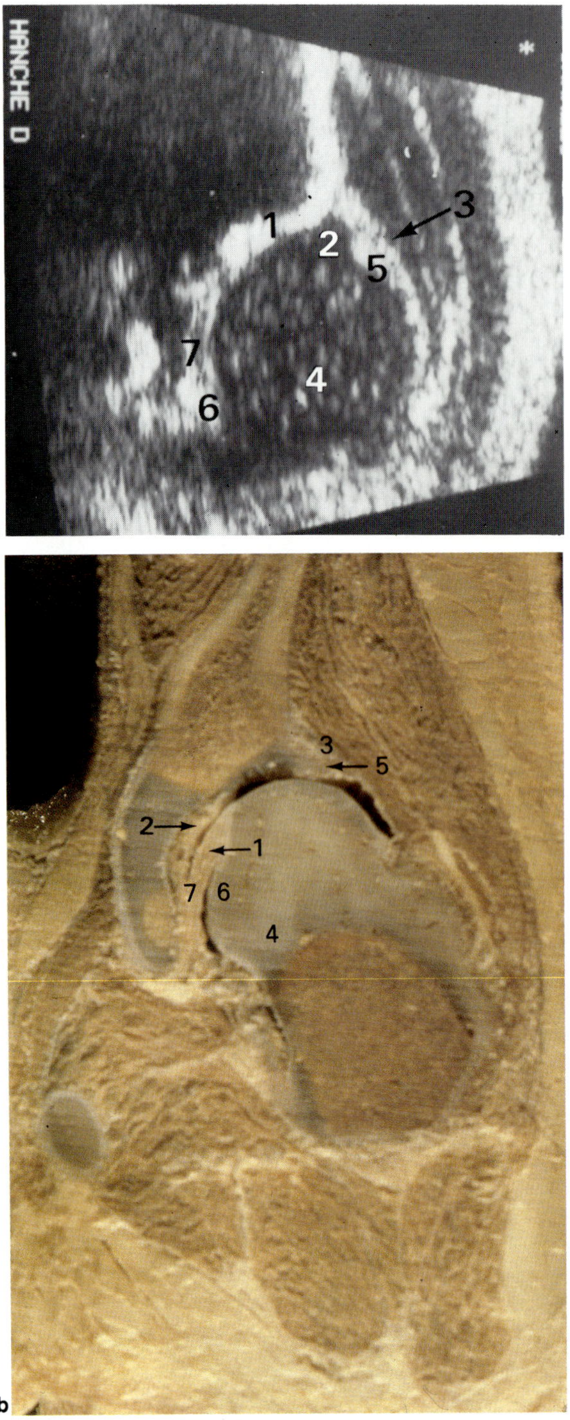

a

b

Figure I.37
a) Echographie du rebord cotyloïdien et du limbus fibrocartilagineux.
1 - Rebord osseux du cotyle.
2 - Cartilage du toit.
3 - Capsule.
4 - Tête fémorale.
5 - Limbus cartilagineux.
6 - Ligament rond.
7 - Pulvinar.
b) Excellente individualisation du limbus cartilagineux sur la coupe anatomique correspondante.

b) Le limbus.

Celui-ci présente deux fonctions physiologiques fondamentales : d'une part, il élargit la cavité articulaire en contribuant à la stabilité de la tête fémorale dans l'acétabulum ; d'autre part, en étant en continuité directe avec le cartilage hyalin de l'acétabulum, il participe à la croissance et au développement de l'auvent cartilagineux acétabulaire. La profondeur du cotyle dépend de la croissance du limbus, stimulée par la présence de la tête. Sur le plan ultrasonore, le limbus présente une échostruc-

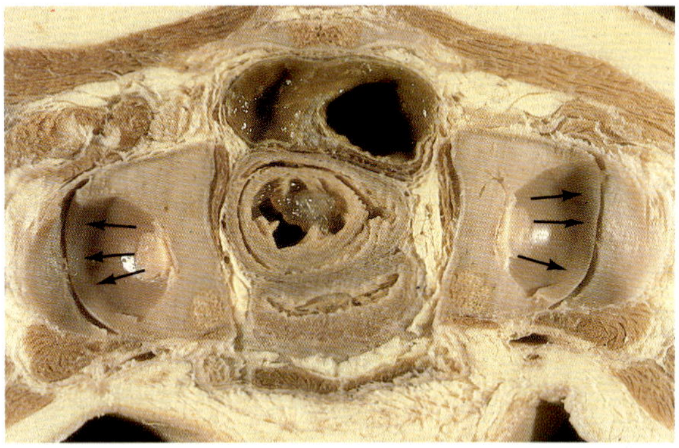

Figure I.38
Coupe anatomique transversale au niveau des têtes fémorales. Les têtes fémorales ont été enlevées. La coupe intéresse la partie supérieure du cotyle. Notez (↗) comme le limbus agrandit la cavité cotyloïdienne.

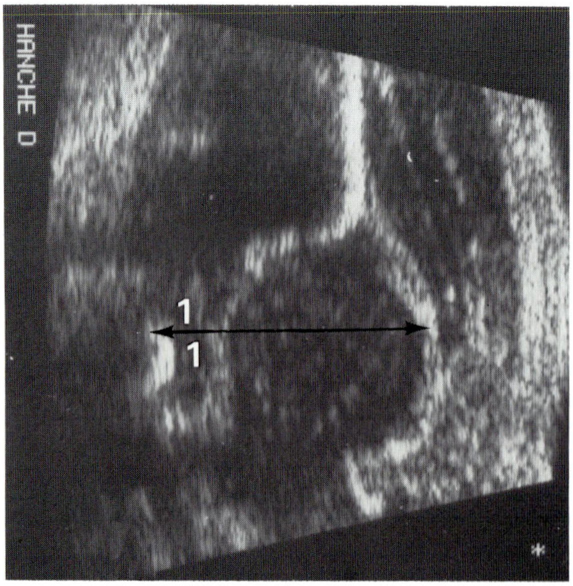

Figure I.39
Nouveau-né de 3 jours.
Echographie de hanche droite normale. Si l'on tire une horizontale au niveau de l'extrémité distale du limbus, *celle-ci doit normalement couper le cartilage triradié* (1).

ture très échogène, du fait de sa structure fibrocartilagineuse, qui tranche avec l'aspect hypoéchogène du cartilage hyalin cotyloïdien.

De forme triangulaire, de direction oblique en bas et en dehors, il se termine par une pointe effilée et échogène qui enserre solidement la quasi totalité de la tête fémorale (fig. I.38).

Le bord saillant du limbus, qui représente l'extrémité distale du rebord cotyloïdien, coupe normalement l'acétabulum au niveau du cartilage triradié (fig. I.39).

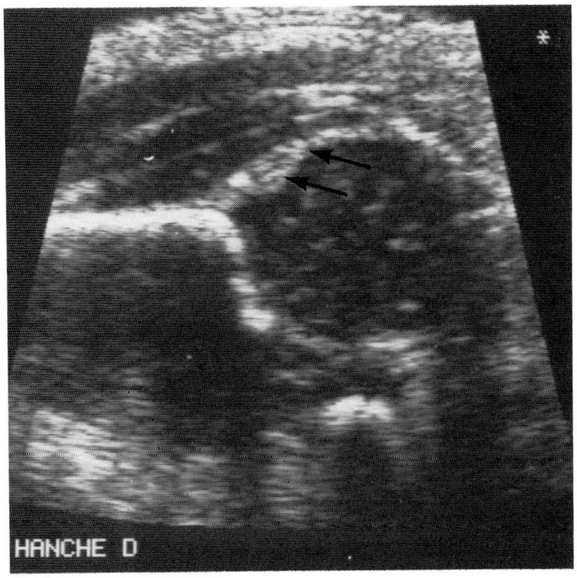

a

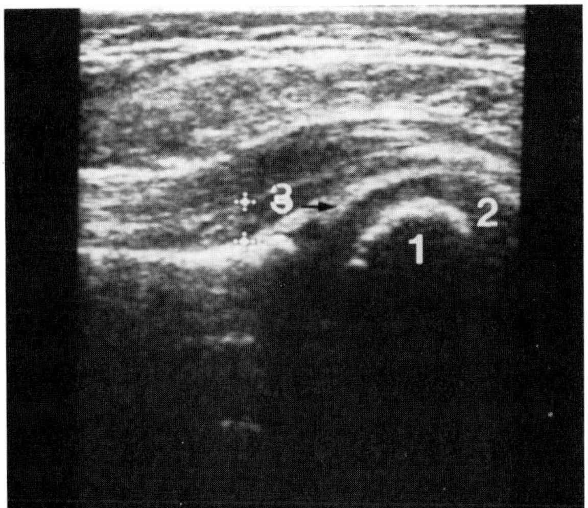

b

Figure I.40
Quel que soit l'âge de l'enfant *le limbus* présente la même forme triangulaire et la même échostructure hyperéchogène (↗).
a) Nouveau-né de 8 jours.
b) Enfant de 4 ans.
1 - Noyau épiphysaire ossifié ;
2 - Cartilage céphalique ;
3 - Limbus fibro-cartilagineux.

Le limbus est cerné par les formations anatomiques suivantes :

- au-dessus, la ligne échogène de la capsule ;
- au-dessous, l'interligne articulaire et la tête fémorale cartilagineuse.

Le limbus cartilagineux, dont l'importance anatomique est évidente, peut être parfaitement individualisé au cours de la croissance par un examen échographique (fig. I.40).

Enfin, il est évident que la situation, la morphologie et l'échostructure de la couverture cartilagineuse sont essentielles à considérer lorsque le cotyle osseux n'assure pas une stabilité suffisante de la tête, en particulier lorsque la couverture osseuse est inférieure à 50 % (fig. I.41).

Le fond cotyloïdien

1. Le ligament rond et le pulvinar

Son étude anatomique précise repose sur la coupe frontale externe, hanches fléchies en adduction. Cette région centrale non articulaire de la cavité cotyloïdienne contient deux structures anatomiques : d'une part le ligament rond, sous forme d'un cordon fibreux aplati qui s'étend de la tête fémorale à l'arrière fond du cotyle, d'autre part, du tissu fibro-adipeux ou pulvinar interposé entre la tête et le tiers central non articulaire de la cavité cotyloïdienne (fig. I.42).

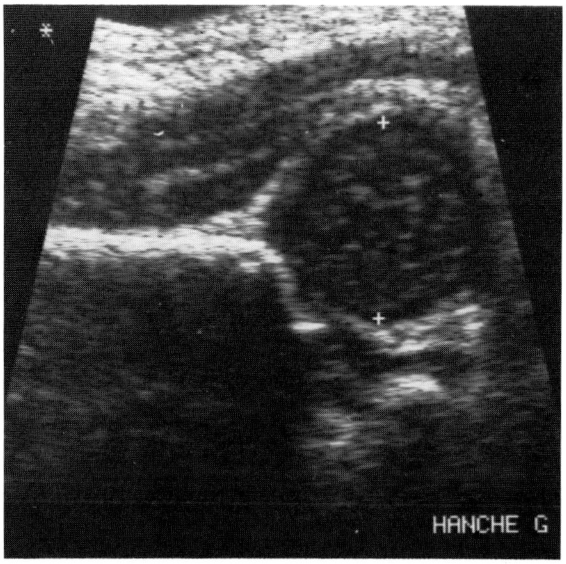

Figure I.41
Nouveau-né de 8 jours. Craquement de hanche gauche. La couverture osseuse est inférieure à 50 % et l'angulation de l'encorbellement est discrètement émoussée. Il existe une *dysplasie modérée de la hanche gauche.* Le limbus est discrètement soulevé et horizontalisé. Cependant, cette hanche est stable car le limbus recouvre pratiquement la totalité de la tête fémorale.

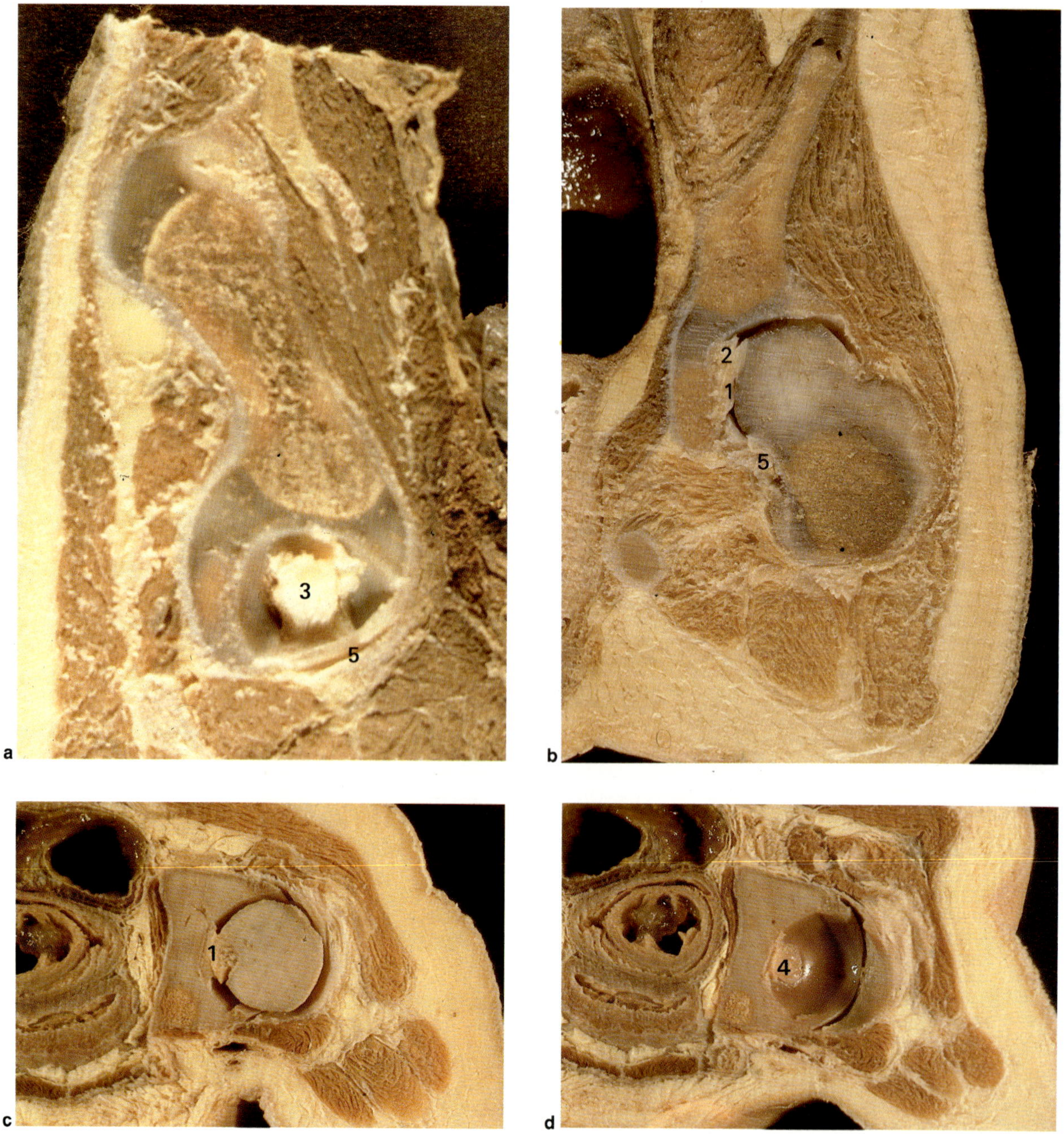

Figure I.42
Anatomie du fond du cotyle.
a) Coupe sagittale interne para-médiane.
b) Coupe frontale externe.
c, d) Coupe transversale tête en place puis tête enlevée.

1 - Ligament rond.
2 - Pulvinar.
3 - Section interne du ligament rond.
4 - Zone d'insertion du ligament rond.
5 - Ligament transverse.

Ces deux formations, d'échogénicité intermédiaire, ne sont pas toujours distinguables l'une de l'autre à l'examen échographique. Elles réalisent cependant de façon constante une lame échogène d'environ 4 à 5 millimètres d'épaisseur située dans l'arrière fond cotyloïdien (fig. I.43).

Dans les cas favorables, le ligament rond peut être dissocié de façon précise du pulvinar : cela est dû à son échogénicité discrètement plus marquée probablement en rapport avec un contingent fibreux important (fig. I.44).

Ces structures de la fosse acétabulaire sont

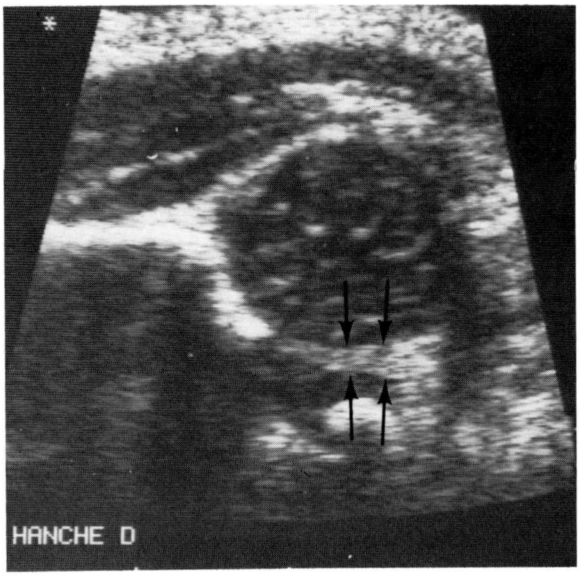

Figure I.43
Coupe frontale externe.
Nourrisson de 15 jours. Il existe une lame de tissu d'échostructure intermédiaire (↗). Le pulvinar et le ligament rond ont la même échogénicité.

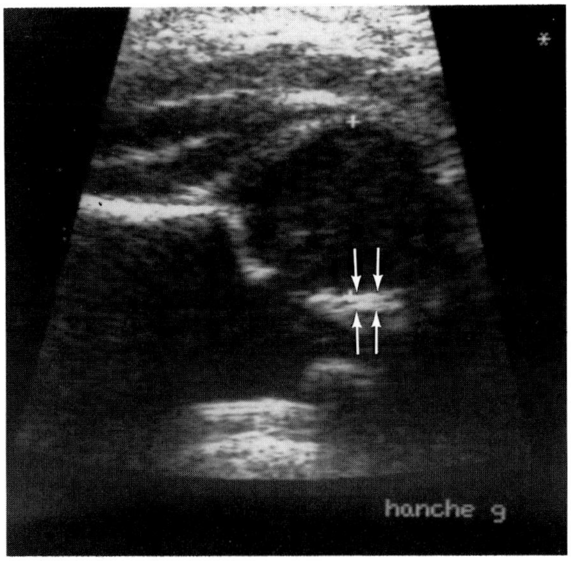

Figure I.44
Nourrisson de 15 jours.
Le ligament rond (↗), qui s'enroule autour de la tête est nettement plus échogène que le tissu fibroadipeux.

habituellement comprimées par la pression concentrique de la tête appliquée au fond du cotyle.

2. Le cartilage triradié

Il est au mieux exploré par la coupe frontale externe, hanches fléchies et en adduction, et par la coupe transversale hanche en position neutre.

La situation du cartilage triradié ou du cartilage en Y parfaitement centrée au fond du futur cotyle et sa morphologie en étoile à trois branches représentent des conditions essentielles à une future croissance sphérique et profonde. C'est dire que la croissance en hauteur et en largeur du cotyle dépend de la croissance du cartilage en Y (Schéma I.IV).

Sur la coupe frontale, le cartilage triradié (cartilage hyalin) est situé dans le fond du cotyle sous forme d'une structure très hypoéchogène entre la ligne échogène du cotyle osseux en haut et les structures anatomiques du cotyle non articulaire (pulvinar et ligament rond) en bas (fig. I.45).

Entre le bord inféro-interne du toit osseux et le pubis, le plan de coupe passe au niveau de la branche antérieure du cartilage triradié, entre l'ilion et le pubis.

Le cartilage triradié est également parfaitement individualisé par la coupe transversale. Il est aisément localisable, cerné par le point osseux primaire du pubis en avant et le point osseux primaire de l'ischion (fig. I.46) en

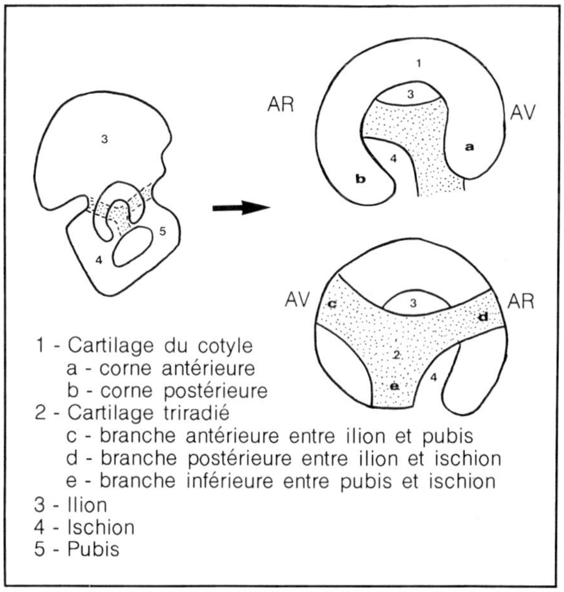

Schéma I.IV
Cartilage triradié et cartilage du cotyle
(d'après Diard (8))

arrière : il s'agit de la branche inférieure du cartilage en Y. De même la branche postérieure entre ilion et ischion peut être individualisée par une coupe frontale externe intéressant l'os ischiatique (fig. I.9). Au total, les 3 branches en étoile du cartilage triradié sont parfaitement définies par l'examen échographique.

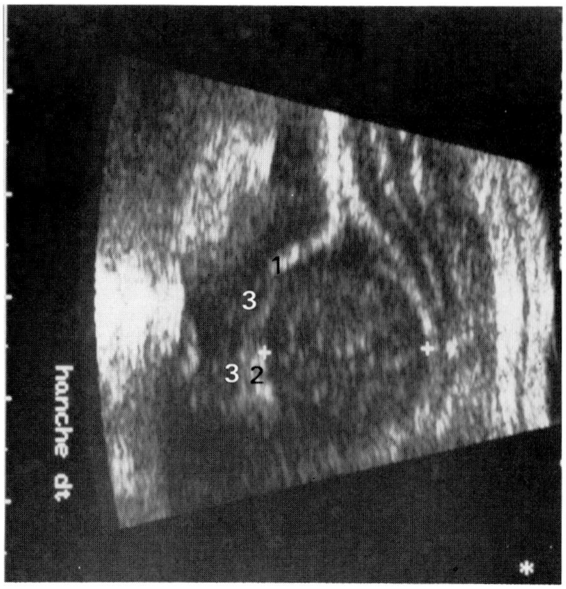

Figure I.45
Le cartilage triradié (3) est composé de cartilage hyalin expliquant son échostructure hypoéchogène. Il est situé entre la partie inférieure du cotyle osseux (1) et le ligament rond (2). A ce niveau il s'agit de la branche antérieure du cartilage en Y.

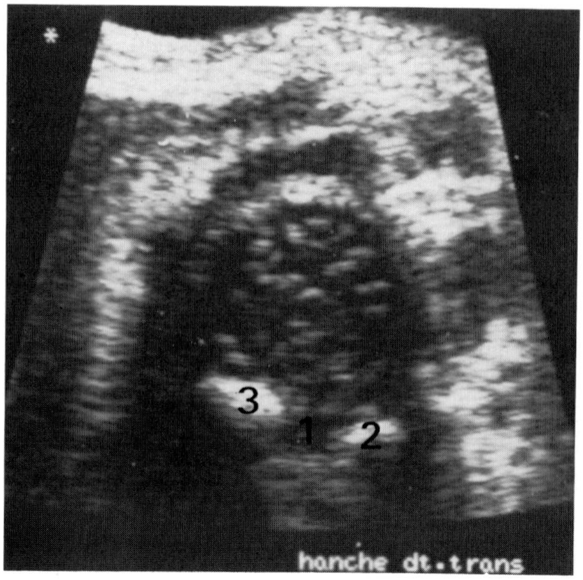

Figure I.46
Coupe transversale par voie externe.
Le cartilage triradié (1) est situé entre le point ischiatique (3) en arrière et le point pubien (2) en avant. A ce niveau il s'agit de la branche inférieure du cartilage en Y.

3. Les repères osseux

Ils sont très importants pour la bonne orientation des coupes échographiques.

L'os pubien constitue le repère essentiel dans l'orientation adaptée des plans de coupe (coupes frontale et transversale externes).

Chez l'embryon, l'ébauche osseuse apparaît à la 18e semaine.

Chez le nouveau-né il se présente au cours d'une coupe frontale externe, sous forme d'une image en cupule, très échogène à concavité interne. Sa présence doit être constamment exigée pour les plans de référence et nécessite pour l'obtenir une orientation discrètement antérieure de la sonde ultrasonore (fig. I.47).

Ce repère osseux prend encore plus de valeur dans la compréhension anatomique de la coupe transversale. Celle-ci est en effet très difficile à obtenir et le plan de coupe idéal se joue au millimètre près. C'est dire l'importance de la confrontation anatomique.

A l'état normal, le point d'ossification primaire du pubis, visible sous forme d'une cupule échogène, se situe à distance de la tête fémorale du fait de l'épaisseur du cartilage à ce niveau. A l'inverse, le point d'ossification primaire de l'ischion est en contact intime avec le bord interne de la tête fémorale. Son aspect échographique est celui d'une zone linéaire très échogène, plaquée contre la tête cartilagineuse (fig. I.48).

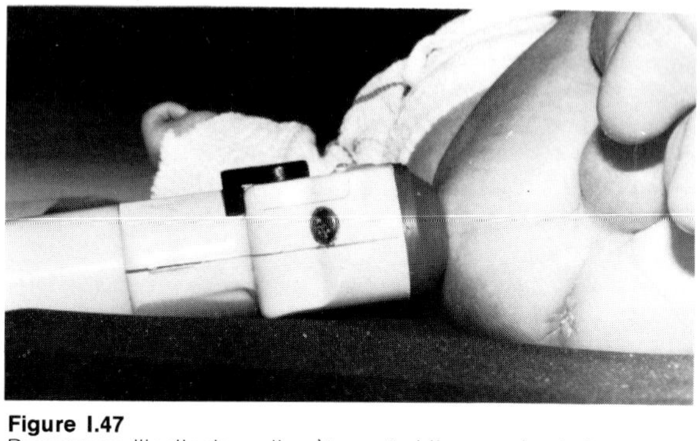

Figure I.47
Remarquez l'inclinaison discrètement oblique en haut et en avant de la sonde échographique. Ceci explique que la coupe intéresse la branche pubienne. L'enfant est en posture luxante (adduction forcée).

La compréhension de ce plan de coupe, guidé par les points d'ossification primaire du pubis et de l'ischion, est fondamentale car elle permet d'expliquer et d'authentifier les déplacements même mineurs de la tête fémorale.

L'atmosphère périarticulaire

Les muscles constituent l'élément essentiel de l'atmosphère périarticulaire.

D'une manière générale, ils assurent une force compressive entre les deux pièces articulai-

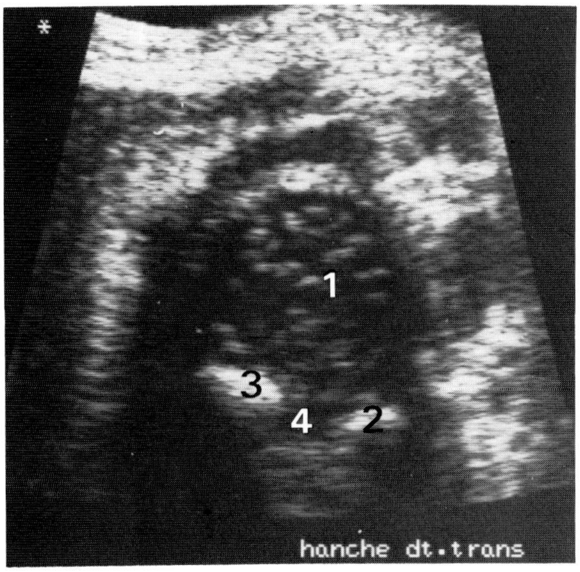

Figure I.48
Coupe transversale externe hanche en position neutre.
1 - Tête fémorale.
2 - Point pubien.
3 - Point ischiatique.
4 - Cartilage triradié.

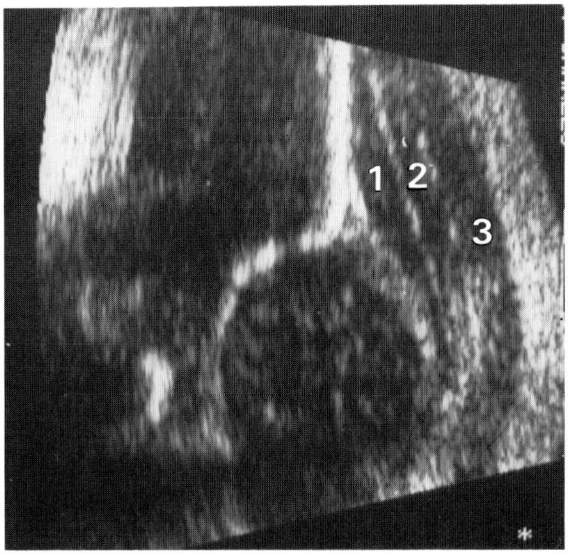

a

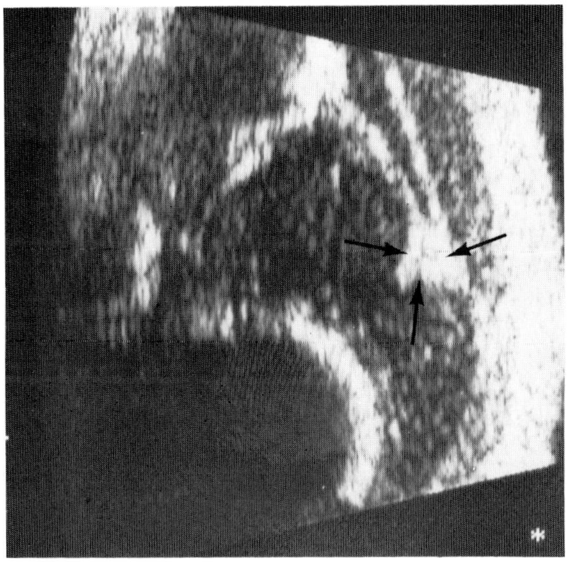

b

Figure I.49
Les muscles fessiers.
a) Portion charnue des muscles moyen fessier (1), petit fessier (2) et tenseur du fascia lata (3).
b) Insertions tendineuses des muscles fessiers sur le grand trochanter (↗).

res, à partir d'un équilibre qui s'établit dans les trois plans : latéral par les mouvements d'adduction et d'abduction, antéropostérieur par les mouvements de flexion et d'extension, axial par la rotation interne et la rotation externe. On comprend bien l'importance de la permanence de ce triple équilibre au cours de la croissance pour un développement articulaire de qualité.

1. La coupe frontale externe en position neutre

Elle permet de mettre parfaitement en évidence les muscles fessiers et essentiellement le muscle moyen fessier et le muscle petit fessier. Ces muscles ont un rôle physiologique important, puisqu'ils sont tous deux abducteurs de la cuisse.

L'examen échographique permet de discerner leurs portions charnues et leurs insertions tendineuses au niveau du grand trochanter sous forme d'une zone très échogène. Ces deux muscles sont séparés par un fascia intermusculaire très échogène (fig. I.49). L'orientation plus antérieure de la coupe échographique permet de distinguer le muscle tenseur du fascia lata.

2. Le muscle grand fessier

La portion charnue du muscle grand fessier est individualisée sur la coupe transversale externe. Ce muscle puissant est avant tout extenseur de la cuisse sur le bassin, sans rôle très important de rotation externe et d'abduction.

3. Le muscle psoas iliaque (7, 28)

Le compartiment iliaque est parfaitement accessible à l'examen échographique, soit par une coupe transversale interne, soit et surtout par une coupe sagittale interne paramédiane droite ou gauche. Dans cet axe, le chef muscu-

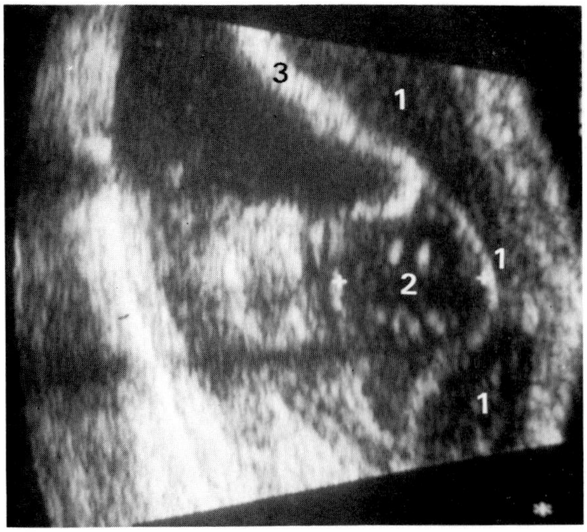

Figure I.50
Coupe sagittale interne paramédiane.
La portion charnue du muscle psoas iliaque (1) passe en avant de la tête fémorale (2). Os iliaque (3).

laire du psoas iliaque est bien visible, en avant de la tête fémorale (fig. I.50).

Ce très puissant muscle, qui constitue un véritable cotyle musculaire antérieur, joue un rôle principal comme fléchisseur de la hanche.

Tableau I.III
Echodensité décroissante des constituants de la hanche

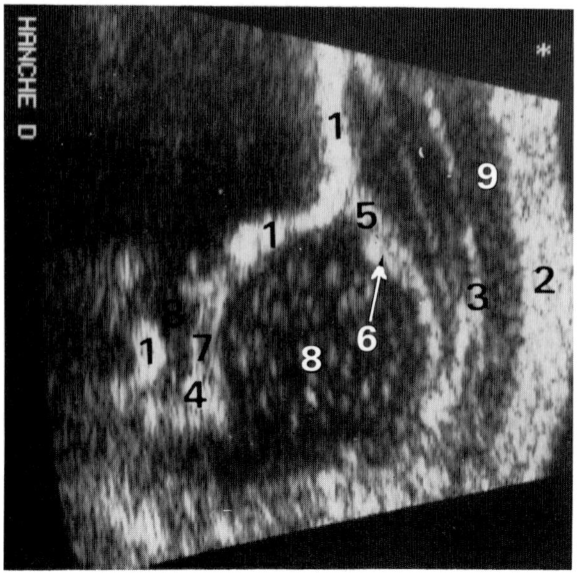

1 - Os iliaque. Pubis.
2 - Tissu graisseux sous-cutané.
3 - Septa intermusculaire.
4 - Ligament rond.
5 - Capsule.
6 - Limbus.
7 - Tissu fibroadipeux ou pulvinar.
8 - Cartilage hyalin :
 - tête
 - bourrelet cartilagineux
 - cartilage triradié.
9 - Muscles fessiers.

Ultrasons et caractérisation tissulaire

La compétence histologique n'est actuellement l'apanage d'aucune méthode d'imagerie (y compris la résonance magnétique). Cependant, dans le domaine de l'échographie de la hanche, il existe un comportement échographique très spécifique de chacun des composants articulaires. De plus, dans la majorité des cas, cette échostructure particulière a une explication plausible (Tableau I.III).

C'est ainsi que, quelle que soit sa forme, sa taille, ou son épaisseur, l'os (os iliaque, pubis, ischion) présente toujours une échostructure identique : point, ligne ou courbe hyperéchogène associé à une réflexion totale des ultrasons comme en témoigne le cône d'ombre acoustique.

De même, l'échostructure dense du ligament rond ou de la capsule s'explique aisément par leur composante fibreuse.

La consistance fibrocartilagineuse du limbus permet de comprendre son échogénicité élevée qui tranche avec la structure normalement hypoéchogène du cartilage hyalin (rebord cotyloïdien, tête fémorale, col, grand trochanter).

Enfin, la présence de nombreux points échogènes dans le cartilage hyalin est très probablement en rapport avec la présence de logettes vasculaires.

C'est dire qu'il existe des marqueurs échographiques spécifiques pour chaque composant de l'articulation de la hanche. La présence de ces marqueurs doit être exigée pour affirmer la normalité de l'examen ultrasonore. Ceci implique l'utilisation d'appareils à très haute définition.

L'utilisation de mesures dans l'échographie de hanches : que faut-il en penser ?

Les mesures angulaires

Graf, orthopédiste Autrichien, a eu le très grand mérite de croire en cette technique d'imagerie de la hanche et de la développer (9, 12, 38).

Il a ainsi pu établir une classification ultrasonore de la hanche normale et pathologique basée sur des lignes de mesures tracées sur la coupe de référence frontale externe (Schéma I.IV).

Ces lignes de mesures sont les suivantes :

- la ligne du toit osseux qui joint le bord inférieur de l'os iliaque au point le plus externe de l'encorbellement osseux ;
- la ligne de base qui joint l'encorbellement avec le point où le périchondre se transforme en périoste de l'os iliaque ;
- enfin, la ligne du toit cartilagineux qui unit l'encorbellement osseux et la base du labrum.

La construction de ces trois lignes permet de définir deux angles :

- l'angle alpha (α) est constitué par la ligne du toit osseux et la ligne de base. C'est l'angle de couverture osseuse qui doit être normalement égal ou supérieur à 60°.
- l'angle béta (β) est constitué par la ligne du toit cartilagineux et la fin de base. C'est l'angle de l'auvent cartilagineux. Sa valeur doit être supérieure à 55°.

Cette construction est à l'origine de la définition de la hanche normale mature, caractérisée par la qualité de sa couverture osseuse et où les critères de mensurations (angle α supérieur à 60°) prennent le pas sur les critères morphologiques (encorbellement osseux angulaire, cavité cotyloïdienne bien creusée, auvent cartilagineux de qualité).

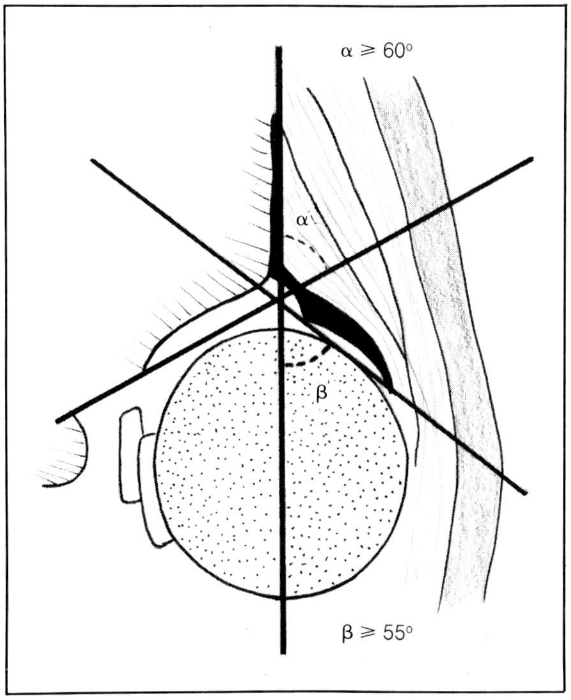

Schéma I.V
Hanche mature type I

De même, dans la définition de la hanche pathologique, si les critères morphologiques ont leur importance, ce sont en réalité les mesures d'angle qui permettent pour cet auteur d'apprécier la gravité lésionnelle.

Il est incontestable que cette méthode a eu l'immense intérêt d'attirer l'attention sur les possibilités de l'échographie dans le domaine de la hanche pathologique. Cependant, cette classification paraît dangereuse pour plusieurs raisons :

1. Elle introduit des notions chiffrées sur lesquelles les cliniciens vont, dans certains cas, baser leur thérapeutique. Il est dangereux d'introduire un chiffre de normalité « couperet » : en l'absence d'une symptomatologie clinique il paraît risqué de condamner une hanche dont l'angle de couverture osseuse est de 55° et de relaxer une hanche dont l'angle de couverture osseuse est de 61°. En d'autres termes, dans un cas, on réalise une prescription abusive de culotte d'abduction sur une hanche probablement stable avec toutes les potentialités dangereuses de nécrose de hanche que cela entraîne : on « ouvre le parapluie ». Dans l'autre cas, on « blanchit » une hanche sur des critères uniquement échographiques. Mieux vaut dans les deux cas refaire un examen échographique statique et dynamique et apprécier avec précision les éléments morphologiques de l'articulation.

2. Cette philosophie d'approche est d'autant plus critiquable que cette classification (fort complexe) repose sur des mensurations angulaires qui sont loin d'être fiables et précises : sur une même coupe et avec un appareil de haute définition, les variations d'un opérateur à l'autre vont de 5 à 10 degrés. Il n'existe donc pas de sécurité mathématique.

3. C'est dire que d'une manière générale, une méthode pour être reproductible doit être simple et l'expérience montre, en radiologie, comme en échographie, que les repères sont infiniment plus utiles que les mesures. La mesure d'angle est utile comme point de repère où comme aide à un opérateur débutant : en aucun cas elle ne doit constituer l'élément fondamental de normalité. Il est important de dire que les critères échographiques d'une articulation normale reposent avant tout et essentiellement sur des arguments morphologiques statiques et dynamiques.

Faut-il mesurer ?

La réponse est oui car certaines mesures paraissent très utiles pour apprécier une normalité morphologique ou pour quantifier un déplacement anormal.

1. Il est important de mesurer la couverture osseuse

Le pourcentage de couverture osseuse de la tête fémorale est une mesure essentielle à réaliser systématiquement. Il est normalement au moins égal à 50 % chez le nouveau-né où la couverture est immature. Toute couverture osseuse inférieure à ce chiffre doit être considérée comme pathologique, entraîner systématiquement un second contrôle et provoquer une grande prudence clinique. Cette couverture s'accentue de façon physiologique au fur et à mesure de la croissance pour atteindre un pourcentage de 65 % à 3 mois.

2. D'autres mesures doivent être réalisées dans des circonstances bien précises :

a) La distance entre la partie interne de la tête cartilagineuse et la branche pubienne se révèle intéressante pour apprécier le déplacement des hanches instables : sa valeur normale chez le nouveau-né se situe entre 5 et 6 millimètres. Cette mesure doit être constamment réalisée en cas de luxation de hanche : les données chiffrées réalisées en adduction forcée puis en abduction permettent d'apprécier l'intensité du déplacement et la qualité de la réintégration.

b) La mesure de la profondeur du cotyle à la naissance est de 8 à 10 millimètres. Cette donnée est rarement utile car le pourcentage de couverture du cotyle est le plus souvent suffisant pour affirmer la normalité de l'examen.

L'examen dynamique : quand et comment ?

La manière de réaliser un examen dynamique au cours d'une exploration échographique de la hanche est très controversée.

Certains préconisent la réalisation de l'examen dynamique par deux médecins : l'échographiste et un orthopédiste infantile. En fait, c'est un idéal qui est rarement possible pour des raisons évidentes de disponibilité.

En réalité, la présence d'un orthopédiste au cours de l'examen échographique dynamique (si elle est souhaitable) ne paraît pas indispensable. Cet examen dynamique peut être réalisé par un seul opérateur de la façon suivante :

- la mise en flexion et adduction forcée est impérative pour tout enfant examiné. Si l'examen échographique est normal, aucune autre manœuvre d'agression ne doit être envisagée ;
- s'il existe une pathologie lésionnelle (luxation, dysplasie, hanche instable, hyperlaxité), il faut obligatoirement compléter l'examen échographique statique par la réalisation de mouvements d'abduction et d'adduction. Ceux-ci permettent d'apprécier soit la réintégration de la tête dans le cotyle, soit au contraire l'irréductibilité de la luxation. Compte tenu de la taille de la sonde, ces mouvements sont réalisés après avoir placé l'enfant en décubitus latéral (fig. I.51).

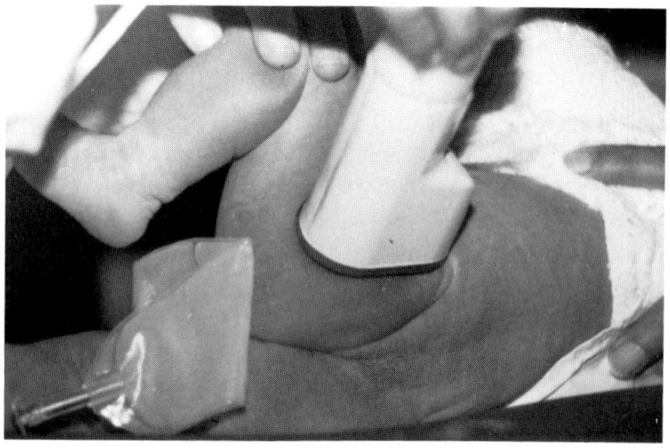

Figure I.51
La taille et la forme de la sonde imposent le décubitus latéral de façon à conserver la volant d'abduction.

Au total

Ce qu'il faut faire

1. Respecter les impératifs

L'utilisation d'un appareil à haute définition et de sondes à haute fréquence constitue un préalable indispensable.

L'enfant doit être exploré par les ultrasons en période néonatale et seul l'examen clinique permet une orientation efficace : c'est souligner la nécessité impérieuse d'une coopération radioclinique efficace.

2. Définir les critères d'un examen échographique normal

Une bonne orientation de la coupe de référence est indispensable et repose sur l'aspect rectiligne de l'os iliaque et la présence de l'os pubien. Ces repères étant respectés, il faut dérouler au maximum le toit osseux du cotyle pour passer dans sa plus grande profondeur.

Les marqueurs échographiques de chaque composant anatomique doivent être présents : hyperéchogénicité des éléments osseux, structure hypoéchogène du cartilage hyalin et plus dense du limbus cartilagineux.

La hanche reste stable au cours des mouvements d'agression en adduction forcée. Cette mise en posture luxante ne doit pas modifier la couverture et l'orientation habituelle du limbus fibrocartilagineux.

Enfin, il faut exiger un encorbellement osseux suffisamment formé pour assurer une couverture d'au moins 50 % de la tête fémorale.

Si l'ensemble de ces critères est réuni, on peut affirmer que l'examen échographique de la hanche est normal. Cette affirmation est très importante lorsqu'il existe des antécédents familiaux de luxation de la hanche ou lorsqu'il apparaît une incertitude ou un doute à l'examen clinique : cela évite un coussin d'abduction immérité et dangereux.

3. Bien connaître les variantes de la normale

a) Il faut connaître les variations physiologiques de pourcentage de couverture de la tête fémorale

Chez le prématuré et le nouveau-né, il se situe aux alentours de 50 %. Cependant cette couverture peut être largement supérieure de façon physiologique (fig. I.52) : cela traduit un stade de maturation cotyloïdienne différente d'un nouveau-né à l'autre.

b) Le degré de couverture de la tête fémorale par le cartilage cotyloïdien (labrum et limbus) est variable d'un enfant à l'autre. Normalement lorsque l'on trace une parallèle à la ligne de base passant par l'extrémité du limbus, elle doit laisser moins de 35 % de la tête découverte pour que l'on considère la hanche comme normale. Entre ce chiffre de couverture minimale et une couverture totale, tous les intermédiaires peuvent se voir (fig. I.53). Il faut cependant savoir que dans la plupart des cas la couverture cartilagineuse de la tête fémorale est totale à 100 %.

c) L'impératif d'un encorbellement osseux bien angulaire pour admettre la normalité de l'examen échographique est une notion fausse chez le nouveau-né.

L'image échographique de l'angle d'encorbellement correspond au talus radiologique. Celui-ci est soumis à des modifications morphologiques très rapides du fait de la maturation accélérée du cotyle. Or, ce stade de maturation est extrêmement variable d'un nouveau-né à l'autre, fonction de la durée de gestation, du poids de naissance et de la maturité osseuse elle-même (Schéma I.V).

C'est dire que, comme en radiologie, l'examen échographique est capable d'appréhender ces

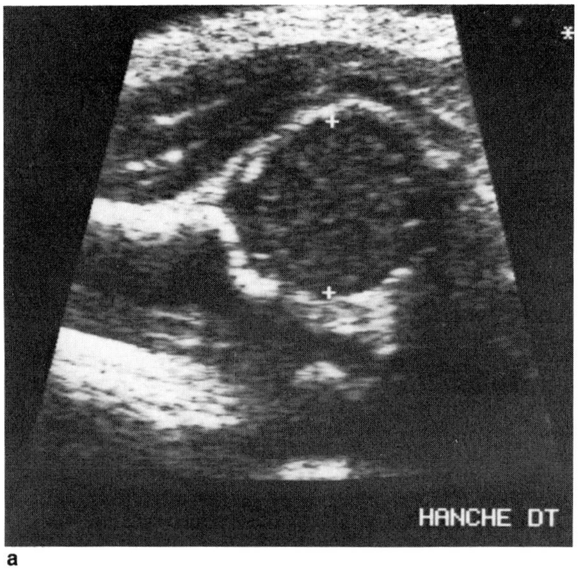

a

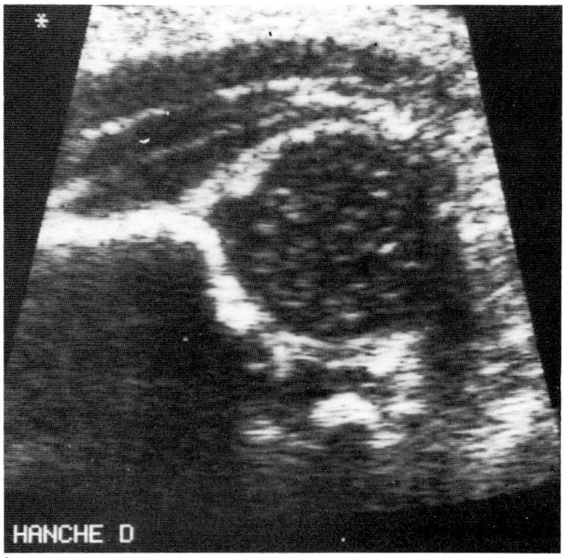

b

Figure I.52

a) Nouveau-né de 5 jours.
Le pourcentage de couverture osseuse de la tête fémorale est de 50 %. Ce chiffre est normal du fait de l'immaturité habituelle du cotyle à cet âge.

b) Nouveau-né de 6 jours.
La couverture osseuse est nettement plus importante (supérieure à 60 %). La maturation cotyloïdienne peut être très variable de façon physiologique en période néonatale.

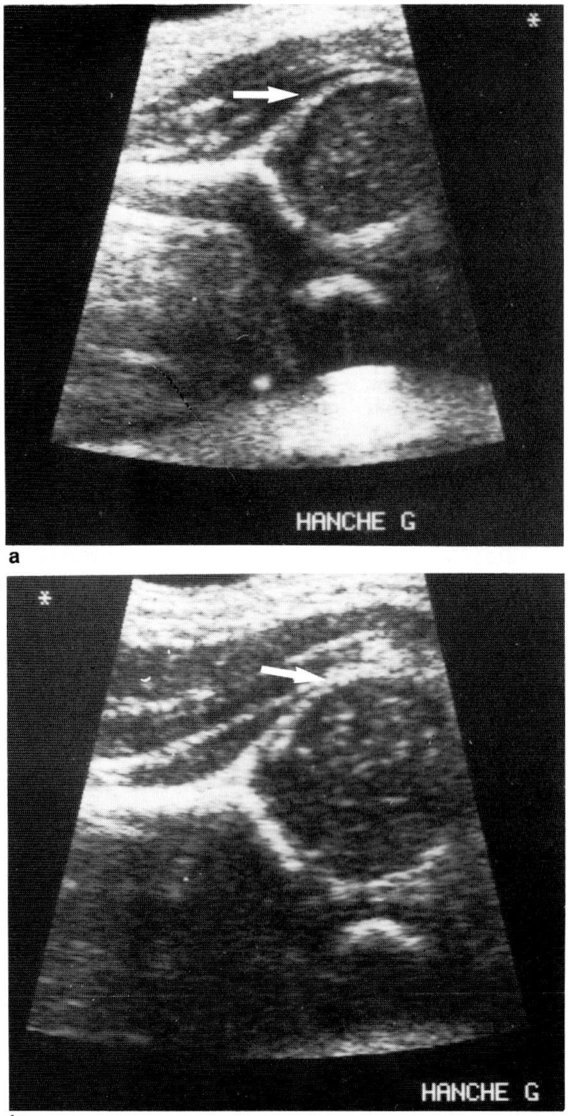

Figure I.53
a) Nouveau-né de 10 jours.
L'extrémité distale du limbus ne recouvre pas en totalité la tête fémorale (↗). La hanche est stable et tous les éléments morphologiques sont normaux. C'est une éventualité très rare.
b) Nouveau-né de 8 jours.
La couverture cartilagineuse limbique est complète (↗).

transformations morphologiques spontanées et rapides de cette région (fig. I.54). L'angle d'encorbellement peut être angulaire ou arrondi de façon physiologique.

Ce qu'il ne faut pas faire

1. Ne pas respecter strictement de bonnes conditions techniques d'explorations c'est s'exposer obligatoirement à de redoutables erreurs :

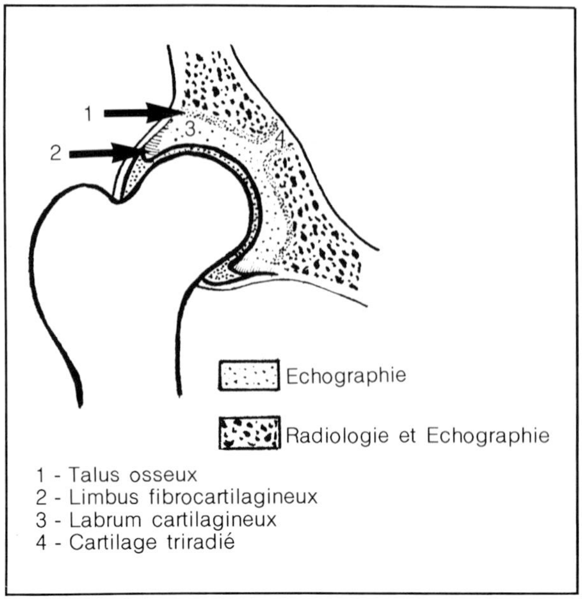

Schéma I-VI
Structure du croissant cotyloïdien

Chez le nouveau-né une sonde sectorielle de 5 mHz ne peut pas apporter une étude anatomique satisfaisante, quelle que soit sa définition (fig. I.55).

Si les éléments anatomiques de référence (os iliaque, pubis) ne sont pas présents ou sont mal orientés, il est évident que la coupe ne passe pas par la plus grande profondeur du cotyle. Mille coupes peuvent être réalisées, une seule représente l'idéal. C'est ainsi que sur une coupe trop postérieure, le contour iliaque est concave suivant la courbure de la fosse iliaque externe et dans ce plan, le modelage et la couverture osseuse sont surestimés (fig. I.56). A l'inverse, lorsque l'on réalise une coupe trop antérieure, le contour de l'os iliaque est orienté en avant et on note une exagération de la couverture cartilagineuse aux dépens de la couverture osseuse qui est ici sous-estimée (fig. I.57).

2. Lorsqu'une nouvelle technique d'exploration échographique est mise en place l'opérateur passe par trois phases obligatoires :

- la première est celle du tâtonnement : on découvre progressivement une séméiologie nouvelle ;
- la seconde est celle de l'enthousiasme : c'est la plus dangereuse car l'esprit critique n'est plus présent ;
- la troisième est celle du raisonnement ou l'intérêt mais également les limites d'une méthode sont analysés.

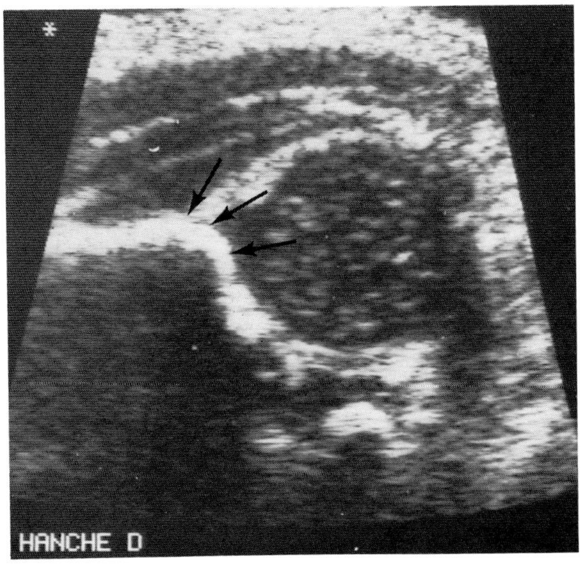

a

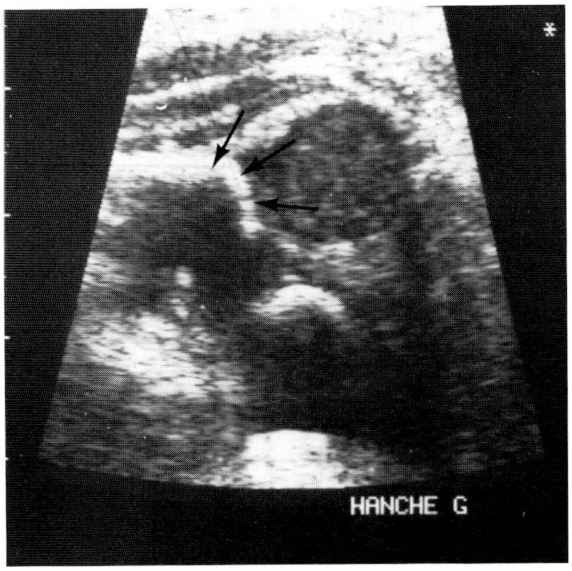

b

Figure I.54
Chez ces deux nouveau-nés de 12 jours, il existe chez l'un (a) une angulation acétabulaire peu marquée et arrondie qui contraste avec l'aspect nettement plus anguleux (b) de l'autre. Cet aspect ne fait que confirmer les variations morphologiques bien connues du talus radiologique en rapport avec une maturation différente d'un nouveau-né à l'autre.

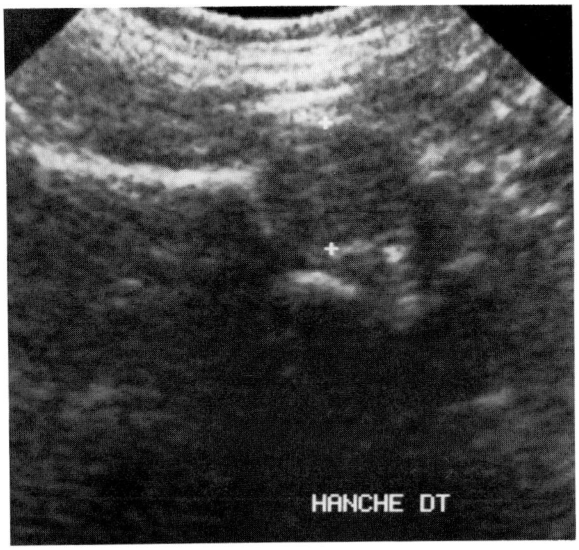

Figure I.55
Nourrisson de 5 mois.
Coupe frontale externe réalisée avec une sonde sectorielle de 5 mHz.
Les renseignements morphologiques sont insuffisants. L'encorbellement osseux est probablement normal, mais l'auvent cartilagineux (labrum et limbus) n'est pas visible.

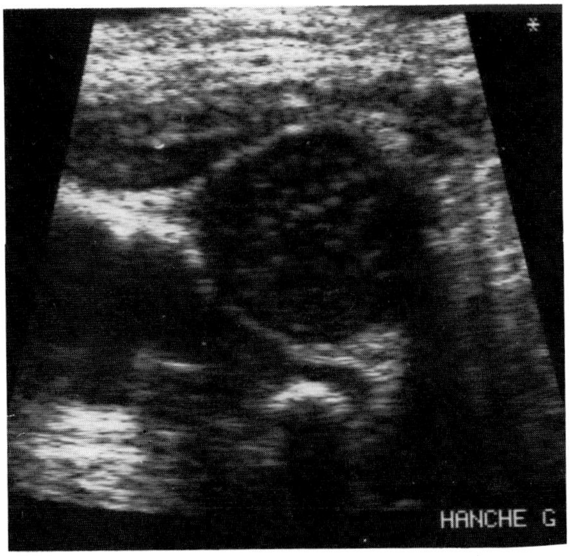

Figure I.56
Coupe frontale externe dans un plan trop postérieur. La couverture osseuse est surestimée.

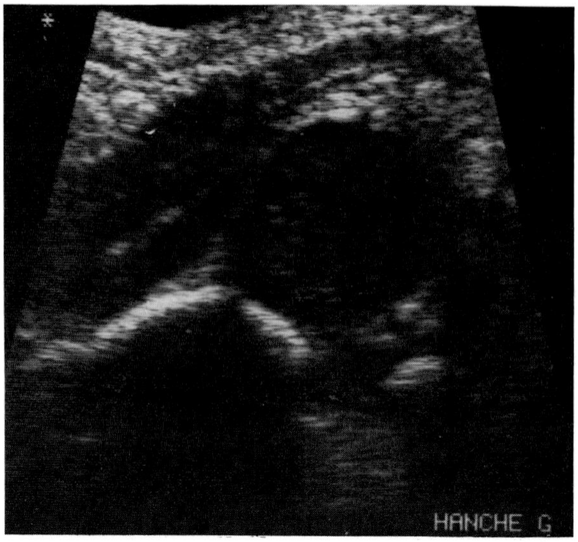

Figure I.57
Coupe frontale externe dans un plan trop antérieur. La couverture osseuse est sous-estimée.

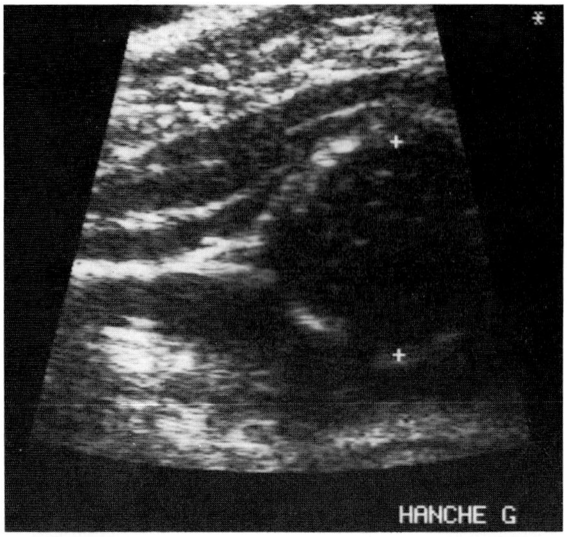

a

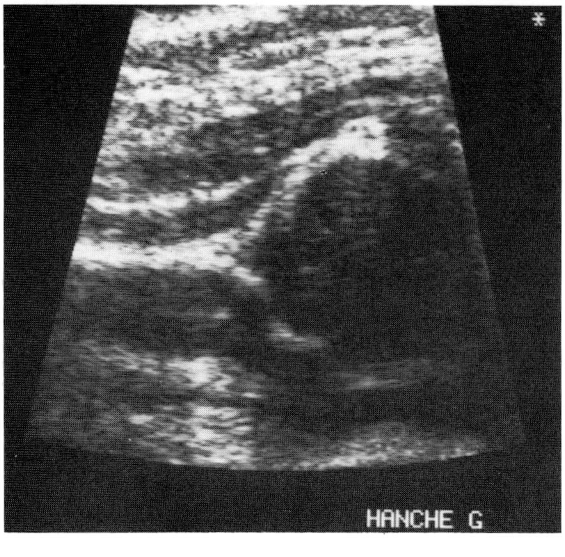

b

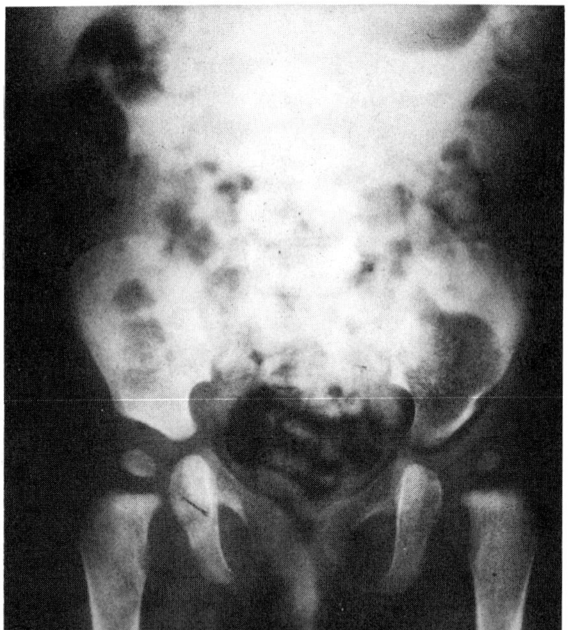

c

Figure I.58
Nourrisson de 2 mois. Claquement à la mobilisation de la hanche gauche.
a, b) Coupe frontale externe avec manœuvres d'agression. La hanche est manifestement pathologique avec un cotyle aplati, mal creusé et un défaut de couverture évident de la hanche (a).
L'examen échographique est déclaré normal sur une coupe où le cotyle paraît mieux creusé (b). En réalité, la qualité de cette coupe est discutable car le point pubien de référence n'est pas présent. Le clinicien est faussement rassuré et ne demande pas un contrôle clinique rapproché.
Revu à 6 mois, l'enfant est porteur d'une luxation de hanche gauche (c).

Tout le problème est de dépasser le cap des deux premières phases sans faire trop d'erreurs diagnostiques.

L'exploration échographique de la hanche n'échappe pas à ces règles et il faut savoir :

- d'une part l'examen ultrasonore de la hanche reste très difficile et nécessite une grande rigueur, une compétence aiguisée et une connaissance parfaite de l'anatomie normale ;
- d'autre part, cette méthode est encore en cours d'évaluation avec un recul de faible durée ;
- enfin, le rôle du clinicien est fondamental. Il doit compenser par son esprit critique et son expérience clinique les incompétences provisoires d'un imageur qui débute (fig. I.58).
- En période néonatale, la tendance vers l'exploration échographique de l'articulation de la hanche va devenir irréversible. La fiabilité de cette méthode passe par un enseignement indispensable qu'il faut mettre en place.

3. Il est par ailleurs impératif de ne pas aller au-delà de ses compétences

L'imageur ne doit pas réaliser un examen échographique systématique en première intention, ne doit pas proposer un traitement et ne doit pas imposer ou établir une surveillance. Son rôle est d'aider le clinicien à mieux définir des hanches normales et en cas de pathologie lésionnelle à mieux gérer une thérapeutique : c'est souligner à nouveau l'importance d'une bonne coopération radioclinique.

Bibliographie

1. BARLOW T. G. — *Early diagnosis and treatment of congenital dislocation of the hip.* J. Bone Joint Surg., 1962, 44, 2 : 292-301.
2. BERMAN L., CATTERAL A., MEIRE H. B. — *Ultrasound of the hip : a review of the applications of a new technique.* Brit. J. Rad., 1986, 59, 13-17.
3. BOAL D. K. B., SCHWENKTER E. P. — *The infant hip : assessment with real time U.S.* Radiology, 1985, 157 : 667-672.
4. CLARKE N. M. P., HARCKE H. T., McHUGH P., SOOLEE M., BORNS P. F., McEWEN G. D. — *Real time ultrasound in the diagnosis of congenital dislocation and dysplasia of the hip.* J. Bone Joint Surg, 1985, 67B, 3 : 406-412.
5. CLAVERT J. M. — *Développement de la hanche embryonnaire et fœtale. In :* La hanche Pédiatrique, 1987, 1-7. Masson Edit.
6. DAHLSTROM H., OBERG L., FRIBERG S. — *Sonography in congenital dislocation of the hip.* Acta Orthop. Scand., 1986, 57, 402-406.
7. DAOUD A. — *Le rôle du psoas iliaque dans la luxation congénitale de la hanche. In :* La hanche Pédiatrique, 1987, 64-69, Masson Edit.
8. DIARD F., GERMANEAU J., CALABET A. — *La luxation congénitale de la hanche avant l'âge de la marche.* Cours de Perfectionnement Post-Universitaire, 1983.
9. GRAF R. — *Fundamentals of sonography diagnosis of infant hip dysplasia.* J. Pediatr. Orthop., 1984, 6, 735-740.
10. GRAF R. — *New possibilities for the diagnosis of congenital hip joint dislocation by ultrasonography.* J. Pediatr. Orthop., 1983, 3, 354-359.
11. GRAF R. — *The ultrasonic image of the acetabular rim in infants.* Arch. Orthop. Trauma. Surg., 1981, 99, 35-41.
12. GRAF R. — *Classification of hip joint dysplasia by means of sonography.* Arch. Orthop. Trauma. Surg., 1984, 102, 248-255.
13. GRUEL C. R., BIRCH J. G., ROACH J. W., HERRING J. A. — *Teratologic dislocation of the hip.* J. Ped. Orthop., 1986, 6 : 693-702.
14. GUILLAUMAT M. — *La croissance de la hanche normale.* Cahiers d'Enseignement de la SOFCOT. Conférences d'Enseignement, 1977, 157-175.
15. HARCKE H., CLARKE M. P., MYUNG SOO LEE S., BORNS P. F., MAC EWEN G. D. — *Examination of the infant hip with real time ultrasonography.* J. Ultrasound Med., 1984, 3 : 131-137.
16. HARCKE H. T., CLARKE N. M., SOOLEE M., BORNS P. F., MAC EWEN G. D., SINNING L. — *Ossification center of the infant hip : sonographic and radiographic correlations.* A.J.R., 1986, 147, 317-321.
17. HARCKE T. H., GRISSOM L. E. — *Sonographic evaluation of the infant hip.* Seminars in Ultrasound C.T. and M.R., 1986, 7, 4 : 331-338.
18. KATZ J. F. — *Teratologic hip dislocation.* Isr. J. Med. Sci., 1980, 16 : 238-244.
19. KELLER M. S., CHAWLA H. S., WEISS A. A. — *Real Time sonography of infant hip dislocation.* Radiographics, 1986, 6, 3 : 447-455.
20. KELLER M. S., CHAWLA H. S. — *Sonographic delineation of the neonatal acetabular labrum.* J. Ultrasound Med., 1985, 4 : 501-502.
21. KOHLER R. — *Traitement de la luxation congénitale de la hanche pendant les six premiers mois.* Cahiers d'Enseignement de la SOFCOT, Conférences d'Enseignement, 1987, 35-70.
22. LAURENSON R. D. — *Development of the acetabular roof in the foetal hip. An arthrographic and histological study.* J. Bone Joint Surg., 1965, 47A : 975-983.
23. LEGMANN P., THEMAR-NOEL C., BOURILLON A., BENSAHEL H., DE PAILLERETS F., LEVESQUE M. — *Valeur de l'échographie dans le bilan de la maladie luxante de la hanche du nouveau-né et du nourrisson.* J. Radiol., 1986, 67, 4 : 295-301.
24. LEVINSON E. D., OZONOFF M. B., ROYEN P. M. — *Proximal femoral focal deficiency.* Radiology, 1977, 125, 197.
25. LUDE L., TAILLARD W. — *Le développement de la congruence articulaire de la hanche chez l'enfant.* Rev. Chir. Orth., 1964, 50, 6, 757.
26. MORIN C., HARCKE H. T., MAC EWEN G. — *The infant hip : real time U.S. Assessment of acetabular development.* Radiology, 1985, 157 : 673-677.
27. MOULTON A., UPADHYAY S. S. — *A direct method of measuring femoral anteversion using ultrasound.* J. Bone Joint Surg, 1982, 64B, 469-472.
28. McKIBBIN — *The action of the iliopsoas muscle in the newborn.* J. Bone Joint Surg., 1968, 50B, 161.
29. NICHOLS G. W., SCHWENTKER E. P., BOAL D. K. — *Correlation of anatomy and ultrasonographic images in the infant hip : an experimental cadaver study.* J. Ped. Orthop., 1986, 6, 410-415.
30. NOVICK G., GHELMAN B., SCHNEIDER M. — *Sonography of the neonatal and infant hip.* A.J.R., 1983, 141 : 639-645.
31. OGDEN J. A. — *Development and growth of the hip. In :* Management of hip disorders in children by Katk J. F., Siffert R. S., 1983, 1-33, Lippincott Cie.
32. PETTERSSON H., THEANDER G. — *Ossification of femoral head in infancy. I : normal standards.* Acta Radiol., 1979, 20 : 170-192.
33. PFEIL J., NIETHARD F. U., LEONHARD T., TEOT L., POUS J. G. — *Corrélation échographique et anatomique de la hanche normale du nouveau-né.* Rev. Chir. Orthop., 1987, 73 : 197-201.
34. PONSETI I. V. — *Growth and development of the acetabulum in the normal child.* J. Bone Joint Surg., 1978, 60A, 5 : 575-585.
35. POUS J. G., D'ANJOU B. — *Organisation et croissance de l'articulation coxofémorale. In :* La hanche pédiatrique, 1987, 8-21, Masson Ed.
36. POUS J. G., DIMEGLIO A. — *La hanche en croissance. Problèmes orthopédiques.* Ed. J. B. Bailleres, 1976, Paris.
37. SAINT SUPERY G. — *Le harnais de Pavlik : détails d'application. In :* La hanche pédiatrique, 1987, 42-49, Masson Edit.
38. SCHULZ R. D., ZIEGER M. — *The present standart of ultrasonography in newborn and young infant hips.* Ann. Radiol., 1986, 29, 8 : 681-685.
39. SERINGE R., KALIFA G., MAYNE M., BLANCHON Y. — *La radiographie du bassin au quatrième mois : sa place dans le dépistage de la luxation congénitale de hanche.* Ann. Pediat., 1984, 31, 2, 109-116.

40. SERINGE R. — *Dépistage et traitement des luxations congénitales de hanche chez le nouveau-né et le nourrisson.* Ann. Pediat., 1982, 29, 7 : 499-508.

41. SERINGE R., CRESSATY J., GIRARD B., FRANCOUAL C. — *L'examen orthopédique de 1 500 nouveau-nés en maternité.* Chir. Pediatr., 1981, 22, 365.

42. STRAYER L. M. — *Embryology of the human hip joint.* Clin. Orthop., 1971, 74 : 221-240.

43. WATANABE R. S. — *Embryology of the human hip.* Clin. Orthop., 1974, 98, 8-26.

44. ZARATE R., CUNY C., SAZOS P. — *Détermination de l'antéversion du col du fémur par échographie.* J. Radiol., 1983, 64, 5 : 307-311.

45. ZIEGLER M., SCHULZ R. D. — *Method and results of ultrasound in hip studies.* Ann. Radiol., 1986, 29 : 383-386.

46. ZIEGLER M., SCHULZ R. D. — *Ultrasonography of the infant hip. Part III : clinical application.* Ped. Radiol., 1987, 17 : 226-232.

CHAPITRE II

LUXATIONS ET DYSPLASIES MÉTHODES D'IMAGERIE

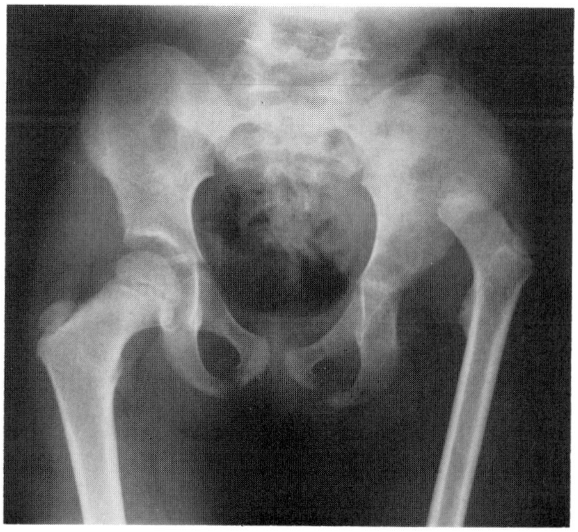

PLUS JAMAIS ÇA...

II.1 — INTÉRÊTS ET LIMITES DES EXAMENS RADIOLOGIQUES CONVENTIONNELS DANS LA LUXATION CONGÉNITALE DE HANCHE

ARRIVE L., DEMANGE P., SELLIER N., KALIFA G.

Introduction

En dehors de la technique échographique, l'imagerie de la hanche chez l'enfant fait appel à l'examen radiographique standard, à l'arthrographie, à la tomodensitométrie et à l'imagerie par résonance magnétique.

En matière de luxation congénitale de hanche, les examens radiologiques sont adaptés à trois objectifs :

- dépistage chez le nourrisson ;
- évaluation du degré de sévérité ;
- surveillance de l'évolution sous traitement.

L'intérêt d'un dépistage précoce n'est plus discuté ; de la précocité du traitement par mise en abduction dépend la qualité de la réduction de cette malposition et l'avenir de l'article à l'âge adulte. En matière de dépistage, c'est l'examen clinique qui est au premier plan. Il recherche des signes de contrainte intra-utérine (plagiocéphalie, torticolis, pied-talus, genu recurvatum...), une asymétrie de l'abduction et surtout une instabilité en faisant passer la tête fémorale du cotyle à la chambre de luxation et vice-versa (manœuvre de Barlow et d'Ortolani). Cet examen clinique est difficile et doit être pratiqué sur un nourrisson en parfait relâchement musculaire.

Le dépistage radiologique ne se justifie que par ces difficultés de l'examen clinique et par un souci évident de sécurité. Sa place n'est donc qu'accessoire en matière de diagnostic et de dépistage mais primordiale pour le suivi thérapeutique.

En effet, une fois le diagnostic effectué, se pose le problème de l'évaluation du degré de sévérité. Il est donc utile de distinguer :

- la subluxation : la tête fémorale reste intra-cotyloïdienne, mais les centres géométriques ne sont plus concordants ;
- la luxation intermédiaire : la tête est en grande partie sortie du cotyle ;
- la luxation complète.

Les modalités thérapeutiques sont effectivement déterminées par le degré de sévérité et par sa facilité de réduction. Le but du traitement est double : il faut ramener la tête dans le cotyle par des manœuvres douces et souvent progressives si le tonus ou la rétraction musculaire péri-articulaire est marquée et maintenir la tête en place pour que la capsule distendue se rétracte et que le cotyle se développe suffisamment.

On envisagera donc successivement indications, résultats et limites des différents examens radiologiques.

Examen radiographique standard

En 1987, il paraît admis, en matière de dépistage, que le cliché radiographique de hanche ne doit concerner que les nourrissons présentant des facteurs de risque de maladie luxante (2, 6, 8, 11, 12, 13) :

- génétiques (antécédents familiaux, régions à forte incidence) ;
- obstétricaux (siège, gros poids de naissance) ;
- signes cliniques de contrainte intra-utérine.

En règle le cliché est effectué au début du quatrième mois (3).

Lors des premiers jours de vie, il existe un important flessum de hanche qui complique la réalisation du cliché : même s'il est techniquement correct, son interprétation est difficile car les repères osseux sont peu constitués. De plus, on sait que ce cliché peut être normal dans les luxations postérieures pures ou dans les hanches instables mais réintégrées, même en le sensibilisant par une abduction bilatérale à 45°. C'est pourquoi, le cliché néonatal n'a d'intérêt que pour contrôler et surveiller une abduction d'une hanche luxée cliniquement diagnostiquée.

Chez un nourrisson, la réalisation technique est plus simple, les repères osseux sont mieux constitués et le traitement par mise en abduction est encore efficace.

Le cliché doit être effectué selon une méchode stricte : les pieds sont placés en discrète rotation interne pour compenser la torsion interne du squelette jambier. Un coussin peu épais est posé sous les cuisses pour éviter le flessum physiologique responsable d'une antéversion du bassin. Enfin, le bébé est correctement immobilisé (3).

La qualité du cliché peut être appréciée sur différents repères :

- le cliché est strictement de face lorsque la ligne verticale passant par le milieu du sacrum passe également par le milieu du pubis et que les ailes iliaques et les trous obturateurs sont symétriques. Lorsque le nourrisson est tourné, l'aile iliaque qui s'éloigne de la table paraît plus étroite et le toit du cotyle homolatéral plus oblique ;
- la version du bassin est neutre quand la dernière pièce sacrée se projette sur la ligne des cartilages en Y ;
- l'abduction fémorale est neutre lorsque les diaphyses fémorales sont perpendiculaires à la ligne des cartilages en Y ;
- la rotation indifférente des fémurs est plus difficile à apprécier, on pourra la remettre en question en l'absence d'inclinaison du col par rapport à la diaphyse fémorale.

Quoi qu'il en soit, moins de 10 % des clichés sont, en pratique courante, techniquement optimaux (1) ; cependant peu méritent d'être refaits, une interprétation correcte restant possible.

Parmi les critères utilisés pour interpréter un cliché radiographique du bassin, on peut distinguer :

1. Les signes de certitude (fig. II.1.1a)

Ils se rapportent à l'analyse du centrage de la tête fémorale. Le noyau épiphysaire doit se projeter dans le quadrant inféro-interne de la construction d'Ombredanne. Le centrage peut être difficile à étudier si le noyau est très volumineux, ou bien ossifié seulement dans sa partie externe. Mais surtout l'ossification peut être absente (pour un tier des filles et deux tiers des garçons au quatrième mois).

Dans ce dernier cas il faut vérifier qu'une ligne verticale prolongeant l'extrémité interne de la métaphyse fémorale coupe la moitié interne de la cavité cotyloïdienne (construction de Putti).

2. Les signes indirects (fig. II.1.1b)

Il faut étudier la condensation et la concavité du toit du cotyle, en fait la concavité du toit peut

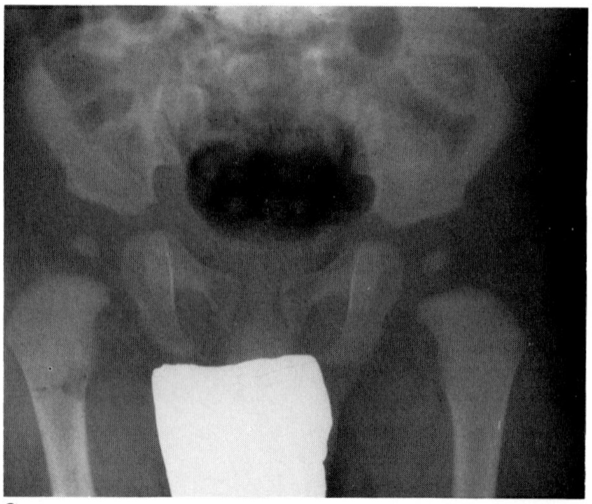

a

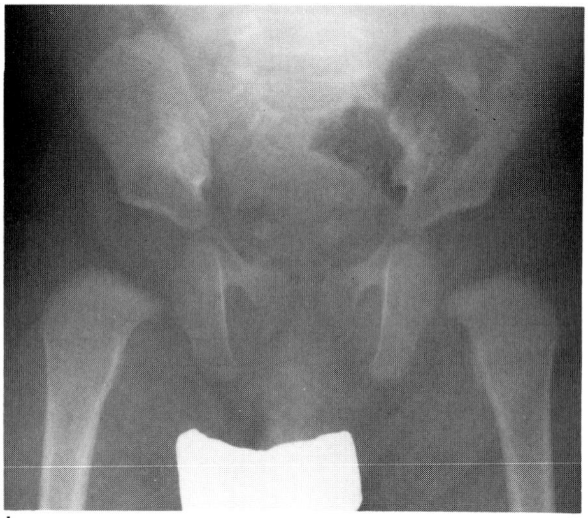

b

Figure II.1.1

Cliché radiographique du bassin effectué à 4 mois. Aspect normal.

a) Les épiphyses sont en place, les cotyles sont condensés, les talus bien marqués.

b) Avant l'ossification des points épiphysaires, la normalité est affirmée sur l'aspect condensé et concave du cotyle, le caractère net du talus.

être masquée par une antéversion du bassin. La saillie du talus est un signe accessoire : un talus émoussé est tout à fait compatible avec un bassin normal.

3. Les signes moins fiables

Il est actuellement admis que la mesure des angles acétabulaires n'est pas utile ; leur mesure est très sensible aux problèmes d'incidence. De plus on sait maintenant qu'un angle acétabulaire même réellement trop ouvert ne peut être à l'origine d'une luxation de hanche. Les mesures de distance L et D des constructions de Hilgenreiner souffrent des mêmes critiques.

Dans la grande majorité des cas, le cliché radiographique du bassin est strictement normal.

A quatre mois, un aspect de luxation typique ne concerne que les nourrissons ayant échappé à un dépistage clinique de qualité. Le noyau épiphysaire est en situation anormale, le modelage de la cavité cotyloïdienne est insuffisant voire absent, le talus est émoussé ou effacé ; il peut même exister une encoche supracotyloïdienne correspondant à une ébauche de néocotyle (fig. II.1.2a,b).

Dans 5 à 10 % des cas, l'aspect radiologique n'est pas univoque. Cet aspect de « hanche limite » résume la majorité des problèmes de diagnostic.

En dehors du dépistage, la radiographie standard est utilisée pour contrôler la mise en abduction de hanches luxées. Le cliché en abduction dans les langes est aisément réalisé. Il permet de vérifier la symétrie d'abduction des deux cuisses et la projection au fond des cotyles des axes des fémurs. Il permet de contrôler le modelage progressif des cavités cotyloïdiennes (7, 9).

Les limites de l'examen radiographique sont de différents types. On a signalé plus haut les difficultés inhérentes à la période néonatale et les écueils techniques majorés par le mouvement du bébé (fig. II.1.3).

Le cliché radiographique effectué au quatrième mois est d'interprétation plus aisée à l'aide des critères décrits précédemment.

En fait, la plupart des problèmes réels sont posés par les hanches dites limites. Dans ces cas, le centrage de la tête est souvent normal mais le cotyle paraît imparfaitement formé. Après avoir éliminé un problème d'incidence, il est souvent difficile de différencier une dysplasie cotyloïdienne résiduelle d'une luxation congénitale de hanche spontanément régressive d'une dysplasie primitive génétique qui n'est jamais responsable de luxation congénitale (9, 10, 14). Quoi qu'il en

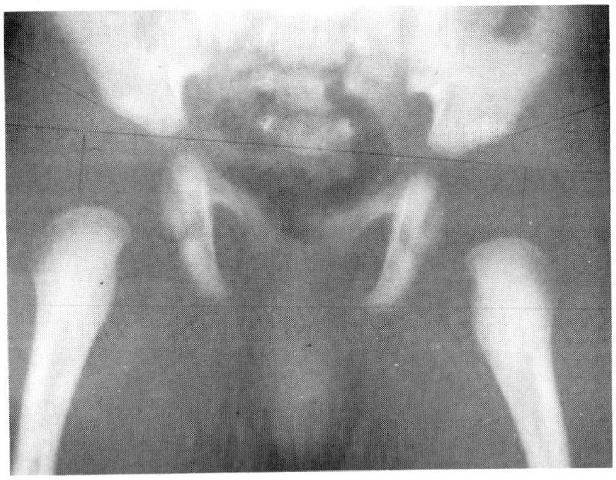

a

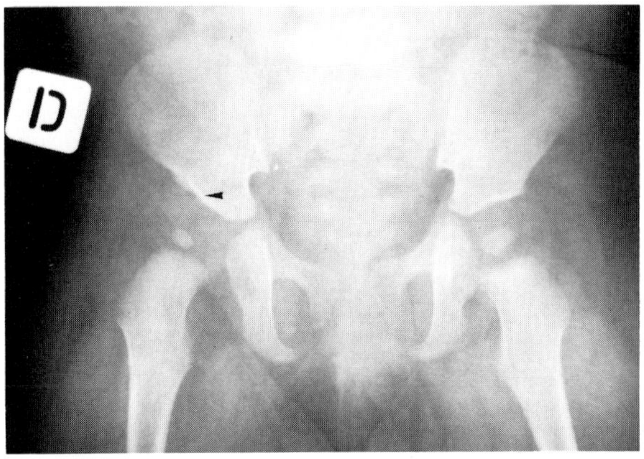

b

Figure II.1.2
Luxation congénitale de la hanche droite.
a) Cliché néonatal strictement normal.
b) Luxation droite évidente au 6e mois : situation trop externe de l'épiphyse fémorale, disparition du talus, formation d'un néocotyle (▲).

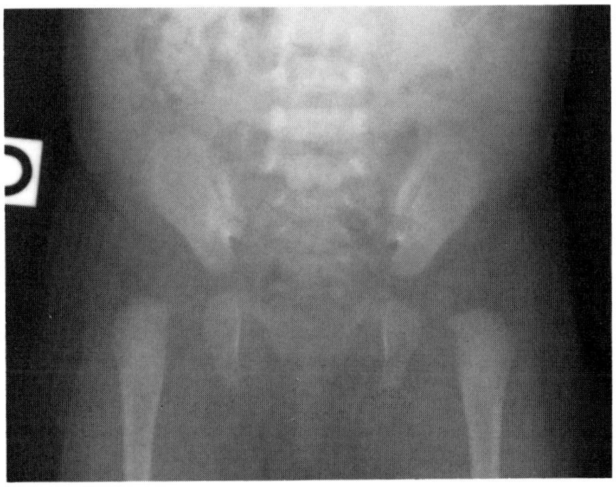

Figure II.1.3
Luxation congénitale bilatérale.
Le diagnostic est effectué cliniquement, le cliché néonatal sert ici de référence avant traitement.

soit, en l'absence de signe clinique avéré de luxation, le nourrisson ne doit pas être traité mais simplement surveillé. C'est vraisemblablement dans ces cas que l'échographie pourra démontrer la formation d'un cotyle cartilagineux insuffisamment ossifié (fig. II.1.4, 5).

Enfin, on ne saurait oublier qu'un risque radique est inhérent à tout cliché radiographique (4, 5). On sait que dans les pays industrialisés, la pratique du radiodiagnostic constitue le mode principal d'irradiation du public d'origine non naturelle. La croissance rapide du nourrisson multiplie par un facteur 3 le risque somatique de cancer ou de leucose, et si le risque génétique n'est pas aggravé, il doit être envisagé en égard au capital entier de procréation à venir. De plus, le défaut de coopération de nourrisson peut amener à recommencer le cliché et ainsi augmenter la dose d'irradiation. C'est pourquoi il est souhaitable de ne pas refaire un cliché interprétable même imparfait et de diminuer tant que possible la dose de rayonnement absorbée. Pour cela il est conseillé de travailler en haute tension, d'utiliser des écrans renforçateurs et des films rapides, de supprimer les grilles et de collimater le champ d'irradiation aux dimension du bassin. Chez le petit garçon, l'utilisation d'un filtre plombé permet de diminuer la dose gonades.

Ainsi, les limites de l'examen radiographique du bassin sont de plusieurs types : difficultés d'interprétation et risque d'erreur avant l'ossifi-

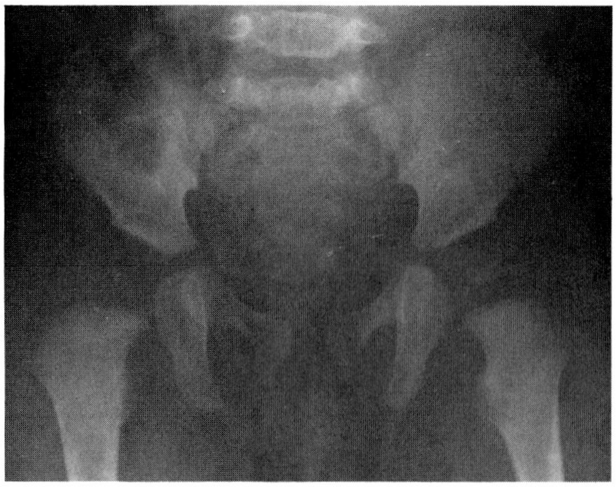

a

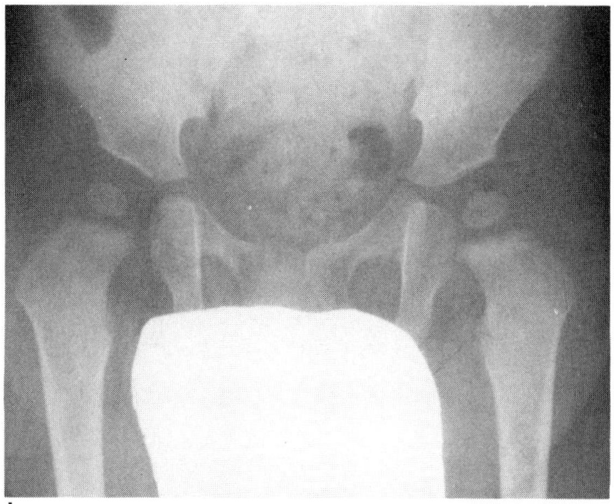

b

Figure II.1.4
Aspect « dysplasique » du cotyle droit.
a) Cliché réalisé au 4e mois. Les épiphyses sont en situation normale, le cotyle paraît discrètement plus oblique du côté droit.
b) Cliché réalisé au 9e mois. Les têtes fémorales sont en situation normale. Le cotyle droit est moins concave et plus oblique que le cotyle gauche. Cette évolution est spontanée sans aucun traitement.

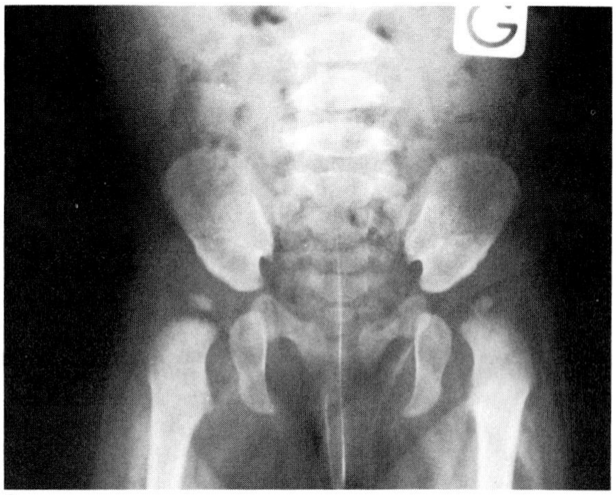

a

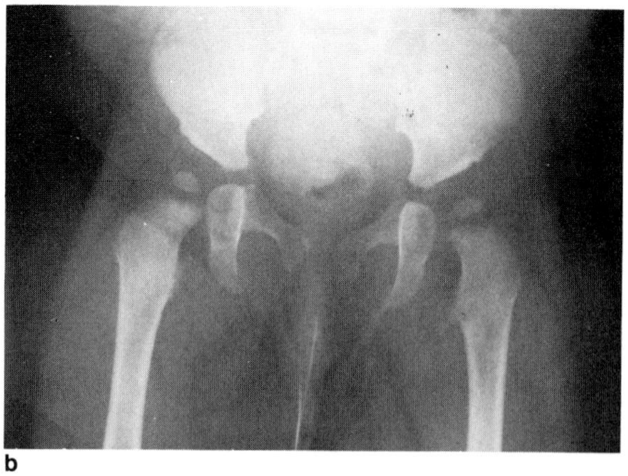

b

Figure II.1.5
Hanches « limites »
a) Cliché réalisé au 6e mois. Les épiphyses sont en situation trop externe, les cotyles paraissent trop obliques, les talus sont peu marqués, mais la qualité de l'incidence est médiocre : bassin très antéversé et fémurs en rotation externe.
b) Contrôle un mois plus tard. Incidence correcte : version neutre du bassin, fémurs en position indifférente. Les cotyles sont correctement condensés, les talus plus nets mais les noyaux semblent un peu externes. Un an plus tard les hanches sont strictement normales. Là encore, évolution spontanée.

cation des noyaux épiphysaires, risque radique de l'examen et âge relativement tardif du dépistage avec ses éventuelles conséquences sur l'efficacité de la mise en abduction.

Arthrographie (fig. II.1.6a)

En matière de luxation congénitale de hanche, les indications de l'examen arthrographique sont évidemment strictement limitées (1, 2, 3).

L'injection de produit de contraste dans la cavité articulaire permet de visualiser les structures radio-transparentes comme la tête fémorale cernée par un liseré opaque, le limbus par l'opacification du récessus sus-limbique et les lignes de réflexion de la synoviale sur le col et le bord antérieur du cotyle.

Si l'arthrographie garde des indications dans le bilan d'arthrite de la hanche ne serait-ce que pour vérifier le positionnement intra-articulaire de l'aiguille de prélèvement et pour opacifier d'éventuelles cavités abcédées, elle n'a aucune indication à titre diagnostic, dans les désordres congénitaux de la hanche.

L'arthrographie permet de différencier subluxation et luxation complète. Cette distinction, sans intérêt à la naissance, devient primordiale quand le traitement est incomplètement efficace ou quand le diagnostic est nettement retardé. Il peut être important d'estimer le degré de luxation avant maturation squelettique définitive car on sait que la chirurgie réparatrice est meilleure quand cotyle et fémur sont encore partiellement cartilagineux.

En cas de subluxation le cartilage acétabulaire recouvre incomplètement la tête fémorale, le limbus est anormalement élevé ; lors d'une luxation complète la tête est complètement découverte et déplacée en haut et en dehors, le limbus est intercalé entre tête et cotyle.

Pour la surveillance thérapeutique, l'arthrographie peut être utile en objectivant une réduction incomplète et l'expliquer par l'opacification d'une cavité acétabulaire obstruée par un ligament trop épaissi ou par un limbus inversé. L'opacification peut montrer une déformation de la tête, une atrophie du toit acétabulaire ou des adhésions d'une capsule articulaire épaissie. Ailleurs, l'arthrographie peut guider l'indication d'une ostéotomie.

La limite essentielle de l'arthrographie est constituée par son caractère invasif. Outre le risque radique ici au second plan il subsiste même dans des conditions d'asepsie chirurgicale un risque infectieux aux conséquences possiblement catastrophiques. Enfin, le caractère traumatisant de l'examen implique sa réalisation sous anesthésie générale.

Tomodensitométrie
(fig. II.1.6b-c) (1, 3, 4)

Les applications de la tomodensitométrie au domaine ostéo-articulaire se sont rapidement développées ; en matière de luxation, la complexité de la méthode la réserve en pratique à des problèmes particuliers (2, 5, 6, 7, 9, 10, 11). Là encore, il ne saurait être question d'utiliser la tomodensitométrie à des fins diagnostiques.

Il faut savoir cependant que la qualité de la résolution spatiale et de la résolution en contraste permet de repérer la tête cartilagineuse silhouettée par la graisse environnante. Dans ces conditions, l'examen permet de contrôler la quanlité de la réduction d'une luxation, ce d'autant qu'elle est peu affectée par un appareillage plâtré, et surtout de contribuer au bilan d'une luxation irréductible. Elle peut révéler l'interposition du tendon du muscle psoas iliaque entre tête fémorale et acétabulaire ou démontrer une hypertrophie du pulvinar et/ou du ligament rond (8). Accessoirement, la minéralisation osseuse peut être appréciée, les antéversions fémorale et acétabulaire calculées.

L'utilisation des coupes transversales se prête en revanche mal à l'anatomie de l'articulation coxo-fémorale. La possibilité de reconstruction dans un autre plan synonyme d'un grand nombre de coupes est limitée par les règles de radioprotection. De plus, la tomodensitométrie ne peut être considérée chez le nourrisson, comme une technique simple et non invasive. Le problème principal est celui de la contention nécessitant une sédation réelle du tout petit.

Pour ce qui est du risque radique, il reste raisonnable si l'on se limite à 3 voire 4 coupes indispensables et il se justifie si l'examen permet de se passer d'une technique plus invasive.

Imagerie par résonance magnétique (fig. II.1.6d) (1, 2, 3, 4)

En 1987, il est difficile de circonscrire définitivement les indications de l'imagerie par résonance magnétique (IRM) en matière de luxation congénitale de hanche.

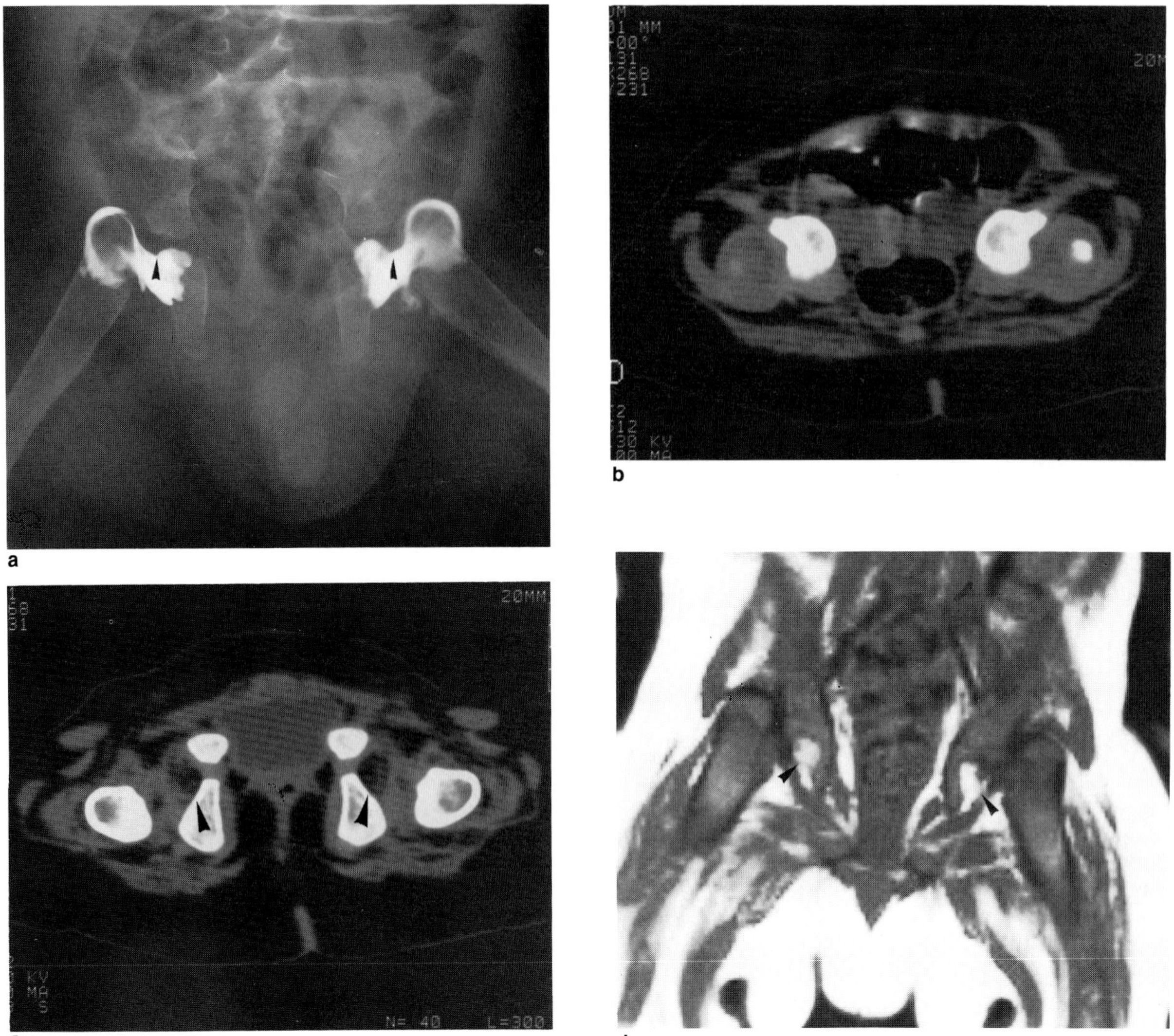

Figure II.1.6
Bilan préthérapeutique d'une luxation congénitale bilatérale.
a) Le cliché arthrographique précise la situation des têtes fémorales, démontre l'hypertrophie bilatérale des pulvinars (▲).
b) Tomodensitométrie. A hauteur du cotyle les têtes ne sont pas visualisées. Hypertrophie bilatérale des pulvinars (▲).
c) Tomodensitométrie. Les têtes sont repérées en situation anormale.
d) Imagerie par Résonance Magnétique. Visualisation des têtes fémorales en position luxée, hypertrophie des pulvinars (▲).

Il est cependant évident que cette technique amène une amélioration importante aux possibilités d'imagerie diagnostique.

La qualité du contraste spontané permet de visualiser les structures cartilagineuses, musculaires et capsulo-ligamentaires (5, 6). Son caractère intrinsèquement tridimensionnel se prête idéalement à l'exploration de la hanche par la réalisation de coupes frontales. Enfin, son caractère non ionisant paraît d'un bénéfice primordial chez le jeune enfant.

On peut cependant dès à présent cerner les limites de la méthode : le problème de la contention reproduit celui de la tomodensitométrie, le prix de revient et la disponibilité des appareils sont des freins évidents.

Ainsi, il est possible d'imaginer que l'IRM prendra, en dehors des problèmes de détection, une place primordiale lors du bilan des maladies luxantes de la hanche et de leur suivi thérapeutique et constituera avec l'échographie une méthode tout à fait complémentaire. La technique sera vraisemblablement à l'origine de la disparition des indications de TDM et d'arthrographie.

Perspectives

En matière de dépistage de la luxation congénitale de hanche, il est clair que l'examen clinique est primordial, mais que l'imagerie peut constituer une légitime sécurité.

Seuls les nourrissons à risque devraient bénéficier d'un examen radiographique ou échographique ; quelle que soit la méthode utilisée, il faudra naviguer entre les écueils des faux négatifs et ceux des faux positifs qui entraîneraient un traitement abusif.

Le triple souci de diminuer l'irradiation, de visualiser les composantes cartilagineuses et donc de faire un diagnostic plus précoce conduit à envisager l'utilisation des ultrasons dans ce dépistage de la luxation congénitale de la hanche. En outre, cette méthode permettrait de mieux différencier les indications thérapeutiques dans les cas cliniques douteux. Néanmoins, il ne faut pas perdre de vue les risques inhérents à cette nouvele technique :

- fiabilité à vérifier alors que l'on dispose d'un outil relativement sûr dans la radiographie conventionnelle ;
- responsabilité du radiologue ou de tout autre examinateur ;
- risque de dérive financière tant dans une cotation actuellement supérieure que dans une tentation de répéter l'examen considéré comme inoffensif.

L'exemple de l'échographie obstétricale illustre parfaitement ces inquiétudes. On peut envisager dans l'avenir le schéma suivant :

- examen clinique complété par l'étude ultrasonore dans le dépistage ;
- radiographie conventionnelle et imagerie par résonance magnétique réservés aux nourrissons présentant une luxation vraie dans le cadre du bilan pré-thérapeutique.

Bibliographie

Radiographies standards

1. BALL F., KOMMENDA K. — *Sources of error in the roentgen evaluation of the hip infancy.* Ann. Radiol., 1968, 11 : 298-303.
2. DUBOUSSET J. — *Luxations congénitales de la hanche.* E.M.C. Paris. Pédiatrie., 1983, 4007 E10.3.
3. FAURE C. — *Le dépistage radiologique de la luxation congénitale de la hanche au quatrième mois.* J. Radiol., 1984, 65 : 747-753.
4. FAURE C. — *Risque radique chez le nourrisson et l'enfant.* J. Radiol., 1981, 62 : 566-567.
5. FAURE C., LAUGIER A., LESCRAINIER J., NAUDY S. — *Estimation des doses lors des examens radiographiques du bassin en pédiatrie.* J. Radiol., 1983, 64 : 177-181.
6. HAUSSON G., NACHEMSON A., PALMEN K. — *Screening of children with congenital dislocation of the hip joint on the maternity words in sweden.* J. Pediatr. Orthop., 1983, 3 : 371-379.
7. MARCHESE G. S., ALBINI G., BALOCCO B., GRASSI E. — *Etude statistique des mensurations angulaires et linéaires de la cavité cotyloïdienne pour le pronostic des dysplasies de la hanche sans luxation.* Ann. Radiol., 1968, 11 : 267-275.
8. MONNERIE J. L., LEFEVRE Ch., KERVAREC D., COURTOIS B., BELLET M. — *La luxation congénitale de la hanche.* Feuillets de Radiologie, 1984, 24 : 301-313.
9. PONSETI I. V. — *Growth and development of the acetabulum in the normal child.* J. Bone Joint Surg., 1978, 60 A : 575-585.
10. PONSETI I. V. — *Morphology of the acetabulum in congenital dislocation of the hip.* J. Bone Joint Surg., 1968, 60 A : 586-599.
11. SERINGE R. — *Dépistage et traitement des dysplasies et luxations congénitales de hanche chez le nouveau-né et le nourrisson.* Ann. Pediatr., 1982, 29 : 499-508.
12. SERINGE R., KALIFA G., MAYNIE M., BLANCHON Y. — *La radiographie du bassin au quatrième mois : sa place dans le dépistage de la luxation congénitale de hanche.* Ann. Pédiatr., 1984, 31 : 109-116.
13. SERINGE R., KHARRAT K. — *Dysplasie et luxation congénitale de hanche.* Rev. Chir. orthop., 1982, 68 : 145-160.
14. WILKINSON J. A. — *A post-natal survey for congenital displacement of the hip.* J. Bone Joint Surg., 1972, 54 B, 40-49.

Arthrographies

1. GLASSBERG G. B., OZONOFF M. B. — *Arthrographic findings in septic arthritis of the hip in infants.* Radiology, 1978, 128, 151-155.
2. GOLDMAN A. B. — *Hip arthrography. Evaluation of disorders of children, adolescents and adults without protheses.* R.N.C.A., 1981, 19 : 329-348.
3. KLEIN A., SUMNER T. E., VOLBERG F. M., ORBON R. J. — *Combined CT. Arthrography in recurrent traumatic hip dislocation.* A.J.R., 1982, 138 : 963-964.

Tomodensitométrie

1. BERGER P. E., KUHN J. P., BRUSEHABER J. — *Techniques for computed tomography in infants and children.* R.C.N.A., 1981, 19 : 399-408.
2. BROWNING W. H., ROSENKRANTZ H., TARQUINIO T. — *Computed tomography in congenital hip dislocation.* J. Bone Joint Surg., 1982, 64 A, 27-31.
3. BRASCH R. C., CANN C. E. — *Computed tomographic scanning in children : an up dated comparison of radiation dose and revolving power of commercial scanners.* A.J.R., 1982, 138 : 127-133.
4. GENANT H. K., CANN C. E., CHAFETZ N. I., HELMS C. A. — *Advances in computed tomography of the musculoskeletal system.* R.C.N.A., 1981, 19 : 645-674.
5. GUYER B., SMITH D. S., CADY R. B., BASSANO D. A., LEVINSOHNE M. — *Dosimetry of computerized tomography in the evaluation of hip dysplasia.* Skeletal Radiol., 1984, 12 : 123-127.
6. HELMS C. A., GODMAN P. C., JEFFREY R. B. — *Use of computed tomography in congenital dislocation of the hip.* C.T., 1983, 7 : 363-365.
7. HERNANDEZ R. J. — *Concentric reduction of the dislocated hip.* Radiology, 1984, 150 : 266-268.
8. HERNANDEZ R. J., TACHDJIAN M. O., DIAS L. S. — *Hip CT in congenital dislocation : appearance of tight ilipsoas tendon and pulvinar hypertrophy.* A.J.R., 1982, 139 : 335-337.
9. HERNANDEZ R. J., TACHDJIAN M. O., POZNANSKI A. K., DIAS L. S. — *C.T. determination of femoral torsion.* A.J.R., 1981, 137 : 97-101.
10. PADOVANI J., FAURE F., DEVRED P., JACQUEMIER M., SARRAT P. — *Intérêt et indications de la tomodensitométrie dans le bilan des luxations congénitales de la hanche.* Ann. Radiol., 1979, 22 : 188-193.
11. PETERSON H. A., KLASSEN R. A., Mc LEOD R. A., HOFFMAN A. D. — *The use of computerized tomography in dislocation of the hip and femoral neck anteversion in children.* J. Bone Joint Surg. 63 B : 198-208.

Imagerie par résonance magnétique

1. BELTRAN J., NOTO A. M., HERMAN L. J., MOSURE J. C., BURKJ M., CHRISTOFORIDIS A. J. — *Joint effusions : MR imaging.* Radiology, 1986, 158 : 133-137.
2. FRAHM J., HAASE A., HANICKE W., MATTHAI D., BONSDORF H., HELZEL T. — *Chemical shift selective MR imaging using a whole body magnet.* Radiology, 1985, 156, 441-444.
3. MAC ARDLE M., NICHOLAS D. A., RICHARDSON C. J., AMPARO E. G. — *Monitoring of the neonate undergoing MR imaging. Technical consideration.* Radiology, 1986, 159 : 223-226.
4. MOON K. L., GENANT H. K., HELMS C. A., CHAFETZ N. I., CROOKSL. E., KAUFMAN L. — *Musculoskeletal application on nuclear magnetic resonance.* Radiology, 1983, 147 : 161-171.
5. SCOTT J. A., ROSENTHAL D. I., BRADY T. J. — *The evaluation of musculoskeletal disease with magnetic resonance imaging.* R.N.C.A., 1984, 22 : 917-924.
6. WEINREB J. C., COHEN J. M., MARAVILLA K. R. — *Iliopsoas muscles : MR study of normal anatomy and disease.* Radiology, 1985, 156 : 435-440.

II.2 — LUXATION ET DYSPLASIE DE HANCHE

Intérêt de l'exploration échographique

BAUD C., COUTURE A., POUS J. G.

La luxation de la hanche est une vieille histoire. C'est en effet Hippocrate qui en fait mention le premier en englobant les luxations traumatiques et les luxations qu'il appelle de « naissance ».

Plus tard, Galien distingue trois causes de luxation comprenant respectivement une trop grande humidité des ligaments, une fracture des rebords cartilagineux de la cavité articulaire et enfin l'absence de profondeur des surfaces articulaires. Comme Hippocrate, Galien ne considère pas la luxation de naissance comme une entité particulière.

Les médecins du Moyen Age, habitués à considérer les affirmations de Galien comme des vérités indiscutables, n'apportent aucun élément supplémentaire à la compréhension de cette affection.

Dès lors, les progrès vont être lents et si au XVIIe siècle, la luxation congénitale est une entité reconnue, elle est considérée comme totalement incurable.

Au XIXe siècle, Dupuytren apporte des lumières supplémentaires à la compréhension de cette affection néonatale par des études anatomiques très précises : il dégage ainsi la notion de posture fœtale luxante. Il considère cependant cette maladie comme incurable.

C'est seulement au milieu du XIXe siècle que les premières tentatives thérapeutiques autres que palliatives sont tentées.

Dès lors, le traitement ne va cesser de s'améliorer en même temps que va progressivement se dégager la notion d'un dépistage précoce. Si l'on considère ces trente dernières années, on s'aperçoit que le visage de la luxation congénitale de la hanche a considérablement changé.

En 1962, à l'époque où Barlow (8) insiste sur l'importance d'un diagnostic et d'un traitement précoce, trois hanches sur quatre sont dépistées et traitées au-delà de 1 an : la chirurgie vit son âge d'or. Puis la revue de la littérature internationale permet d'apprécier la rapidité du chemin thérapeutique parcouru : les luxations congénitales de la hanche avant 5 ans (73) deviennent les luxations découvertes à l'âge de la marche, c'est-à-dire vers 18 mois (84). En 1977, on se préoccupe des problèmes de luxations de hanche dépistées avant 1 an (25).

Tout récemment, ce glissement positif des tranches d'âge a encore progressé par l'amélioration du dépistage et des méthodes thérapeutiques. C'est ainsi que maintenant la discussion diagnostique intéresse dans l'immense majorité des cas des nouveau-nés et des nourrissons de moins de six mois. Actuellement, trois luxations sur quatre sont dépistées et traitées avant l'âge de 3 mois.

Quels progrès peut-on espérer pour la prochaine décade ?

Encore et toujours améliorer la qualité et la précocité du dépistage clinique. Dans les pays occidentaux, tous les moyens sont réunis pour mettre en évidence précocement la luxation de hanche chez tous les enfants. Le traitement chirurgical actuellement très rare, doit devenir exceptionnel, voire disparaître.

C'est l'amélioration des modalités thérapeutiques qui représente le véritable enjeu d'un meilleur dépistage. Actuellement, tout n'est pas simple entre le traitement systématique abusif et la pathologie iatrogène d'une thérapeutique bien conduite. Il n'y a pas de traitement univoque, il n'existe pas de traitement anodin. Notre avis est qu'*il faut parier sur l'échographie de la hanche* pour aider le thérapeute à mieux gérer son traitement.

Facteurs étiologiques et pathogénie de la luxation (31, 108)

L'évolution spontanée d'une instabilité néonatale va le plus souvent dans le sens de l'amélioration et plus rarement dans le sens d'une aggravation (6, 8) : ceci fait donc discuter fortement la théorie d'une luxation s'installant progressivement au cours des premiers mois de la vie (104, 93).

Une chose est donc sure, la luxation de la hanche est une fœtopathie acquise (98). Dans la constitution de cette pathologie in utero, plusieurs facteurs sont nécessaires : l'un est essentiel, c'est le facteur postural (31, 63, 97, 116) ; les autres, le facteur génétique et le facteur hormonal, sont plus accessoires.

L'élément postural

C'est le facteur primordial dans la constitution in utero de la luxation. Impossible pendant la vie embryonnaire (la fente articulaire n'est pas encore formée), la luxation survient quand s'installe le conflit mécanique fœtomaternel : l'augmentation rapide du poids fœtal, la diminution de la quantité de liquide amniotique, la diminution des mouvements fœtaux, la primiparité, l'augmentation des pressions de la paroi interne sur le fœtus, la pression du fœtus sur le rachis lombaire et le détroit supérieur en sont les éléments les plus significatifs (Schéma II.2.I). Après la naissance, la hanche libérée des contraintes mécaniques de la vie intra-utérine, n'a plus aucune raison de se luxer.

Le mécanisme de la luxation in utero est maintenant bien connu : la posture luxante associe une hyperflexion, une abduction faible ou nulle, voire une adduction, et une rotation externe du fémur (Schéma II.2.II). Cette posture luxante se retrouve dans trois attitudes in utero : le siège décomplété, la posture genoux semi-fléchis et enfin la posture genoux fléchis et rapprochés (Schéma II.2.III). La laxité articulaire et la contrainte directe sur le grand trochanter complètent cette posture luxante pour provoquer la luxation de la tête en arrière.

Une meilleure compréhension pathogénique et la part respective de ces différents mécanismes luxants peuvent être dès à présent apportés par l'examen échographique anténatal (fig. II.2.1). La séméiologie ultrasonore de la tête fœtale est en train de s'établir : nul doute que l'échographie réalisée au cours d'une posture luxante in utero sera dans l'avenir très riche d'enseignements.

De même, les ultrasons pourront probablement apprécier le caractère plus ou moins précoce de la luxation au cours de la vie fœtale et aider ainsi à définir l'ancienneté lésionnelle.

Il existe en effet des formes précoces véritablement tératologiques (1, 45) et des formes secondaires à un conflit postural marqué : quel-

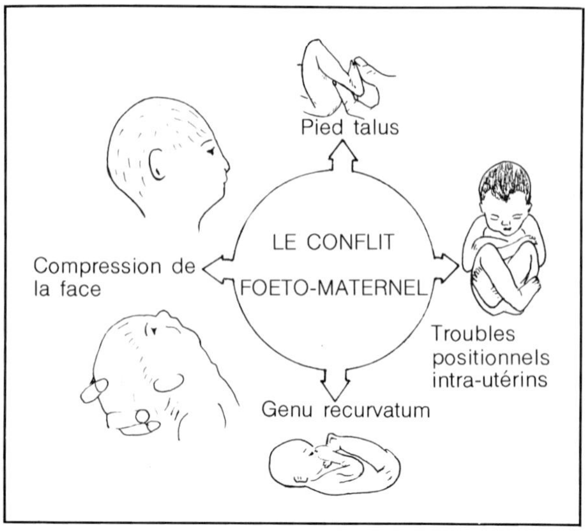

Schéma II.2.I

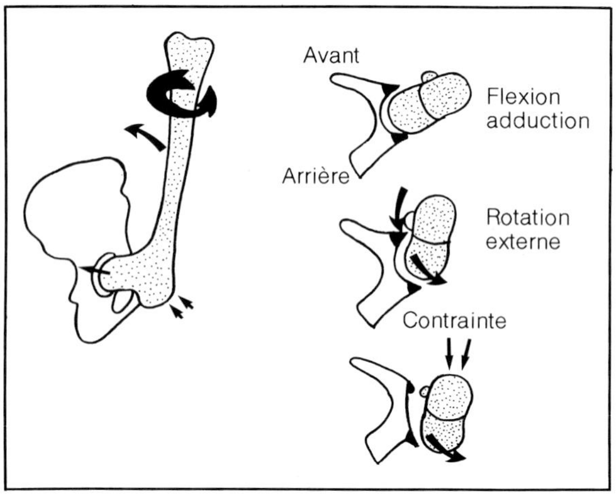

Schéma II.2.II
Mécanisme de la luxation in utero

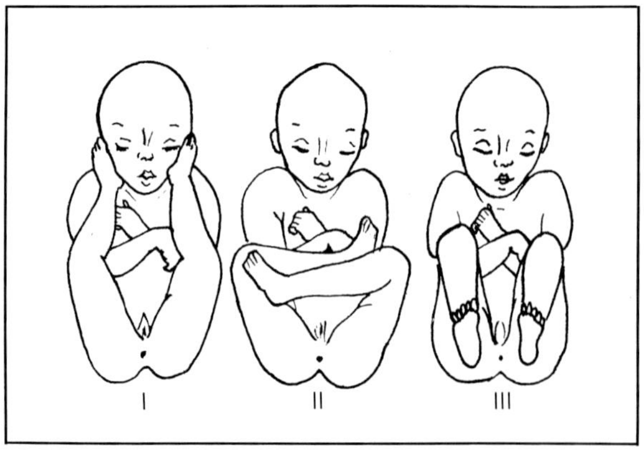

Schéma II.2.III
Attitudes fœtales responsables de postures luxantes
(D'après Seringe (97))

I - Siège décomplété
II - Genoux semi-fléchis
III - Genoux fléchis et rapprochés

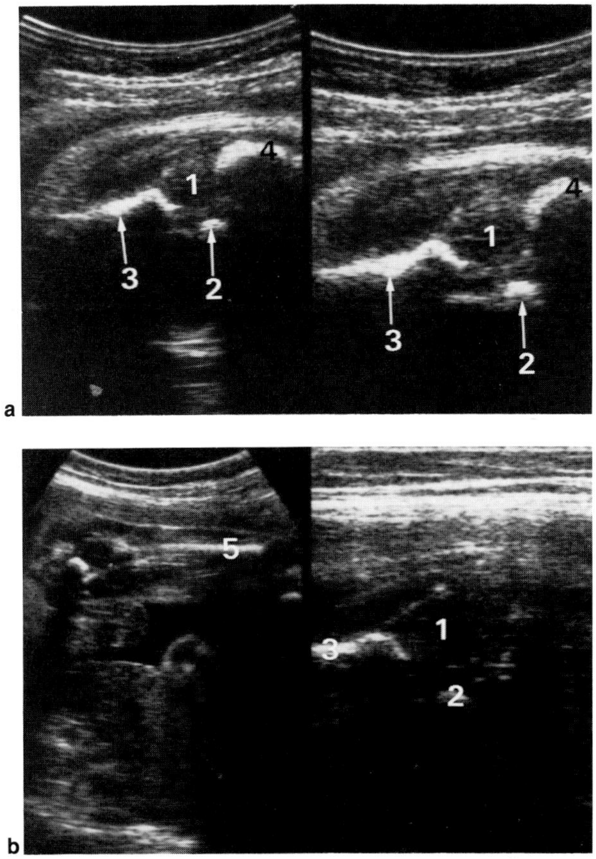

Figure II.2.1
Echographie de hanche fœtale (Clichés Dr. Teppe, Bagnols sur Cèze).
a) Fœtus de 34 semaines.
Appareil Aloka, barrette de 3,5 mHz. La tête fémorale, l'os iliaque, la métaphyse fémorale et le repère osseux du pubis sont parfaitement appréciés. La couverture osseuse paraît normale et on devine l'extrémité distale du limbus cartilagineux qui est totalement recouvrant : il s'agit d'une hanche fœtale normale.
b) Fœtus de 27 semaines.
Appareil Aloka, barrette de 3,5 mHz. Dans cet exemple, la couverture osseuse est bonne et paraît égale à 50 %.
1 : Tête cartilagineuse. 2 : Pubis. 3 : Os iliaque. 4 : Métaphyse fémorale. 5 : Fémur.

ques cas de grossesse tubaire menés à terme (71, 13) intriqués à des phénomènes orthopédiques posturaux ont été décrits. C'est ainsi que Kohler (62) décrit un cas de luxation congénitale de hanche bilatérale et grave après un fœtosalpynx. Ces deux formes ont en commun une grande instabilité et un traitement difficile.

Les formes de constitution tardive sont les plus habituelles et elles s'individualisent au cours des dernières semaines de la grossesse.

Le facteur génétique

Il est connu depuis longtemps (122, 16). Son rôle est évident comme en témoignent la prédisposition familiale et l'incidence élevée pour le sexe féminin. Le rôle indiscutable de l'élément génétique est parfaitement mis en évidence par l'étude de Clavert (22) sur la luxation de la hanche dans le monde animal. Cet auteur rappelle que l'animal sauvage ne présente pas de luxation car les chances de survie sont très faibles chez une bête luxée ou arthrosique sur dysplasie. A l'inverse, les animaux domestiques, et en particulier le chien, sont très largement touchés par l'affection. C'est ainsi que chez le chien berger allemand, la transmission de l'affection est évidente : lorsqu'un des deux parents est dysplasique, 60 % de la descendance l'est aussi ; lorsque les deux parents sont atteints, 80 % de la descendance est dysplasique.

Le facteur hormonal

Il est plus discuté, mais son rôle, probablement très variable d'un enfant à l'autre, est indiscutable.

Dès 1926, Hisaw (51) montre que l'injection d'extraits ovariens chez des animaux de laboratoire produit une laxité ligamentaire accrue et il isole une fonction polypeptidique appelée relaxine (52). Plus tard, Frieden (50) isole trois fractions actives qui sont, chez l'animal, non seulement fabriqués par l'ovaire, mais également par l'utérus et le placenta. Ces substances provoquent une laxité des ligaments pelviens, de l'utérus et des glandes mammaires. Ces faits expérimentaux sont également prouvés par Wilkinson (118) qui entraîne une hyperlaxité des hanches et des genoux de lapins prématurés après administration de relaxine. La théorie hormonale est ensuite fortement évoquée chez l'être humain par la démonstration de Andren qui prouve que les enfants porteurs d'une luxation de hanche sécrètent des quantités d'œstrone et d'œstradiol à des taux plus élevés que la normale. Cette théorie est controversée (2, 122) et la réalité s'avère plus complexe :

- On sait que les œstrogènes et la progestérone pénètrent dans la circulation fœtale au début du second trimestre. Au cours du troisième trimestre de la gestation, les surrénales fœtales produisent de la progestérone (39) et les ovaires de l'œstrone (85). L'œstrone, la progestérone et plus particulièrement la relaxine provoquent une distensibilité de tous les ligaments fœtaux. Ces hormones étant inactivées par le foie fœtal, Andren (5) suggère une atteinte de la fonction hépatique chez des nouveau-nés porteurs d'une luxation de hanche.

• Une autre explication est proposée par Yahammuro (123) qui suggère que les œstrogènes inhibent la synthèse du collagène et accélèrent la liaison entre le collagène et l'élastine. La progestérone et la testostérone ont un effet opposé. Pour cet auteur, la formation de tissu conjonctif de la capsule articulaire est donc contrôlée par l'environnement hormonal : les œstrogènes tendent à maintenir la stabilité de la hanche alors qu'une chute relative du taux d'œstrogène en période périnatale favorise l'excentration.

Quelles que soient les hypothèses proposées, la production de relaxine fœtale est prouvée et on comprend qu'une imprégnation hormonale massive et durable relâche la capsule articulaire et crée une laxité articulaire en période néonatale.

Le dépistage clinique (10, 11, 48, 65, 74, 76, 83, 88 bis, 112, 113, 114)

L'examen clinique constitue le *temps fort* du dépistage de la luxation de hanche.

Il est *obligatoire* en période néonatale. De la qualité de cet examen et de la précocité du dépistage dépendent la simplicité et l'efficacité du traitement.

Le maître symptôme de la luxation est *l'instabilité articulaire* : « Une hanche est dite instable lorsque la tête fémorale est sortie ou peut sortir en partie ou en totalité de la cavité cotyloïde ».

La technique de dépistage comprend plusieurs étapes essentielles (87) et il faut :

a) Relever les antécédents familiaux du nouveau-né : il est évident que l'existence d'une luxation de hanche, d'une dysplasie ou d'une affection dégénérative coxo-fémorale dans une famille constitue une valeur d'orientation diagnostique.

b) Apprécier les conditions mécaniques obstétricales. L'interrogatoire permet de juger des modalités de la grossesse et de l'accouchement : il faut préciser les risques compressifs intrautérins que constituent l'oligoamnios, une disproportion fœtomaternelle, un gros poids de naissance ou une césarienne ; de même, il faut rechercher les éléments en faveur d'une posture à risque tels qu'un siège, une version tardive ou une présentation rare à l'origine d'une césarienne ou de manœuvres instrumentales.

c) Rechercher les troubles posturaux évocateurs d'une contrainte intra-utérine (Schéma II.2.IV).

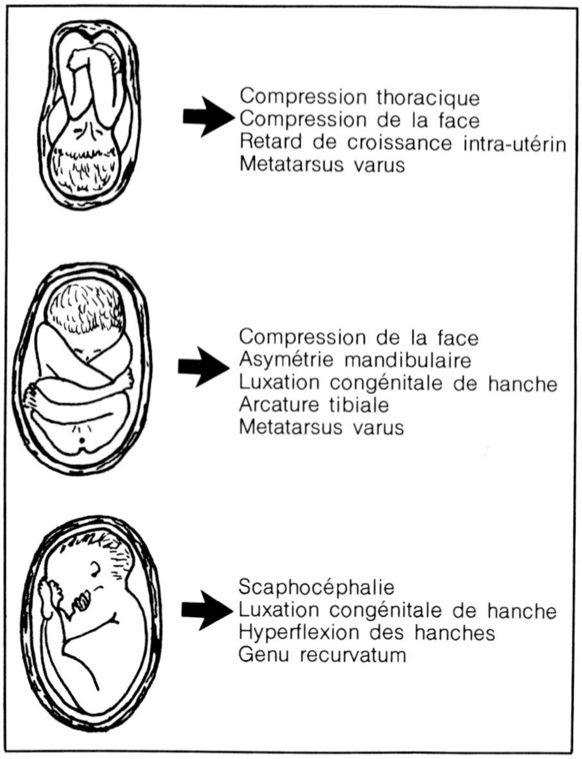

Schéma II.2.IV
La séméiologie posturale

- *au niveau de la tête et du cou,* une plagiocéphalie avec aplatissement de la région occipitale d'un côté et de la région frontale du côté opposé, ou un torticolis avec une limitation de la rotation et de l'inclinaison latérale sont évocateurs ;
- *au niveau des pieds,* l'examen est capital : la position du pied et sa morphologie, l'étude de son bord externe et des plis cutanés, l'amplitude de la dorsi-flexion et de la flexion plantaire, la palpation du talon retrouvent des malpositions qui permettent de définir le type de contrainte intra-utérine (97).

d) Estimer la posture fœtale est capital pour savoir si la hanche est en situation de posture luxante. Cinq facteurs sont essentiels à analyser : la posture spontanée de repos, le tonus des adducteurs de la hanche, l'hyperextension bilatérale, la dislocation rotatoire des genoux, et enfin la position des pieds. Ils permettent de définir les postures les plus dangereuses en particulier le siège décompléte. L'examen échographique anténatal sera dans un avenir proche d'une grande utilité.

e) L'examen des hanches représente le temps capital du diagnostic. Il se réalise chez un nouveau-né entièrement dévêtu et en totale relaxation musculaire (88).

Le craquement ou le claquement de la hanche sont des signes fréquemment perçus au cours des manœuvres d'écartement-rapprochement. Certains évoquent un frottement du ligament rond hypertrophique sur la tête fémorale. En réalité, si leur signification est imprécise, le pronostic reste toujours bénin.

Une grande valeur d'orientation doit être accordée à une asymétrie d'abduction ou à une inégalité de longueur des cuisses (Schéma II.2.V). La difficulté d'abduction entraînée par l'hypertonie des adducteurs est à rechercher soigneusement car elle permet un premier tri dans le dépistage des hanches pathologiques : c'est très souvent derrière une hypertonie des adducteurs que se cache une instabilité de hanche, d'autant plus difficile à mettre en évidence que le relâchement musculaire est difficile à obtenir. Par contre, il ne faut accorder aucune valeur excessive à l'asymétrie des plis de la cuisse ou à l'obliquité de la vulve.

L'instabilité est le maître symptôme de la luxation de hanche. Plusieurs paramètres doivent être systématiquement analysés :

- la direction et il est essentiel d'affirmer que la tête se luxe toujours en arrière ;
- l'amplitude du déplacement anormal de la tête fémorale. Celle-ci peut être importante (8 à 10 mm) ou modérée (2-3 mm) ;
- la situation spontanée de la tête fémorale par rapport au cotyle. Cette étude permet ainsi la définition d'une hanche luxée réductible : l'examinateur doit maintenir la réduction à la main et la hanche se reluxe spontanément dès que l'on relâche la pression. A l'inverse dans une hanche luxable, la tête fémorale est spontanément en place dans le cotyle, elle en sort au test de provocation et elle rentre spontanément dans le cotyle dès que l'on relâche la pression. Cette classification est bien sur schématique et tous les intermédiaires peuvent se voir et les signes se modifier d'un jour à l'autre (8, 112) ;

Le quatrième paramètre, le *ressaut,* signe le plus classique, est malheureusement inconstant. Il est lié au franchissement par la tête fémorale du rebord cotyloïdien. Il est palpable et visible, mais variable dans son intensité selon que l'obstacle constitué par le limbus est plus ou moins émoussé (Schéma II.2.VI). Deux manœuvres sont essentielles et constituent la base du dépistage clinique de la luxation de la hanche :

- *La manœuvre d'Ortolani* (81) recherche le ressaut palpable, visible et parfois audible : c'est le « clic ». L'enfant est en décubitus dorsal,

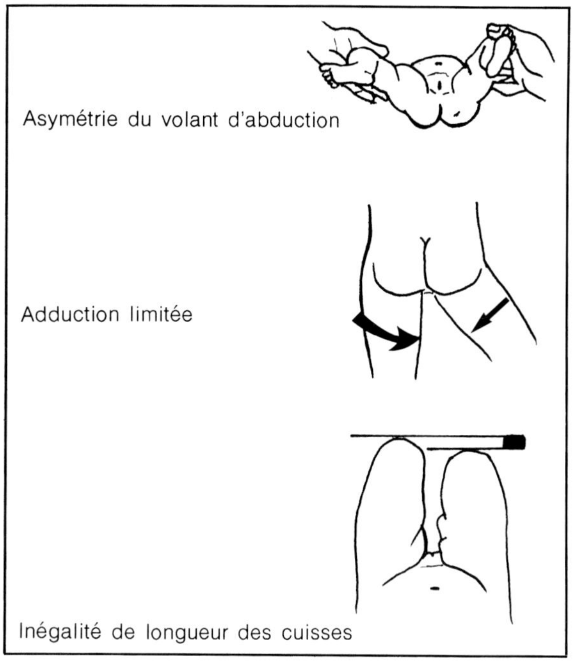

Schéma II.2.V
Les hanches à risque

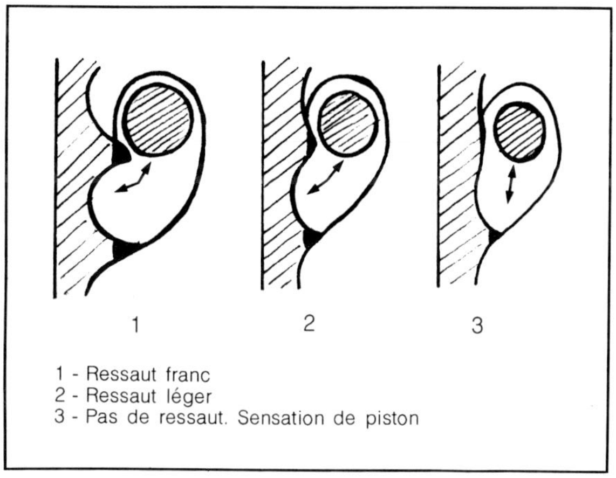

Schéma II.2.VI
Séméiologie clinique du ressaut

l'opérateur empaume les genoux, pouce à l'intérieur des cuisses, index et majeur sur le grand trochanter. Les cuisses fléchies sur le tronc à 90° sont portées de façon symétrique en abduction à 90° (fig. II.2.2). L'examinateur perçoit une petite résistance due à la butée de la tête contre le néolimbus. A ce moment, l'index pousse le grand trochanter et la tête fémorale réintègre l'acétabulum avec un ressaut. Lors de l'adduction, associé à une pression du pouce sur la cuisse de dedans en dehors, le clic de sortie

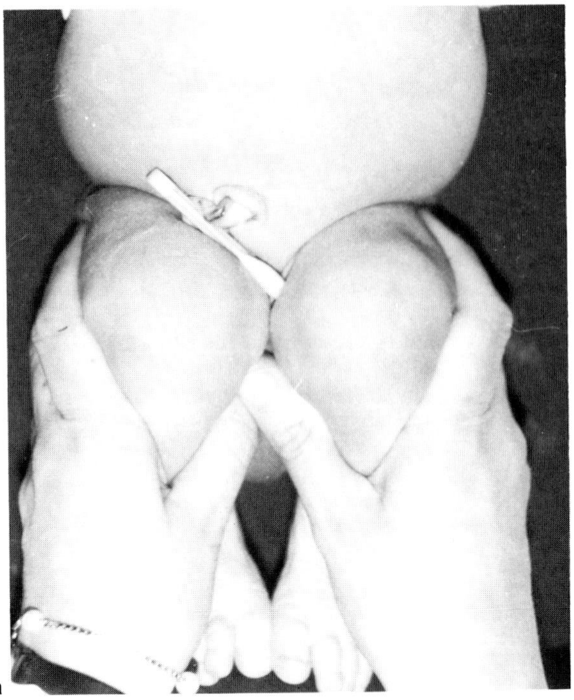

a

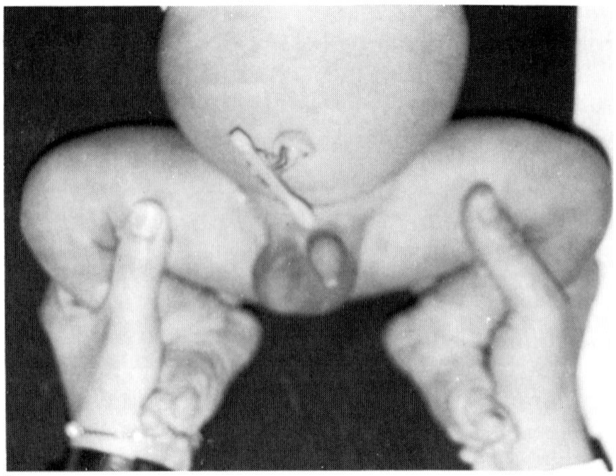

b

Figure II.2.2
Réalisation pratique de la manœuvre d'Ortolani.
Les cuisses fléchies et au contact l'une de l'autre *(a)* sont mises en abduction de façon symétrique *(b).*

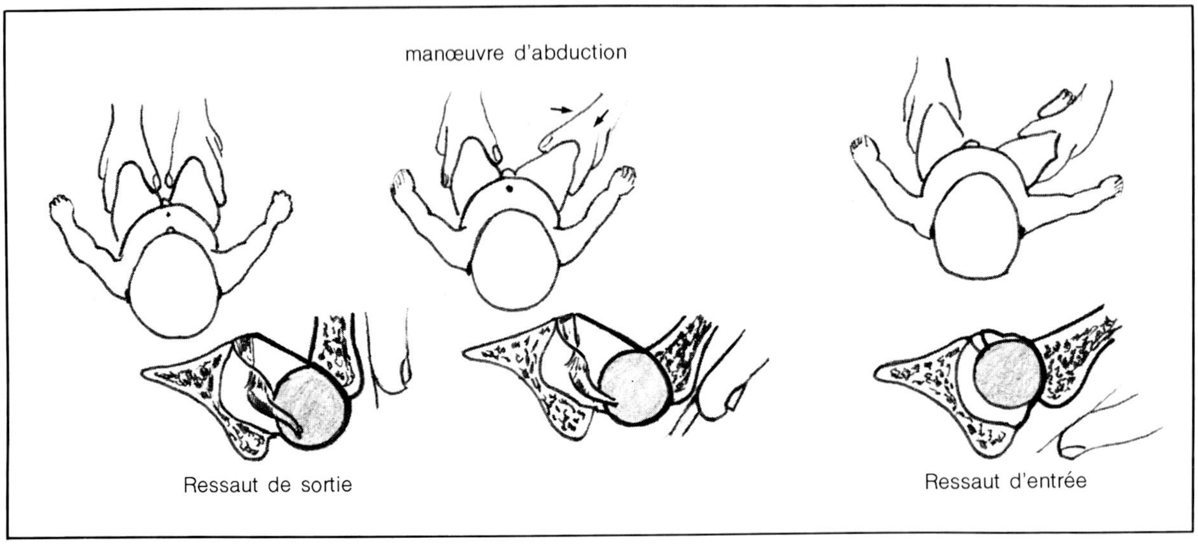

Schéma II.2.VII
Manœuvre d'Ortolani

traduit la récidive de la luxation (Schéma II.2.VII). Cette manœuvre, très utile, a cependant un certain nombre d'inconvénients :
— elle a le désavantage de ne dépister que des instabilités évidentes ;
— il existe des faux négatifs secondaires à une rétraction hypertonique des adducteurs qui empêche de réduire la tête fémorale luxée par manque d'abduction ;
— lorsque le rebord cotyloïdien est émoussé, la tête fémorale luxée peut au cours de l'abduction glisser et réintégrer l'acétabulum sans bruit et sans ressaut de réduction : c'est le signe du piston (Schémas II.2.VI et II.2.VIII). Le diagnostic différentiel avec une hyperlaxité importante de la hanche repose alors sur des nuances cliniques pas toujours évidentes.

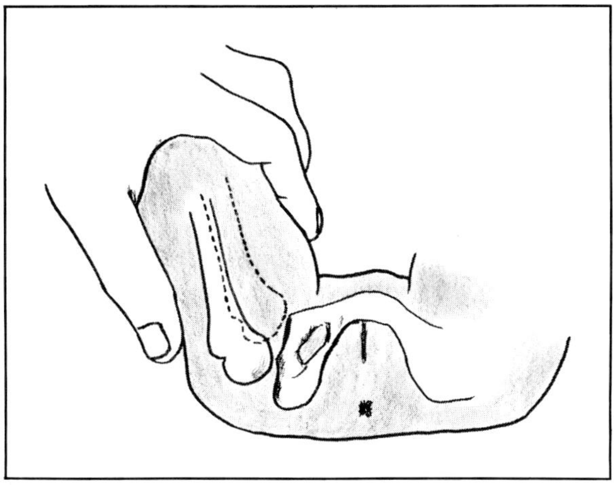

Schéma II.2.VIII
Le signe du piston
L'émoussage du rebord cotyloïdien supprime la sensation de ressaut

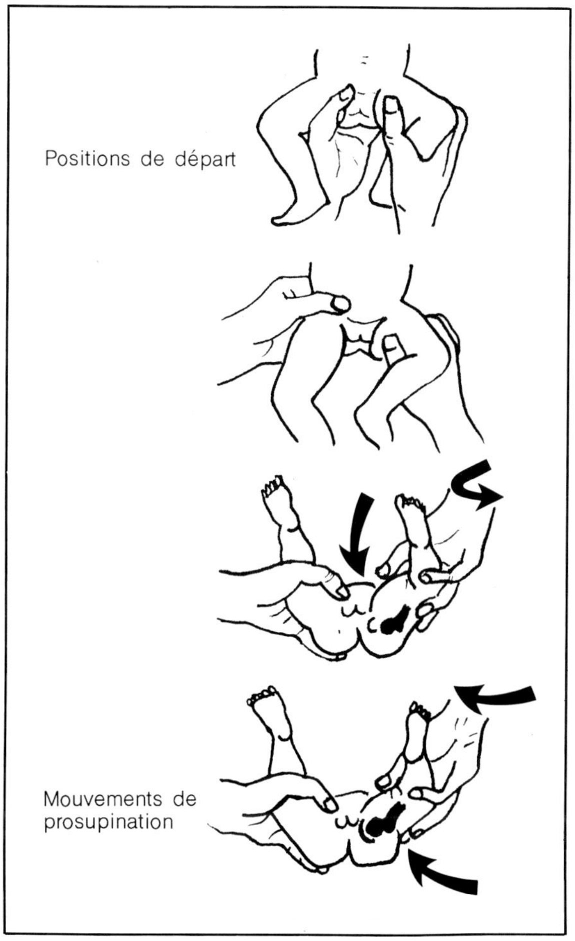

Schéma II.2.IX
La manœuvre de Barlow

• *La manœuvre de Barlow* (Schéma II.2.IX) paraît plus sensible et plus fiable. L'examen se fait hanche après hanche entre une main qui empaume le bassin (c'est la main cotyloïdienne) et une main qui tient la partie proximale du fémur en empaumant la jambe hyperfléchie sur la cuisse (fig. II.2.3). A partir de cette position et en profitant du relâchement musculaire, la main fémorale cherche par des petits mouvements de pronosupination un déplacement antéro-postérieur et postéro-antérieur. La hanche luxée est reconnue lors du mouvement de supination de la main, une pression digitale sur le grand trochanter appliquée d'arrière en avant permet à la tête fémorale de réintégrer l'acétabulum. Lors du mouvement de pronation, une pression du pouce sur la face interne de la cuisse, dirigée en haut et en arrière, donne une impression de déplacement de la tête au-dessus du rebord postérieur de l'acétabulum, traduisant la perte de contact articulaire qui cède avec l'arrêt de la pression digitale.

Au total, trois situations néonatales se dégagent au terme de l'examen clinique :
• la hanche est laxe, c'est une situation fréquente et difficile à mettre en évidence et à différencier de lésions plus importantes ;
• la hanche est luxable, instable, mais souple, et reconnue par le signe de Barlow. C'est la situation la plus fréquente dont la caractéristique principale est la grande mouvance clinique d'un jour à l'autre ;
• la hanche est luxée et mise en évidence par le signe d'Ortolani. Les lésions anatomiques sont intenses et le traitement impératif.

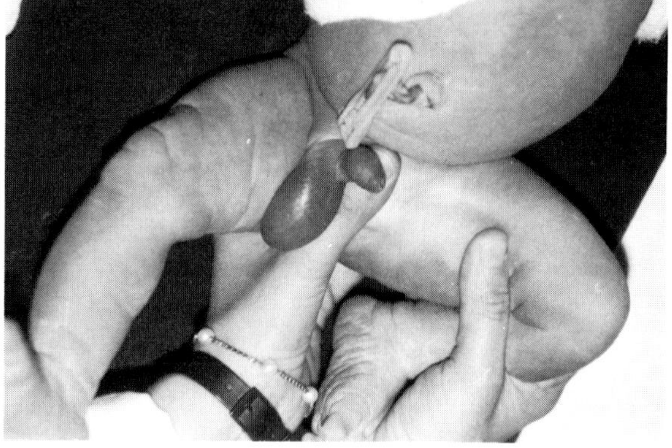

Figure II.2.3
Réalisation pratique de la manœuvre de Barlow.
Examen de la hanche gauche. Notez l'importance de la main pubienne qui bloque le bassin. La main qui tient la partie proximale du fémur est idéalement placée pour réaliser les mouvements de prosupination.

Les modalités diagnostiques : le rôle de l'échographie dans le bilan de la luxation-dysplasie (19, 20, 21, 43, 49, 58, 75)

L'examen échographique est rarement une méthode diagnostique dans le dépistage de la luxation de la hanche. Il apparaît cependant à l'heure actuelle indispensable et irremplaçable au moment du diagnostic clinique pour réaliser un bilan morphologique de l'articulation et visualiser l'intensité du déplacement. C'est dire que l'examen dynamique fait partie intégrante d'une exploration échographique bien conduite. Par ailleurs, son apport est de tout premier plan dans la surveillance thérapeutique d'une hanche luxée.

L'exploration ultrasonore doit toujours être réalisée, hanche en posture luxante de flexion adduction maximum, de façon à reproduire et à chiffrer l'instabilité clinique (on sait que la flexion de la hanche est indispensable à la perception clinique d'un ressaut).

L'analyse échographique d'une hanche luxée ou dysplasique doit toujours être étudiée point par point. Il faut apprécier :

- l'atteinte morphologique et le déficit en profondeur du cotyle osseux ;
- les modifications de taille, de sphéricité et d'échostructure de la tête fémorale ;
- les anomalies morphologiques, de situation, d'orientation et d'échostructure du toit cartilagineux et du limbus, ainsi que leurs relations avec la tête : existe-t'il ou non une néoarticulation cartilagineuse ?
- les lésions des tissus mous : épaississement du ligament rond et de la capsule, refoulement des muscles périarticulaires.

L'examen échographique doit également évaluer la situation spontanée de la tête par rapport au cotyle, détailler l'intensité du déplacement, sa direction et le recentrage de la tête.

L'hyperlaxite capsulo-ligamentaire (38, 72, 82)

C'est une situation néonatale fréquente, souvent fugitive, très certainement en rapport avec une imprégnation hormonale œstrogénique excessive. L'intensité de l'hyperlaxité est fonction de la qualité et de la rapidité du métabolisme des œstrogènes et de leur élimination rénale.

Une imprégnation trop massive et trop durable, relâchant la capsule articulaire de la hanche, créé une augmentation de la laxité articulaire.

Dans l'immense majorité des cas, les deux hanches sont atteintes et l'anomalie, très fugace, disparaît en quelques jours. On sait formellement que l'hyperlaxité, bien qu'elle soit un facteur favorisant, ne peut à elle seule être à l'origine d'une luxation.

Cliniquement, la hanche est laxe et il s'agit d'une situation difficile à reconnaître. L'examen clinique constate une sensation manuelle de distension qui permet d'écarter le fémur du bassin sans parvenir à la perception d'un ressaut. Cette impression clinique est subjective, repose sur des nuances et nécessite un examinateur averti.

La hanche hyperlaxe ou subluxable est reconnue par la manœuvre de Barlow qui recherche une laxité discrète. Il n'existe pas de signe d'Ortolani ni de limitation de l'abduction.

Le support anatomo-pathologique de ce type d'instabilité est caractérisé par une augmentation modérée de la capacité de la chambre capsulaire, une accentuation de l'élasticité du limbus, un allongement du ligament rond, alors que la tête fémorale et l'acétabulum ont une morphologie strictement normale (107). Ces aspects morphologiques sont confirmés par Ponsetti (86) qui étudie six hanches de nouveau-nés décédés en période néonatale et présentant une instabilité sans signe d'Ortolani : l'examen arthrographique montre une augmentation de la mobilité articulaire de la tête alors que la dissection ne retrouve aucune anomalie anatomique ; l'auteur attribue logiquement cette instabilité à l'hyperlaxité physiologique des premiers jours de vie (32).

Lorsqu'un examen arthrographique est réalisé, il existe une évidente augmentation de la laxité capsulaire (Schéma II.2.X). L'examen

Grade I d'après la classification de Tonnis (110)

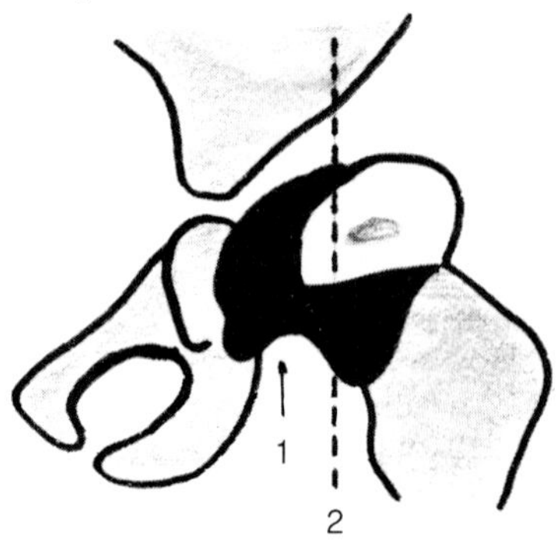

1 - Flaque de produit de contraste
2 - Couverture osseuse du tiers de l'épiphyse

Schéma II.2.X
Hyperlaxite ligamentaire

dynamique montre le déplacement modéré de la tête cartilagineuse en dehors marqué par l'apparition d'une petite flaque de produit de contraste, à la partie interne de l'espace articulaire en dedans de la tête fémorale. Ce déplacement reste modéré, et plus d'un tiers de l'épiphyse garde une couverture osseuse. Le limbus est soulevé mais couvre encore la tête dont la pression excessive efface le récessus sus-limbique. Lorsque la hanche est remise en abduction, l'articulation apparaît normale.

L'examen échographique est exactement superposable aux données arthrographiques.

1. En manœuvre d'agression

Au cours de l'examen dynamique en flexion adduction, l'échographie apprécie de façon très précise (fig. II.2.4) le déplacement de la tête dont la direction se fait en dehors. La tête s'écarte du fond du cotyle et libère la fosse acétabulaire de sa pression concentrique. Ceci entraîne une expansion du tissu fibro-graisseux (pulvinar) et du ligament rond totalement tributaire des mouvements du contour interne de la tête cartilagineuse. Les plans musculaires ne sont pas déformés. Ce déplacement reste modéré, de l'ordre de quelques millimètres (2 à 3 mm) ; il se traduit par une diminution du pourcentage de la couverture osseuse de l'épiphyse cartilagineuse qui passe de la moitié au tiers de son diamètre (fig. II.2.5).

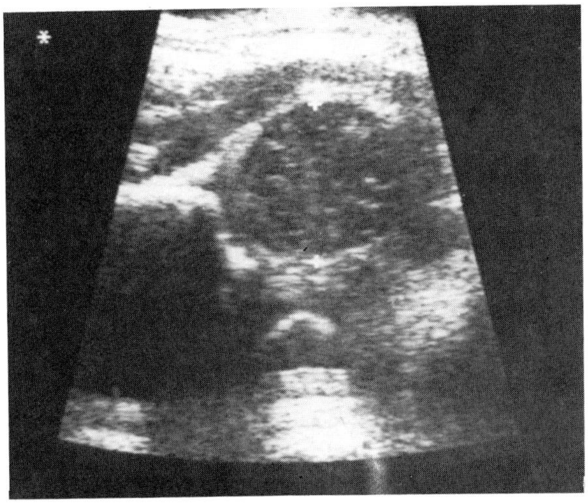

Figure II.2.4
Nouveau-né de 48 heures.
Naissance par césarienne. Examen clinique normal.
Examen échographique de la hanche gauche. Tous les caractères échographiques d'une *hanche hyperlaxe* sont réunis. La hanche est excentrée modérément en dehors et le pourcentage de couverture osseuse est inférieur à 50 %. L'acétabulum osseux et cartilagineux est strictement normal ce qui élimine formellement une dysplasie osseuse. Notez l'expansion échogène du pulvinar et du ligament rond.

2. En abduction (fig. II.2.5 et 6)

La morphologie osseuse et cartilagineuse du cotyle est normale. Les rapports de la tête avec l'acétabulum sont parfaits. Le cotyle osseux assure une couverture d'au moins la moitié de la tête fémorale tandis que l'auvent cartilagineux l'enserre en totalité.

a
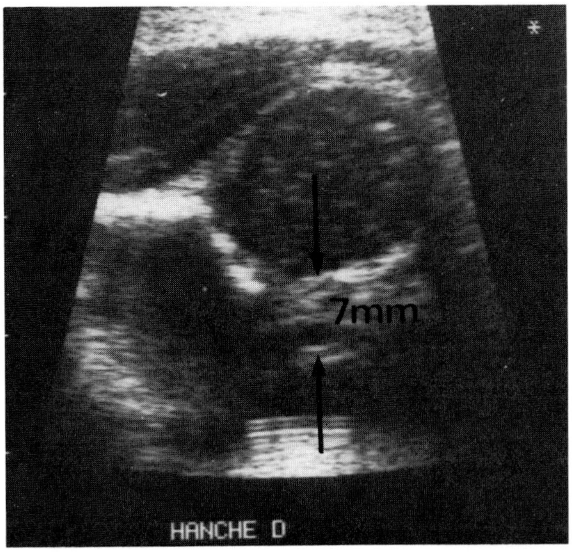

b
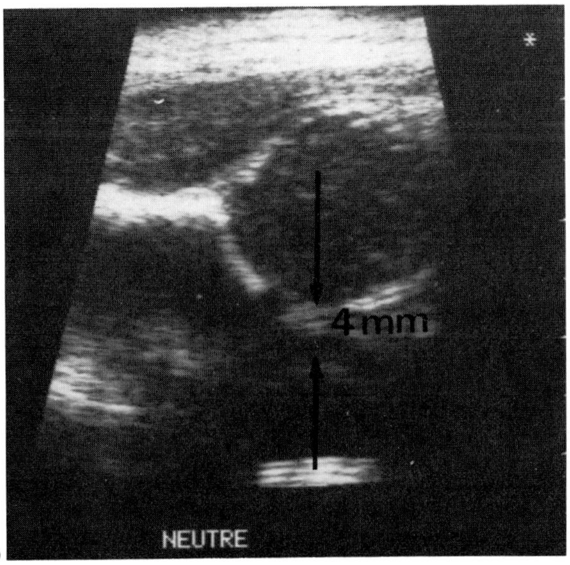

Figure II.2.5
Nouveau-né de 24 heures de sexe féminin. Manœuvre de Barlow positive de façon bilatérale.
a) En manœuvre d'agression la tête s'éloigne du fond du cotyle et le pourcentage de couverture du cotyle est d'environ 35 %. L'angulation cotyloïdienne est strictement normale. Le limbus cartilagineux est très légèrement soulevé et il existe une expansion du fond cotyloïdien.
b) En abduction, la tête réintègre la cavité cotyloïdienne et l'échographie de la hanche est strictement normale. La distance entre le pubis et le bord interne de la tête fémorale (↗) est de 4 mm. En adduction forcée, cette distance est de 7 mm : *le déplacement est donc de 3 mm.*

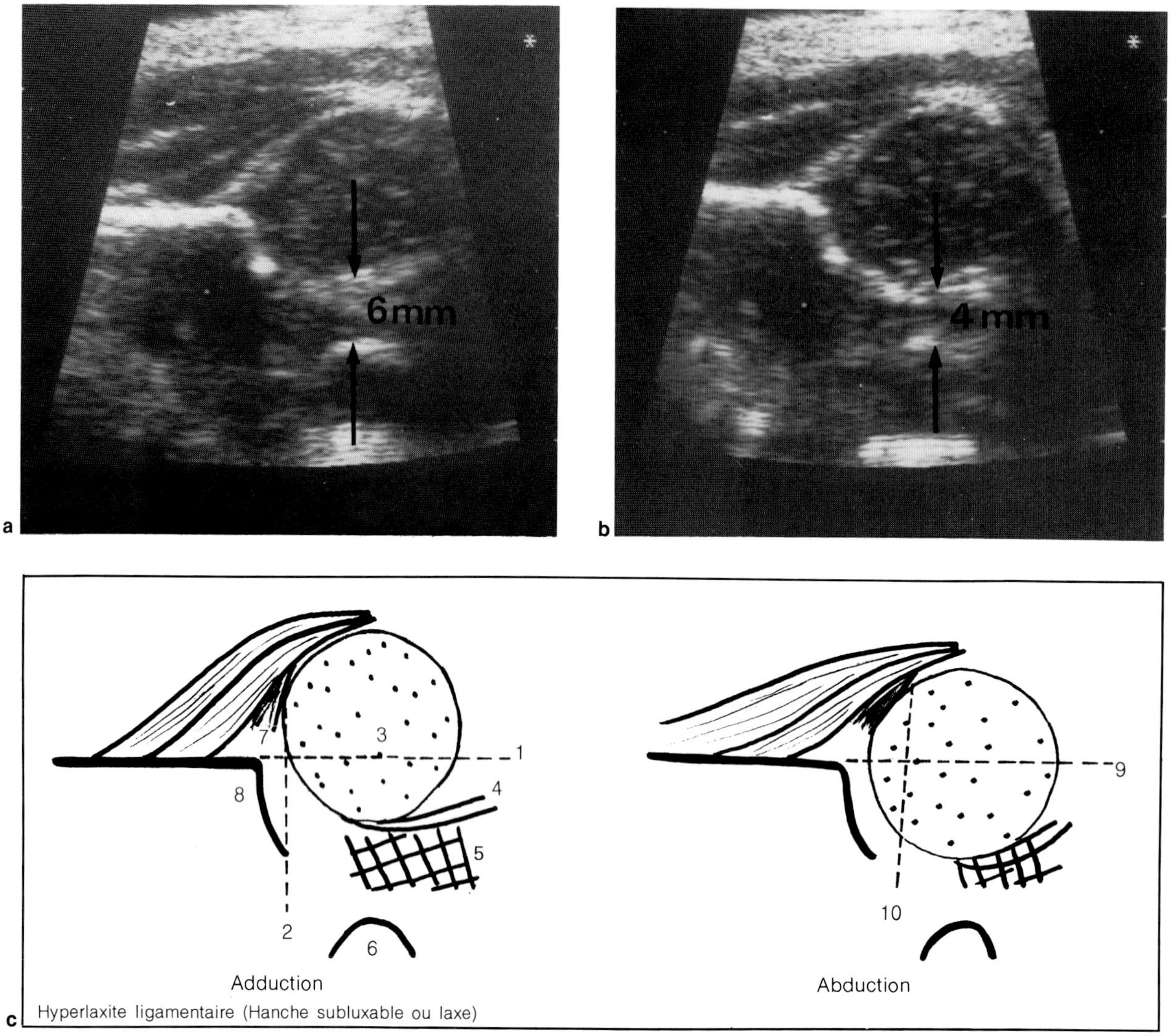

Figure II.2.6
Nouveau-né de sexe féminin de 1 jour.
Métatarsus varus bilatéral. Examen clinique des hanches normal.
a, b) Hyperlaxité de hanche typique. En adduction forcée, la distance entre le bord interne de la tête et l'os pubien est de 6 millimètres. En abduction, la distance est de 4 millimètres : le déplacement est faible de 2 millimètres. Ceci explique probablement que cette hyperlaxité soit infraclinique car la majorité des auteurs (12, 19) pense qu'il faut au moins un déplacement de 3 mm pour être perceptible à la manœuvre de Barlow.
c) Schéma
1 - Le pourcentage de couverture osseuse est de 30 %.
2 - L'horizontale tracée à partir de l'extrémité distale du limbus coupe la partie interne du cotyle osseux.
3 - Tête fémorale.
4 - Ligament rond.
5 - Expansion du tissu fibro-graisseux.
6 - Pubis.
7 - Limbus fibro-cartilagineux.
8 - Cotyle.
9 - En abduction le pourcentage de couverture osseux est normal ⩾ 50 %.
10 - L'horizontale tracée à partir de l'extrémité distale du limbus coupe normalement le cartilage triradié.

La dysplasie ou la dysmorphie de hanche

Le concept de dysplasie de hanche repose sur un « trouble du développement entraînant des difformités ». Ce concept a également une définition radiologique représentée par une anomalie architecturale sans trouble du centrage et précisée par des paramètres coxométriques (63) ; il s'agit essentiellement de l'élévation de l'angle cotyloïdien et d'un aspect mal défini du talus. On comprend la difficulté de reconnaître cette entité avant l'âge de 3 mois puisque toutes les structures articulaires sont encore cartilagineuses.

L'appréciation morphologique des structures cartilagineuses et les variations individuelles de maturation restent toujours délicates à percevoir : ceci explique l'ambiguïté de la définition radiologique de la dysplasie. Plusieurs points doivent être distingués (99) :

- Il existe des fausses dysplasies. Les anomalies radiologiques ne sont pas réelles et s'expliquent par un défaut de position du bassin au moment de la prise du cliché. C'est une éventualité fréquente.
- Il existe de simples retards de maturation osseuse qui traduisent des variations individuelles du développement toujours importantes avant l'âge de 1 an. C'est ainsi que Kohler (63) considère que le front d'ossification du talus n'est en fait qu'un repère de maturation analogue à ce qu'est l'âge osseux mesuré sur une radiographie de la main.

C'est dire qu'un cliché, dans les trois premiers mois de la vie, doit toujours être interprété avec nuance et sans donner un crédit excessif aux strictes mesures angulaires dont les valeurs physiologiques sont très variables (109).

En pratique, le diagnostic précoce n'est pas toujours simple et c'est bien souvent la confrontation dans le temps de clichés successifs qui permet de trancher entre une vraie dysplasie ou un simple retard de maturation.

- Il existe enfin de véritables dysplasies secondaires à des lésions d'appui : soit on se trouve dans le cadre d'une luxation de hanche connue, soit il s'agit d'une dysplasie résiduelle après une instabilité insuffisamment traitée ou spontanément guérie. La dysplasie est caractérisée par un trouble de croissance de l'acétabulum. Elle est d'origine mécanique et la dysplasie primitive n'existe pas. Elle se traduit par un défaut d'ossification alors qu'il existe une morphologie normale des structures cartilagineuses qui assurent la stabilité de la tête fémorale.

L'épiphyse est bien centrée, la laxité capsulaire n'existe plus : c'est donc une anomalie structurale sans anomalie de centrage.

1. Cliniquement, la hanche peut être parfaitement normale et stable à l'examen clinique. Parfois, on perçoit un craquement ou un claquement de hanche. Dans d'autres circonstances une instabilité modérée ou importante avait été constatée en période néonatale. Enfin, il peut s'agir d'une hanche à risque.

2. Le bilan anatomique est parfaitement connu depuis les travaux anatomiques de Seringe (98), Ogden (78), et Stalnisalsevic (106). L'exploration porte sur des hanches dysplasiques dont l'examen clinique est normal. La dissection révèle des muscles et des tendons normaux à l'exception d'un discret étirement du tendon psoas iliaque. Si les anatomistes constatent une discrète augmentation de la mobilité de la tête dans l'acétabulum après ablation de tous les muscles et tendons périarticulaires, la subluxation ou la luxation de la tête en dehors de l'acétabulum s'avère impossible.

Les attaches capsulaires sur l'acétabulum et le col fémoral sont normales. L'acétabulum présente une morphologie elliptique, le cotyle est plus plat, moins profond que normalement, le col est court et plus épais. Enfin, le limbus, le ligament rond et la tête fémorale ont une morphologie normale.

3. La séméiologie échographique de la dysplasie est capitale :

Le problème d'une hanche radiologiquement « limite » associant un cotyle fuyant et un talus émoussé est réglé par l'examen échographique. Soit il s'agit d'un simple retard de maturation et l'exploration ultrasonore est strictement normale (fig. II.2.7) : soit il s'agit d'une véritable dysplasie et l'examen échographique apporte une séméiologie caractéristique :

Le cotyle est plat, peu profond et court. Le toit osseux assure une couverture osseuse le plus souvent d'environ le tiers du diamètre de la tête fémorale. Ceci est anormal et on ne doit pas déroger à la règle suivante : chaque fois que la profondeur du cotyle admet moins de la moitié de la tête cartilagineuse en son sein, le modelage osseux est insuffisant.

Le rebord cartilagineux (toit cartilagineux et fibrocartilage limbique) présente une morphologie et une orientation normales oblique en bas et en dehors. Son extrémité distale descend :

- soit jusqu'au niveau de l'horizontale coupant le cartilage en Y (cartilage triradié). Le limbus assure ainsi une couverture totale de la tête cartilagineuse et compense le défaut de couverture osseuse (fig. II.2.8) ;
- soit jusqu'au niveau d'une horizontale coupant le bord interne du toit osseux. Dans cette circonstance la couverture limbique de l'épiphyse n'est pas totale (fig. II.2.9). Cependant, elle est toujours supérieure au 2/3 de la tête fémorale.

L'examen dynamique ne met en évidence aucun déplacement. La tête reste centrée au fond du cotyle.

La notion d'un concept échographique de dysplasie ou de dysmorphie cotyloïdienne est capitale, car elle repose sur des arguments morphologiques et dynamiques objectifs : cotyle mal creusé avec défaut de couverture osseuse, morphologie normale du rebord cartilagineux, hanche stable et centrée.

a
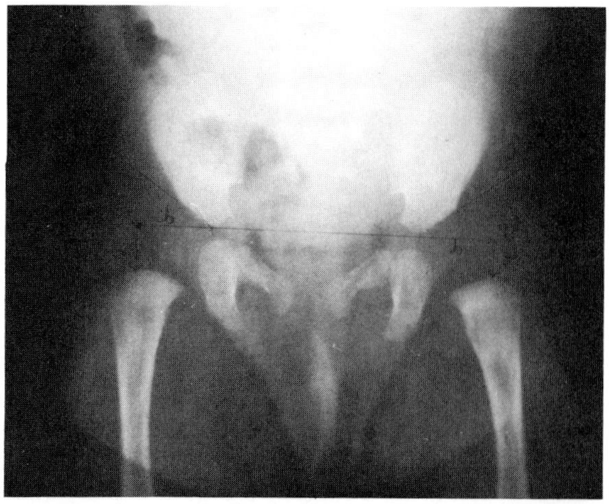

b
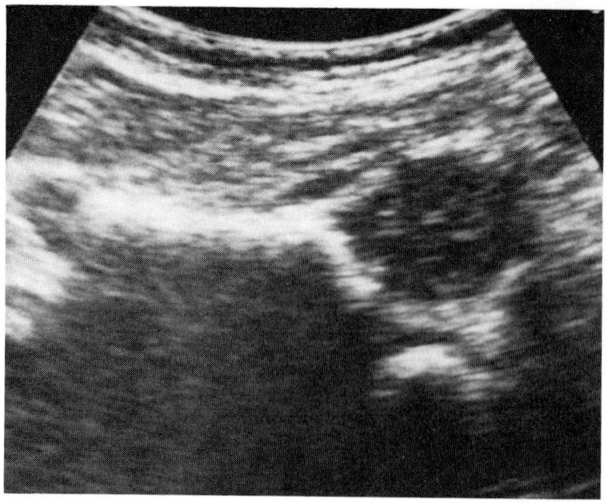

c
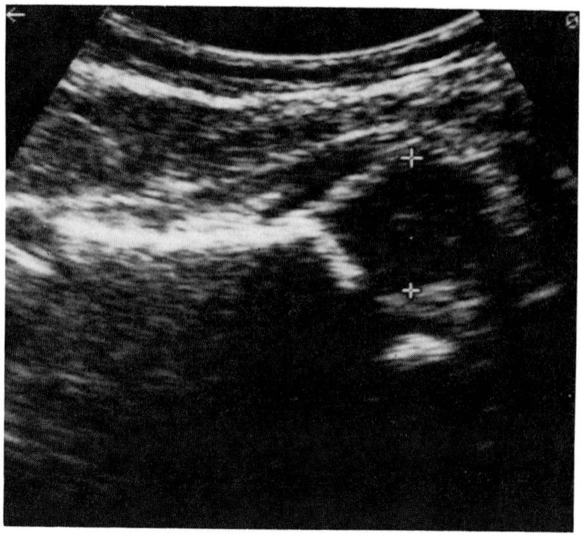

Figure II.2.7
Nourrisson de 2 mois. Craquement de hanche gauche.
a) L'examen radiologique retrouve des angles acétabulaires augmentés. On discute la mise en place d'un coussin d'abduction.
b, c) L'examen échographique met en évidence deux hanches strictement normales. La morphologie cotyloïdienne est normale, la couverture osseuse est supérieure à 50 %, l'auvent cartilagineux est totalement recouvrant. Tout traitement serait dangereux et inutile.

a
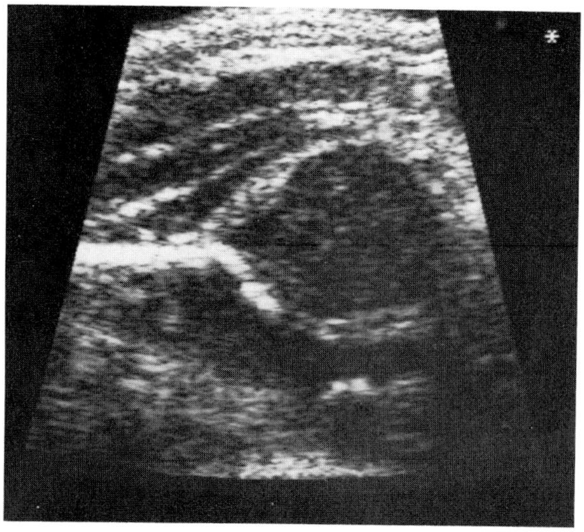

b
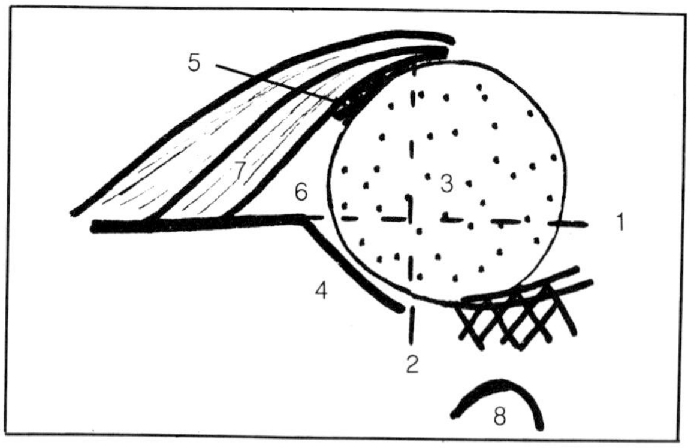

Figure II.2.8
Nourrisson de 3 semaines.
Césarienne pour siège décompleté.
Antécédents familiaux.
A la naissance signe de Barlow au niveau de la hanche gauche.
Traitement par culotte d'abduction.

a) Tous les critères échographiques d'une *dysplasie* sont réunis : cotyle plat et mal creusé, couverture osseuse insuffisante, hanche stable. Dans cet exemple, le cartilage fibro-cartilagineux est totalement recouvrant.
b) Schéma
1 - Le pourcentage de couverture osseuse est de 30 %.
2 - L'horizontale tracée à partir de l'extrémité distale du limbus coupe le cartilage triradié.
3 - Tête fémorale.
4 - Cotyle dysplasique.
5 - Limbus fibro-cartilagineux.
6 - Rebord cotyloïdien cartilagineux.
7 - Muscle petit fessier.
8 - Pubis.

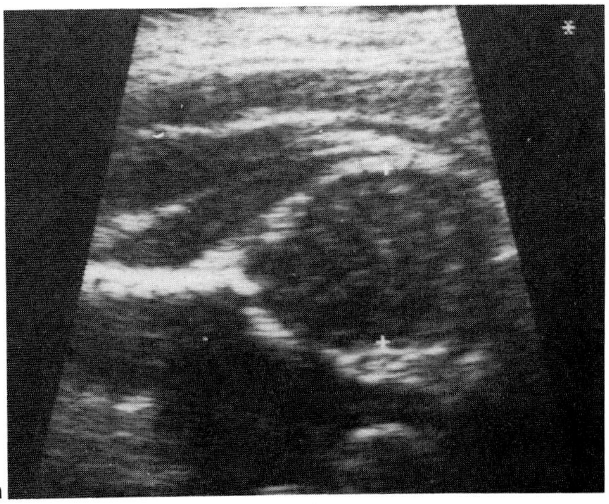

a

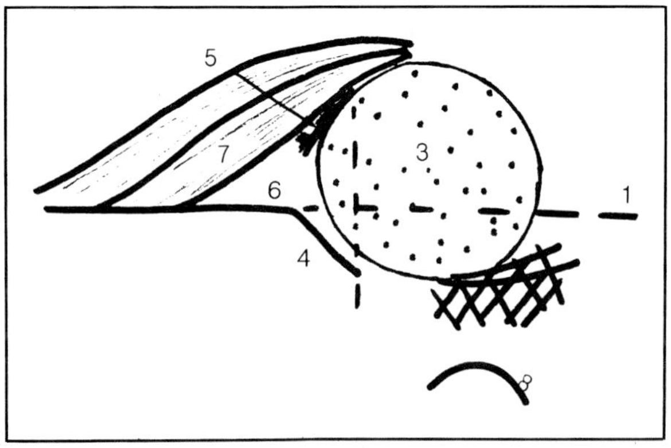

b

Figure II.2.9
Nouveau-né de 2 jours. Diabète maternel. Macrosomie néonatale. Examen clinique des hanches normal.
a) Dysplasie de hanche droite. Le tiers de la tête cartilagineuse est recouvert par un cotyle dysplasique.
Le limbus fibro-cartilagineux n'est pas totalement recouvrant. La hanche est cependant stable aux manœuvres dynamiques.
b) Schéma
1 - Le pourcentage de couverture osseuse est de 30 %.
2 - L'horizontale tracée à partir de l'extrémité distale du limbus coupe la partie interne du cotyle osseux.
3 - Tête fémorale.
4 - Cotyle dysplasique.
5 - Limbus fibro-cartilagineux ne recouvrant que les deux tiers de la tête fémorale.
6 - Rebord cotyloïdien cartilagineux.
7 - Muscle petit fessier.
8 - Pubis.

On conçoit ainsi toute l'importance d'une exploration ultrasonore car la dysplasie cotyloïdienne est une affection fréquente dans les premiers mois de la vie. Elle permet d'une part de faire formellement la distinction entre une authentique dysplasie et un simple retard de maturation ; l'examen radiologique n'en est jamais capable dans les trois premiers mois de la vie. D'autre part, l'examen échographique est capable de sensibiliser et de percevoir un problème clinique et radiologique occulte (fig. II.2.10). Celà s'explique probablement par le fait que l'examen ultrasonore peut réaliser un plan de coupe au niveau d'un point précis alors que l'examen radiologique représente une image de sommation des couvertures osseuses antérieures, moyennes et postérieures ; chacune ne recouvre pas de façon similaire la tête fémorale et cela explique qu'un élément dysplasique, postérieur ou moyen par exemple, puisse être masqué par une couverture antérieure normale.

Luxation avec limbus repoussé et instabilité modérée

Cliniquement il s'agit d'une hanche subluxable ou laxe : la tête est spontanément en place dans le cotyle. Elle en sort au test de provocation puis réintègre spontanément le cotyle dès que l'examinateur relâche sa pression. Ceci explique la possibilité d'une radiographie du bassin normale en période néonatale.

Lors de la manœuvre de Barlow une pression du pouce à la face interne de la cuisse provoque un déplacement postéro-externe de la tête vers le rebord cotyloïdien donnant une impression de perte de contact articulaire. Cette sensation cède avec l'arrêt de la pression digitale et la manœuvre d'Ortolani est négative. L'examen clinique ne permet pas de différencier une hyperlaxité transitoire d'une dysplasie avec instabilité modérée. Le déplacement reste très modéré dans les deux cas (3 mm). Il s'agit d'une augmentation de la mobilité de la tête au sein de l'articulation. Jusqu'à l'utilisation de l'échographie, seul le suivi clinique permettait de différencier ces 2 entités.

Les modifications anatomiques sont modérées : les anomalies osseuses et cartilagineuses de l'articulation sont en effet peu sévères.

Alors que la tête garde sa sphéricité normale, la cavité cotyloïdienne est déformée et toujours moins profonde que normalement. L'atteinte du rebord acétabulaire est modérée, mais constante, et touche les deux composantes cartilagineuses : le cartilage du toit et le fibrocartilage limbique. Ces structures sont le siège d'un étirement, d'un allongement externe au niveau des rebords supérieur et postérieur ce qui donne à l'articulation une forme elliptique. L'atteinte la plus marquée se situe à la partie postéro-supérieure et représente le trajet emprunté par la tête fémorale.

Le ligament rond, étiré, par le déplacement de la tête, est intact. La capsule est logiquement étirée et allongée à sa partie postéro-supérieure,

a
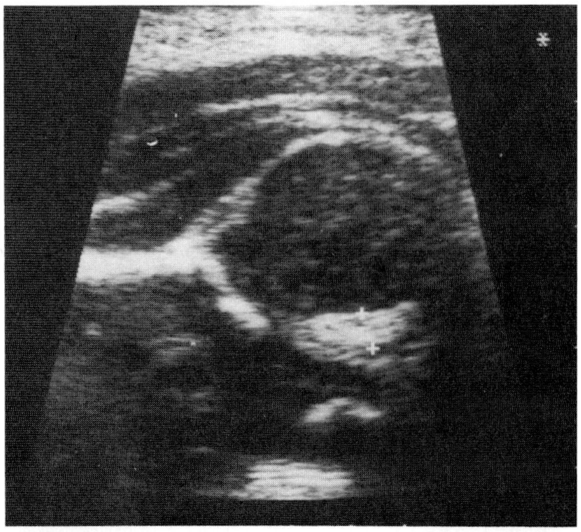

b
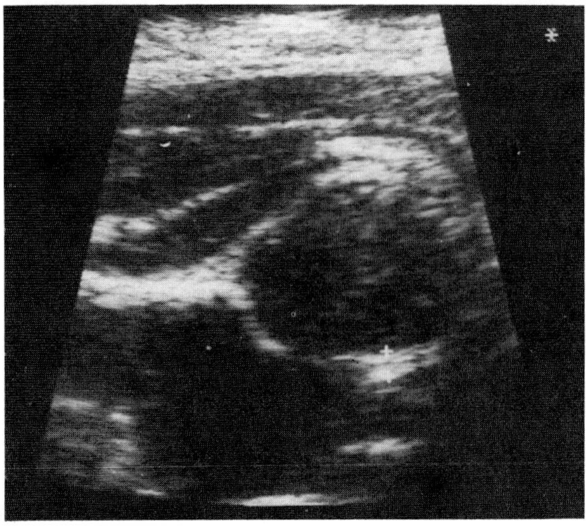

Figure II.2.12
Nouveau-né de 24 heures. Claquement de la hanche droite.
La hanche droite présente une instabilité modérée de 3 millimètres. En position d'adduction forcée, la couverture osseuse de la tête est d'environ un tier (a). Les constatations morphologiques sont similaires au niveau de la hanche gauche (b), mais la hanche est stable : c'est une dysplasie simple.
Notez l'asymétrie de taille du ligament rond : à gauche, son calibre est normal (2 millimètres) : à droite, *le ligament rond est hypertrophique et hyperéchogène* (3 millimètres) : ceci suggère une instabilité relativement conséquente en période fœtale.

couverture de la tête fémorale est inférieur à 50 % (environ un tiers du diamètre de l'épiphyse).

Ces éléments permettent de différencier l'instabilité modérée de l'hyperlaxité ligamentaire.

L'horizontale tracée à partir de l'extrémité distale de l'auvent cartilagineux coupe le toit osseux au niveau de son bord le plus interne (fig. II.2.11).

Luxation avec limbus repoussé et instabilité importante

Cliniquement, il s'agit d'une hanche luxable avec ou sans ressaut. L'intensité et la netteté du ressaut est variable, fonction de l'obstacle plus ou moins émoussé. Au maximum, lorsqu'il n'y a aucun accrochage on parle de piston, ce qui correspond à une instabilité importante sans ressaut.

Les critères arthrographiques sont très évidents et traduisent l'augmentation de la capacité capsulaire (Schéma II.2.XI).

Au cours de la manœuvre d'agression le déplacement de la tête se fait :

- en dehors et une importante flaque de produit de contraste apparaît à la partie interne de l'espace articulaire. Pour Tonnis plus des deux tiers de la tête (radiologiquement examinés en position neutre) quitte l'acétabulum osseux.
- en haut, et la tête refoule les structures cartilagineuses sur une hauteur inférieure au tiers du diamètre de la tête (110).

La morphologie et la situation du rebord cotyloïdien sont modifiées : le toit cartilagineux et le limbus sont refoulés vers en haut par la tête alors que le récessus sus limbique comprimé disparaît. L'élément morphologique capital est de considérer que la tête reste cependant strictement sous-jacente au cartilage.

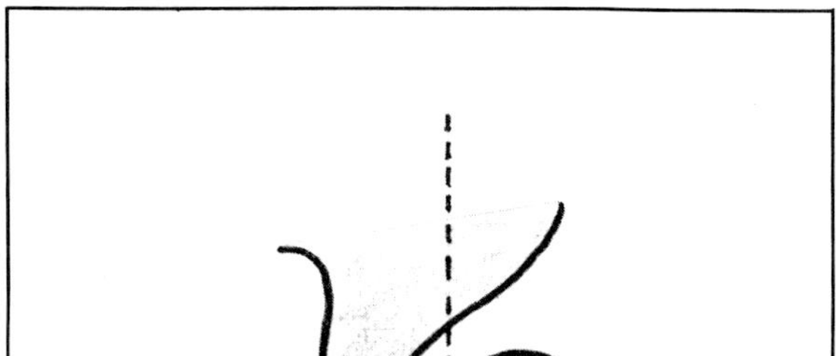

Schéma II.2.XI
Luxation avec limbus repoussé et instabilité importante
Grade II de Tonnis (110)

1 - Flaque de produit de contraste
2 - L'acétabulum ne couvre plus la tête

Au cours de la manœuvre d'abduction, la tête réintègre le cotyle et le produit de contraste est chassé à la partie supéro-externe de la capsule. Le limbus couvre incomplètement la tête.

L'acétabulum est petit, oblique et dysplasique. Si la réduction est facile, la tête est parfois difficile à maintenir en place.

Les lésions anatomiques traduisent l'aggravation de la déformation de la cavité cotyloïdienne ; elle prend une forme ovalaire avec un grand axe allant du pôle postéro-supérieur au pôle antéro-inférieur et représentant le couloir de luxation.

Les modifications échographiques sont intenses :

1. Au cours des manœuvres dynamiques, flexion et adduction forcée, l'échographie objective (fig. II.2.13 et II.2.14) :

Un déplacement important : la tête s'écarte du fond du cotyle, sa couverture osseuse devient pratiquement nulle et on note une expansion des tissus de la fosse acétabulaire avec un allongement et un épaississement du ligament rond qui suit les mouvements de la tête. Ce déplacement se fait donc en dehors, mais également en haut où le toit cartilagineux est refoulé. Il existe une déformation des plans musculaires, de la capsule et du périchondre qui soulevés par la tête sont horizontalisés.

Le déplacement de la tête vers le haut mesuré à partir de l'horizontale passant par le cartilage triradié est inférieur au tiers de sa hauteur.

La situation du rebord cotyloïdien est modifiée : le toit cartilagineux et le limbus fibrocartilagineux sont refoulés en haut et horizontalisés. En cas de déplacement important, l'horizontale tracée à partir du point de la jonction limbus-capsule, coupe le bord le plus externe du toit osseux. La tête est cependant maintenue sous le cartilage et la surface interne du limbus est toujours intra-articulaire.

L'échostructure normalement hypoéchogène du rebord cotyloïdien est conservée ce qui témoigne d'une absence d'altération histologique.

Il existe des modifications d'orientation et de morphologie importantes au niveau du rebord cotyloïdien : il peut être hypertrophique afin de compenser le défaut de couverture osseuse et d'assurer à lui seul une couverture d'environ deux tiers de la tête fémorale en position luxée (fig. II.2.13). Cette disposition anatomique explique très probablement le corollaire clinique : hanche luxable à ressaut (déplacement 5 mm).

Lorsque les lésions sont plus évoluées le cartilage du toit est émoussé et la couverture cartilagineuse est faible, d'environ la moitié de la tête (fig. II.2.14). Cette disposition anatomique explique très probablement le corollaire clinique : hanche luxable avec piston (déplacement 8 mm).

2. En abduction (fig. II.2.13 et II.2.14)

La tête réintègre le cotyle osseux en diminuant la pression nocive sur le rebord cotyloïdien. Cette réintégration permet ainsi un appui favorable au fond du cotyle qui va comprimer en les rendant moins visibles les tissus de la fosse acétabulaire. Par ailleurs, les structures périarticulaires (périchondre, capsule, muscles fessiers) reprennent une morphologie normale.

Le cotyle est plat, dysplasique, peu profond et peu creusé ; il n'assure que 30 % de la couverture de la tête réintégrée.

Le cartilage du toit et le limbus déformables s'affaissent lorsque la tête est réduite : c'est dire que la déformation cartilagineuse n'est pas fixée.

La laxité capsulaire et l'importance de sa déformation sont parfois appréciables : lors de la réintégration rapide de la tête fémorale, apparaît un espace normalement virtuel entre la tête et la capsule (fig. II.2.14 bis).

Luxation avec rebord cotyloïdien éversé

Cliniquement il s'agit d'une hanche luxée réductible. Le signe d'Ortolani est positif avec un ressaut de sortie et un ressaut d'entrée. Le « click » audible est perçu si deux conditions sont réunies : la tête fémorale peut sortir de l'acétabulum et être réduite ; la tête franchit un obstacle représenté par le rebord acétabulaire.

La hanche luxée réductible se caractérise par le fait que le clinicien doit maintenir à la main la réduction et que la hanche se reluxe spontanément dès que l'examinateur relâche sa pression. Il existe parfois des cas où l'enfant luxe ou réduit spontanément sa hanche selon les mouvements actifs d'adduction et d'abduction.

Les lésions anatomopathologiques sont intenses et constantes :

Si la tête cartilagineuse est modérément déformée avec une antéversion parfois exagérée, le cotyle est profondément modifié, de contours elliptiques avec un grand axe allant du pôle postéro-supérieur au pôle postéro-inférieur.

L'éversion du bord postéro-supérieur du rebord cotyloïdien est plus intense : c'est le couloir de luxation. La surface acétabulaire, éburnée à ce niveau est divisée, par une arête cartilagineuse lisse :

- l'acétabulum primitif qui occupe les deux tiers internes et profonds de la surface articulaire.

Figure II.2.13
Nouveau-né de 3 jours.
Naissance par césarienne pour siège. Ressaut de hanche gauche.

Il existe une luxation avec instabilité importante.
En manœuvre d'agression *(a)*, la distance entre le bord interne de la tête et le pubis est de 9,1 millimètres.
Remarquez l'importante expansion des éléments anatomiques du fond cotyloïdien : bien qu'il ne soit pas distinguable du pulvinar, le ligament rond est certainement épaissi. En position d'abduction *(b)* cette distance est de 4 millimètres : le déplacement est donc de 5 millimètres.
c) Notez l'hypertrophie hypoéchogène (donc sans altération histologique) du rebord cotyloïdien (3) dont l'extrémité distale fibrocartilagineuse (5) assure une couverture des deux tiers de la tête fémorale.
1 - Tête fémorale. 2 - Cotyle plat. 3 - Rebord cotyloïdien. 4 - Limbus fibrocartilagineux. 5 - Extrémité distale du limbus.
d) Schéma.
1 - Le pourcentage de couverture en adduction est largement inférieur à 30 %.
2 - En adduction, l'horizontale tracée à partir de l'extrémité distale du limbus coupe le toit osseux du cotyle à sa partie la plus externe.
3 - Tête fémorale.
4 - Ligament rond.
5 - Pulvinar.
6 - Pubis.
7 - Limbus.
8 - Rebord cotyloïdien cartilagineux.
9 - Muscle petit fessier.
10 - Cotyle osseux dysplasique.
11 - En abduction l'horizontale tracée à partir de l'extrémité distale du limbus coupe le toit osseux du cotyle en son milieu.

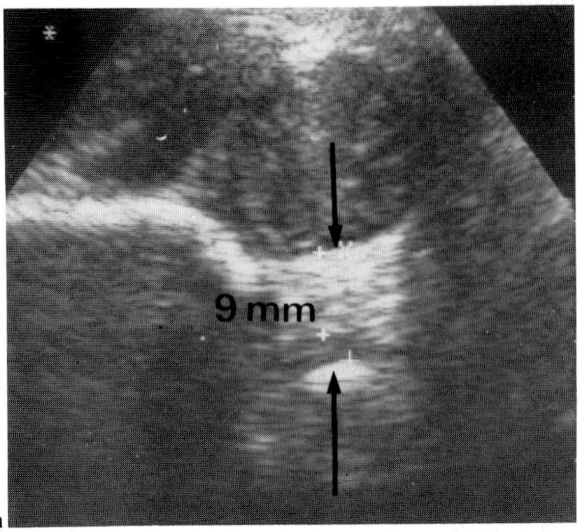

a

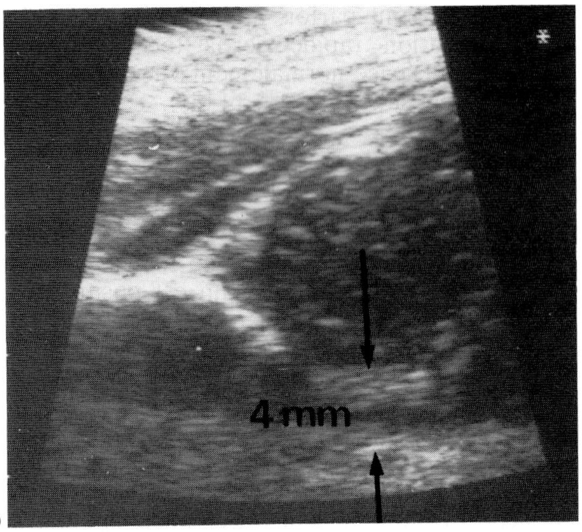

b

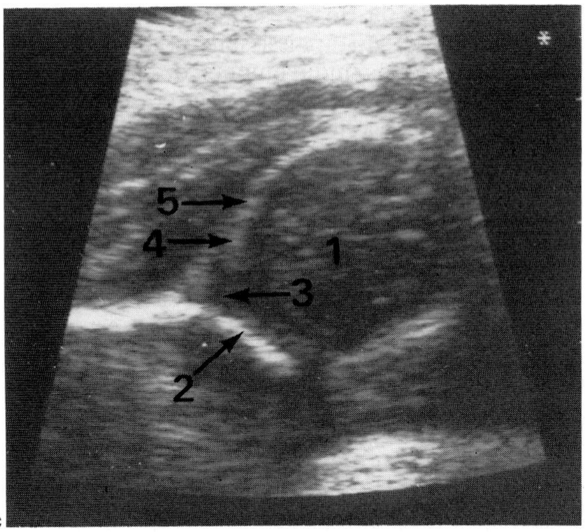

c

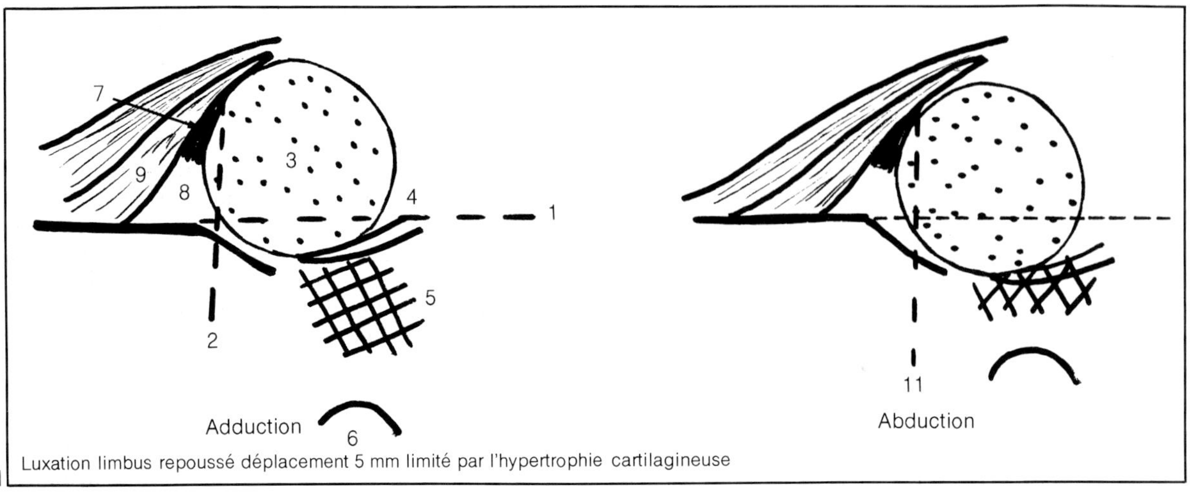

Luxation limbus repoussé déplacement 5 mm limité par l'hypertrophie cartilagineuse
d

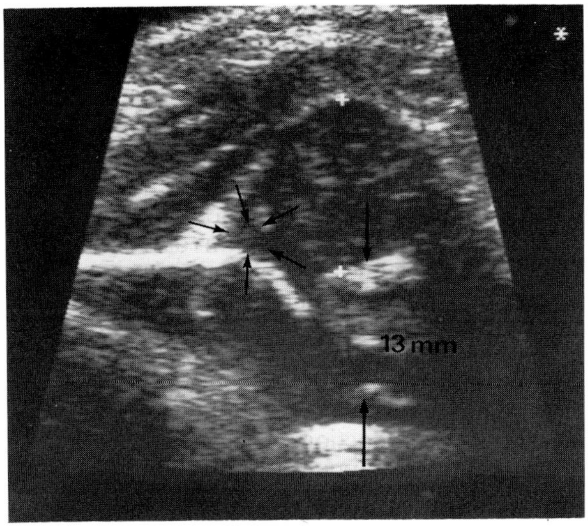

a

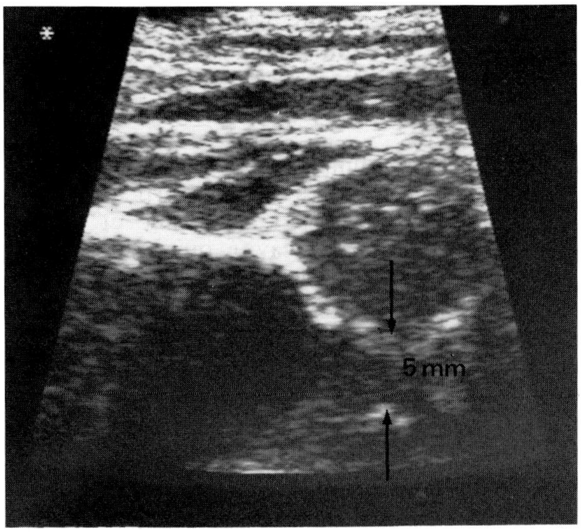

b

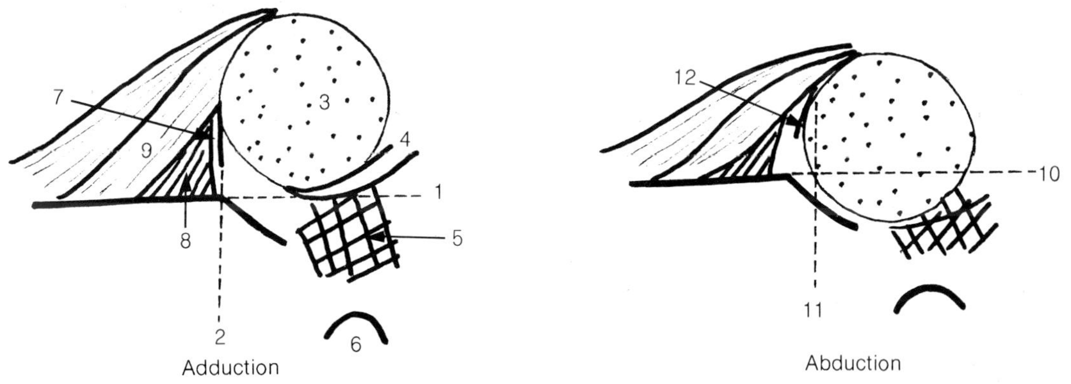

Luxation limbus repoussé et émoussé (piston) déplacement 8 mm

c

Figure II.2.14
Nouveau-né de sexe féminin.
L'examen clinique met en évidence une instabilité bilatérale sans ressaut avec sensation de piston. Examen échographique au troisième jour de vie.
Il existe une luxation avec instabilité importante.
Le déplacement est intense : la distance bord interne de la tête pubis est de 13 millimètres en adduction et de 5 millimètres en abduction : l'instabilité est donc de 8 millimètres.
a) Le cartilage du toit hyalin (↗), dont l'échostructure est normale, est court et émoussé expliquant l'absence de perception clinique du ressaut. Le rebord cotyloïdien n'assure qu'une couverture de la moitié de la tête cartilagineuse.
b) En abduction, le cotyle dysplasique assure une couverture médiocre de la tête réintégrée.
c) Schéma.
1 - Le pourcentage de couverture osseuse est nul.
2 - En adduction, l'horizontale tracée à partir de l'extrémité distale du limbus coupe le toit osseux du cotyle à sa partie la plus externe.
3 - Tête fémorale.
4 - Ligament rond.
5 - Pulvinar.
6 - Pubis.
7 - Limbus et cartilage cotyloïdien dont la couverture est d'environ la moitié de la tête.
8 - Attaches capsulaires épaissies.
9 - Muscle petit fessier.
10 - En abduction, le pourcentage de couverture osseux est de 30 %.
11 - En abduction, l'horizontale tracée à partir de l'extrémité distale du limbus coupe le toit osseux du cotyle à sa partie moyenne.
12 - Bonne visualisation du limbus.

L'acétabulum est peu profond, plat, occupé par le tissu fibro-graisseux de la fosse acétabulaire. Cette surface recouverte de cartilage cotyloïdien intact présente le plus petit rayon de courbure ;

- le néocotyle rudimentaire est situé au niveau du tiers externe. La surface articulaire se poursuit en dehors par la capsule et forme avec celle-ci une néocavité qui loge la tête fémorale lorsque celle-ci glisse au-dessus du néolimbus. Le limbus situé à la périphérie du cartilage est atrophique et adhérent à la capsule ;
- le néolimbus est formé exclusivement d'une hypertrophie réactionnelle de cartilage hyalin secondaire à la pression exercée par la tête luxée sur le rebord acétabulaire. Le néolimbus représente donc une saillie de cartilage hyalin qui limite les bords inférieur et antérieur du néocotyle. Le limbus ne participe pas à la formation de ce rebord cartilagineux. C'est dire que le ressaut et le click sont produits par le glissement de la tête au-dessus du néolimbus.

Au niveau des parties molles il existe un épaississement et un allongement du ligament rond. La capsule est également nettement épaissie.

Lors de la réduction, l'acétabulum primitif, peu profond, comblé de tissu fibro-adipeux est à l'origine d'une incongruence articulaire. La réduction est donc au départ peu satisfaisante mais la mise en position habituelle de traitement diminue les pressions nocives exercées par la tête sur le rebord cotyloïdien.

Les données arthrographiques montrent un déplacement complet et révèlent une augmentation de la capacité capsulaire. Lors des manœuvres dynamiques de flexion-adduction, la tête quitte en totalité l'acétabulum osseux et une volumineuse flaque de produit de contraste apparaît à la partie interne de l'articulation.

En haut, la tête est déplacée de plus du tiers de sa hauteur au-dessus de la position normale du rebord cartilagineux (Schéma II.2.XII).

En abduction, l'arthrographie apprécie les conditions de réduction.

Les ultrasons apportent un bilan lésionnel d'une grande précision :

1. Au cours de la manœuvre d'agression l'examen échographique objective :

a) L'importance du déplacement de la tête fémorale (fig. II.2.15). Elle quitte en dehors la totalité de l'acétabulum osseux et la couverture osseuse devient nulle. L'expansion des tissus de la fosse acétabulaire est à son maximum : le ligament rond allongé et épaissi suit le contour interne de la tête fémorale.

Vers le haut, l'épiphyse cartilagineuse franchit le rebord osseux externe du cotyle en entraînant les structures cartilagineuses. Il existe une

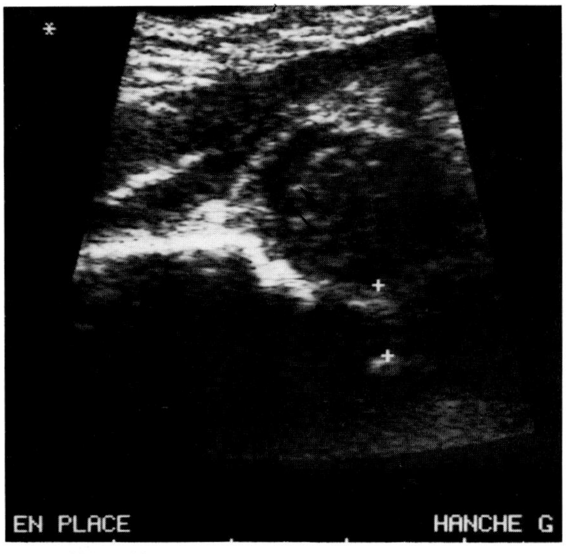

Figure II.2.14 bis
Hanche luxable avec piston.
Réintégration rapide de la tête fémorale par un mouvement d'abduction.
Notez l'existence d'un espace anéchogène entre la capsule (↗) et la tête (↗↗).

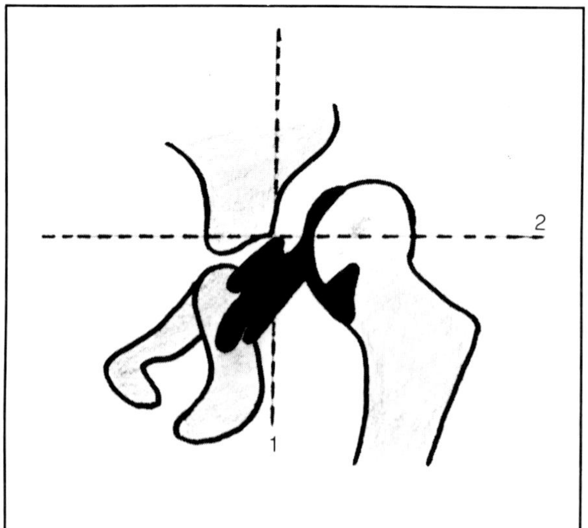

1 - L'acétabulum ne recouvre pas la tête
2 - Déplacement de plus du tiers de la hauteur de la tête au-dessus du rebord cartilagineux

Schéma II.2.XII
Luxation avec rebord cotyloïdien éversé

a
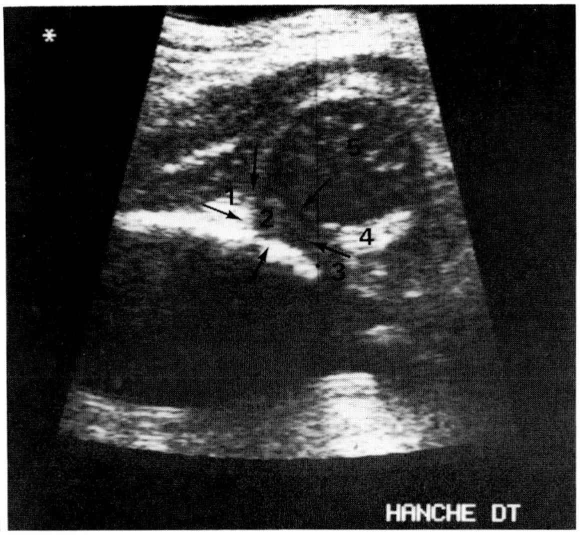

b
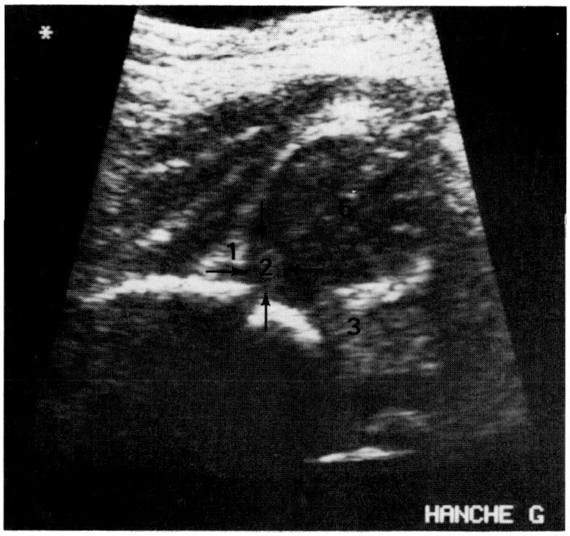

c
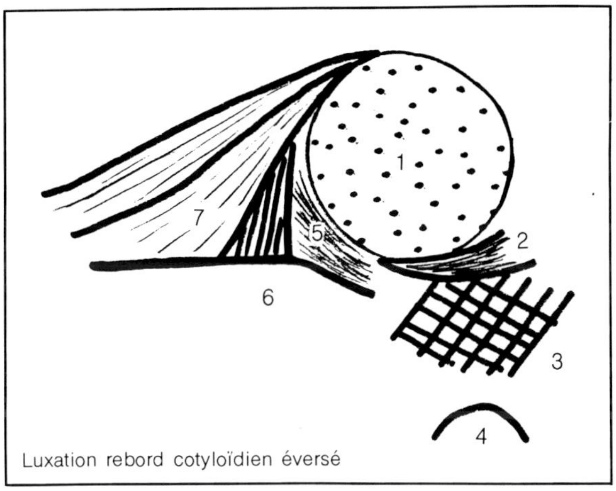

Figure II.2.15
Nouveau-né de 6 jours.
Présentation du siège. Césarienne.
L'examen clinique à la naissance montre un signe d'ORTOLANI bilatéral.
Il existe une luxation bilatérale avec rebord cotyloïdien éversé.
a, b) La couverture osseuse est nulle à droite, comme à gauche, ce qui témoigne de l'intensité du déplacement. Le ligament rond du côté droit est nettement épaissi et hyperéchogène.
Le néocotyle rudimentaire est parfaitement individualisé.
Notez son aspect échogène témoignant de la présence de lésions histologiques.
1 - Capsule épaissie. 2 - Néocotyle. 3 - Cotyle primitif. 4 - Ligament rond épaissi. 5 - Tête fémorale.
c) Schéma.
1 - Tête fémorale.
2 - Ligament rond.
3 - Pulvinar.
4 - Pubis.
5 - Néocotyle hyperéchogène (limbus et cartilage hyalin).
6 - Capsule épaissie.
7 - Muscle petit fessier.

importante déformation des plans musculaires et de la capsule qui, soulevés par la tête, sont nettement horizontalisés. Le tiers au moins de la hauteur de la tête est situé au-dessus de l'horizontale passant par le bord inféro-interne du toit osseux du cotyle.

b) Le degré de déformation du toit cartilagineux et du limbus (fig. II.2.15) :

Refoulés en haut, éversés, entraînés par la tête en dehors d'une horizontale passant par le rebord osseux du cotyle, ces structures cartilagineuses ne maintiennent plus la tête au-dessous d'elles : la couverture cartilagineuse est inférieure au tiers du diamètre de la tête. L'épiphyse se dégage et passe en dehors de la couverture cartilagineuse pour venir se loger dans un néocotyle rudimentaire situé à la partie postérieure de l'articulation et orienté obliquement en haut et en dehors. Ce néocotyle est constitué d'une formation échogène de cartilage hyalin et de fibrocartilage limbique échographiquement indissociables. L'apparition d'une hyperéchogénicité au niveau du cartilage hyalin traduit des altérations histologiques. La capsule déformée, enveloppe la tête et s'insère au niveau de la face externe du néolimbus. Son épaississement évident se traduit par l'apparition d'une zone hyperéchogène.

2. En abduction la réintégration est médiocre et instable (fig. II.2.16).

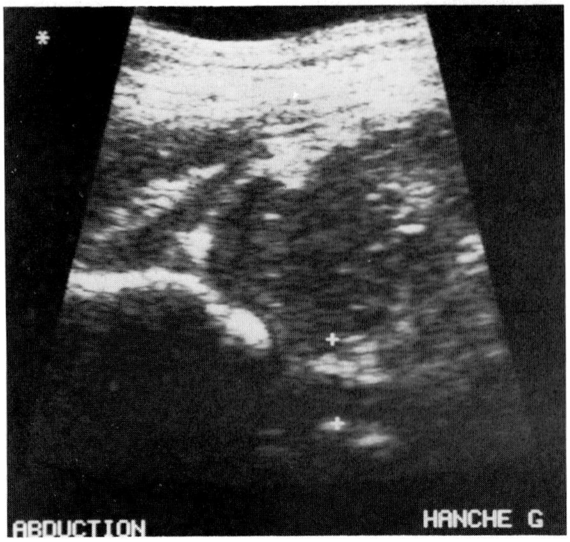

Figure II.2.16
Même nouveau-né que précédemment.
La hanche gauche est en abduction. La tête réintégrée « bute » sur un cotyle plat et dysplasique.

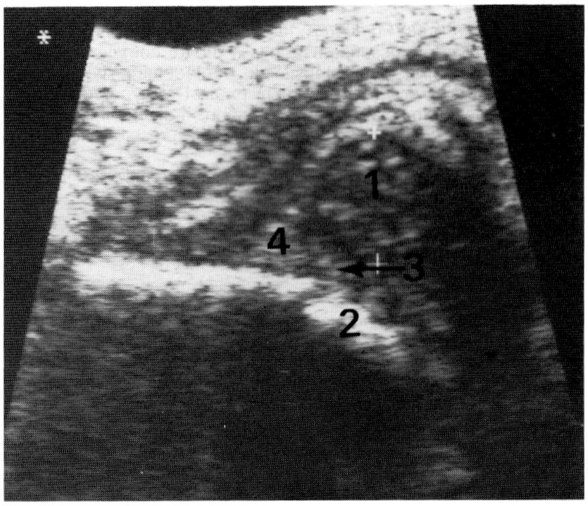

a

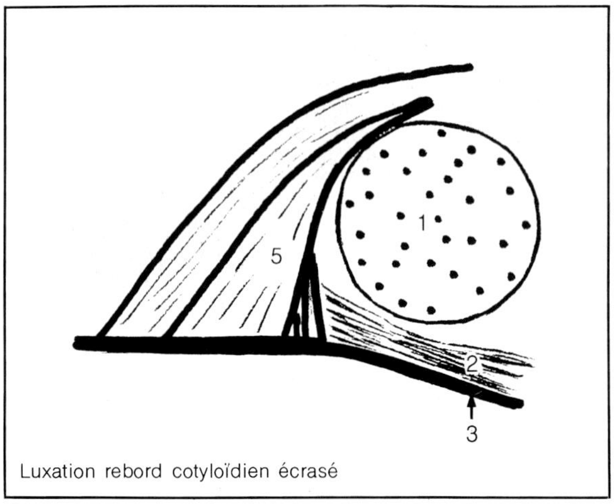

c

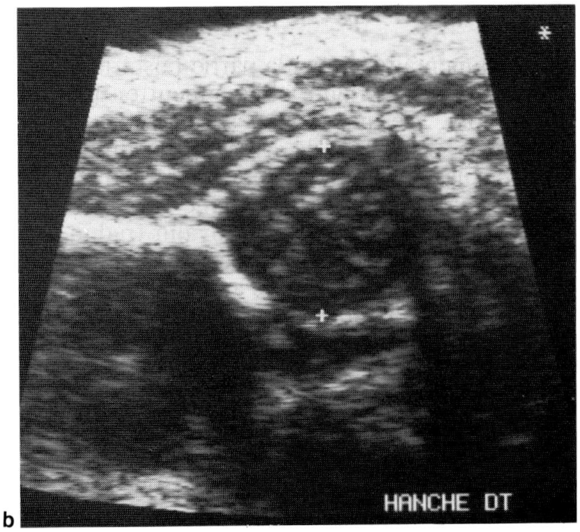

b

Figure II.2.17
Nouveau-né de 2 jours.
Tableau clinique et radiologique évident de luxation de hanche gauche. La réintégration est difficile.
Il existe une luxation avec limbus écrasé.

a) Le déplacement majeur est responsable d'un refoulement très important des plans musculaires. Le néocotyle, bien structuré, commence à se creuser. Le limbus et le cartilage hyalin cotyloïdien sont écrasés entre la tête et l'os iliaque.
Notez l'existence d'une tête fémorale gauche de petit volume : 8,3 millimètres. Par comparaison le diamètre maxima de l'épiphyse droite est de 11,2 millimètres *(b)*. Ces données sont caractéristiques d'une hanche tératologique.
1 - Tête fémorale. 2 - Os iliaque. 3 - Limbus écrasé. 4 - Capsule.

c) Schéma.
1 - Tête fémorale.
2 - Néocotyle composé de cartilage hyalin et du limbus écrasé entre la tête et l'os iliaque.
3 - Os iliaque.
4 - Capsule épaissie.
5 - Muscle petit fessier horizontalisé.

Luxations avec limbus écrasé

Cliniquement il s'agit d'une hanche luxée réductible avec un ressaut perceptible, visible et audible. Si la tête n'est pas maintenue en place, elle se luxe spontanément : l'instabilité est considérable.

Les altérations anatomopathologiques individualisent :

- une tête fémorale aplatie à sa partie postéro-externe, plus petite et dont le col fémoral est modérément rétroversé ;
- un acétabulum divisé en 2 parties par une crête cartilagineuse très épaissie :
  - l'acétabulum primitif est antéro-inférieur à cette crête. Il est peu profond et contient du tissu fibrograisseux et un ligament rond long, large et plat ;
  - le néocotyle est situé à la partie postéro-supérieure de l'arète cartilagineuse. Il est plus développé, plus grand, formé en partie par l'arète cartilagineuse, le limbus éversé et la capsule épaissie. Les coupes histologiques montrent que l'arète cartilagineuse est constituée de cartilage acétabulaire hypertrophique. Dans ce cartilage, les chondrocytes sont irréguliers en taille, morphologie et disposition. Le limbus éversé, hypotrophique est adhérent au périchondre. Il ne peut être dissocié du cartilage acétabulaire et le bord du limbus éversé se poursuit avec la capsule articulaire épaissie contenant de larges bandes collagéniques.

La capsule s'insère toujours à la face externe non articulaire du cartilage.

Au niveau des parties molles les muscles fessiers sont considérablement refoulés en dehors.

La capsule épaissie recouvre la tête cartilagineuse luxée, le ligament rond est étiré et allongé.

Sur les films arthrographiques la capacité de la capsule est augmentée et le déplacement est évident. La tête est en dehors de l'acétabulum et de son rebord cartilagineux. Le rebord acétabulaire a migré avec l'épiphyse cartilagineuse. Il se trouve piégé entre la tête fémorale et la capsule ; la tête aplatit le cartilage contre l'ilion au lieu de l'inverser. La totalité de l'épiphyse a migré au-dessus du rebord osseux de la cavité primaire.

Par la manœuvre de réduction, en l'absence de constriction capsulaire significative, la réduction est rapidement obtenue.

L'examen échographique est très précieux du fait de l'importance du bilan lésionnel. Il objective (fig. II.2.17) au cours de la manœuvre dynamique :

- Une position spontanée de la tête luxée en situation haute. Le déplacement est intense : la tête quitte le cotyle et franchit le rebord osseux externe du cotyle sur toute sa hauteur. Les plans musculaires et de la capsule sont fortement horizontalisés par la pression épiphysaire.
- A ce stade de luxation évoluée, le néocotyle est bien structuré : ceci souligne que la tête est sortie de sa vraie cavité depuis suffisamment de temps pour creuser le néocotyle, celui-ci est constitué par du cartilage hyalin hypertrophique et échogène et par le limbus écrasé dont il n'est pas dissociable. Le cartilage est situé en totalité en dedans de la tête fémorale et sa direction est verticale. La tête comprimée écrase la surface interne du fibrocartilage et le cartilage hyalin contre l'ilion (fig. II.2.17).

En position d'abduction, la tête réintègre le cotyle. Celui-ci est plat et la congruence articulaire est mauvaise et fugace.

Luxation avec limbus inversé

Cliniquement, il s'agit d'une hanche luxée irréductible. C'est une éventualité très rare en période néonatale. Il s'agit d'une hanche luxée de type tératologique, installée précocement dans la période fœtale et qui s'accompagne d'une importante rétraction musculaire péri-articulaire. L'examen clinique constate une limitation importante de l'abduction de hanche associée à un mouvement de piston ; de plus la différence de longueur avec le côté opposé dans une forme unilatérale est évocatrice. On ne perçoit pas de ressaut de réduction : le signe d'Ortolani est négatif.

Anatomiquement, l'ensemble de l'articulation est gravement lésée.

- la tête luxée est de petit volume et aplatie. Le col est court et discrètement antéversé ;
- le néocotyle est bien organisé. Il est formé d'un compartiment capsulaire où la capsule très épaissie et de surface lisse et brillante, enveloppe la tête fémorale luxée. Elle s'insère en dedans près du rebord articulaire de la tête en continuité avec le labrum hypertrophique. Dans l'immense majorité des cas, le labrum est inversé, épais et forme le rebord qui sépare le néocotyle de l'acétabulum primitif. Il adhère à la surface d'un cartilage hyalin épaissi et dégénéré ;
- l'acétabulum primitif est de petit volume. Histologiquement, la surface du cartilage acétabulaire est recouverte par une épaisse couche de tissu fibreux et par le tissu fibroadipeux du pulvinar.

L'examen arthrographique est indispensable au bilan anatomique précis (Schéma II.2.XIII) :

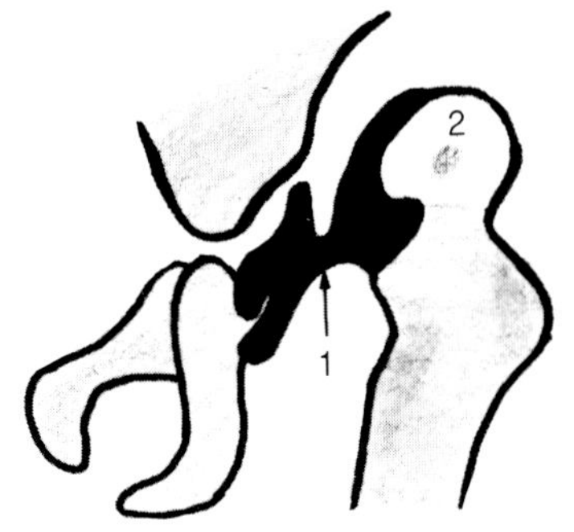

Grade IV de Tonnis (110)

Schéma II.2.XIII
Luxation avec limbus inversé

1 - Inversion limbique
2 - Tête fémorale luxée

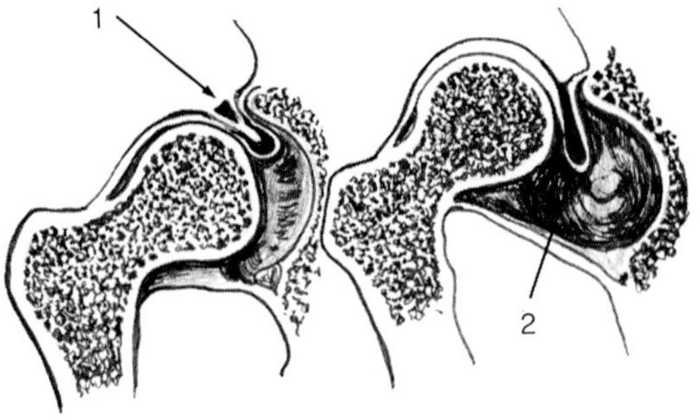

Schéma II.2.XV
Inversion capsulaire

1 - L'interposition capsulaire peut simuler une inversion limbique
2 - Hanche luxée irréductible. Capsule en sablier

L'anomalie la plus habituellement rencontrée est une inversion du limbus épaissi barrant l'entrée de la cavité cotyloïdienne (Schéma II.2.XIV).

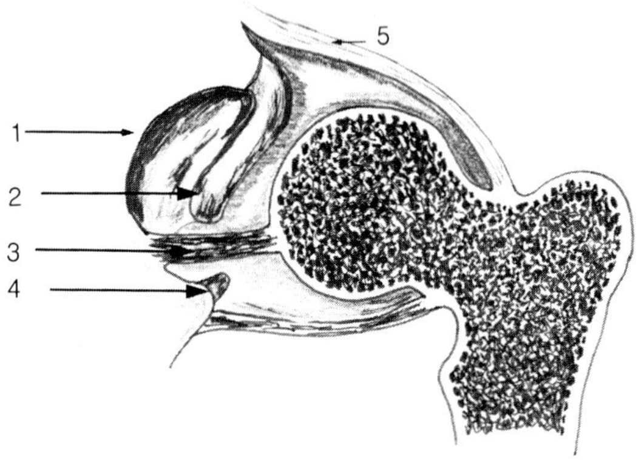

Schéma II.2.XIV
Interposition limbique

1 - Acétabulum
2 - Limbus épaissi et inversé
3 - Ligament rond épaissi
4 - Ligament transverse épaissi
5 - Capsule épaissie et large

Plus rarement, il peut s'agir d'une déformation en sablier de la capsule. C'est une éventualité plus fréquente chez le nourrisson que chez le nouveau-né (Schéma II.2.XV).

Le ligament rond épaissi et hypertrophié, l'augmentation de volume du pulvinar peuvent être la cause d'une incongruence articulaire (95, 100).

Enfin, le muscle psoas iliaque, par son empreinte sur la capsule articulaire, contribue à créer et à pérenniser le rétrécissement isthmique (27).

Toutes ces causes intrinsèques d'irréductibilité sont au mieux appréciées par l'examen arthrographique.

L'exploration échographique reste difficile du fait des importantes modifications morphologiques et dynamiques de l'articulation (fig. II.2.18). La tête fémorale est luxée, petite et ne présente aucun rapport avec le cotyle primitif. Elle est située dans un néocotyle composé de deux compartiments :

- un compartiment échogène de même échostructure que la capsule et en continuité avec celle-ci. La capsule épaissie enveloppe en effet la tête luxée, s'insinue à la face articulaire interne de la tête et adhère à la face externe du cartilage ;
- un compartiment moins échogène, composé de cartilage hyalin modifié, dégénéré, recouvert par le limbus inversé dont il est indissociable. Ce cartilage forme le rebord qui sépare le néocotyle de l'acétabulum primitif et qui empêche la réduction. La cavité primitive n'est pas étudiable car la tête cartilagineuse, butant contre le cartilage inversé n'est pas réintégrable.

Actuellement, l'examen échographique est parfaitement capable d'apprécier l'irréductibilité d'une luxation. Cependant, il est difficile de définir la nature exacte du facteur intrinsèque obstructif : cela tient à plusieurs raisons (fig. II.2.19).

a
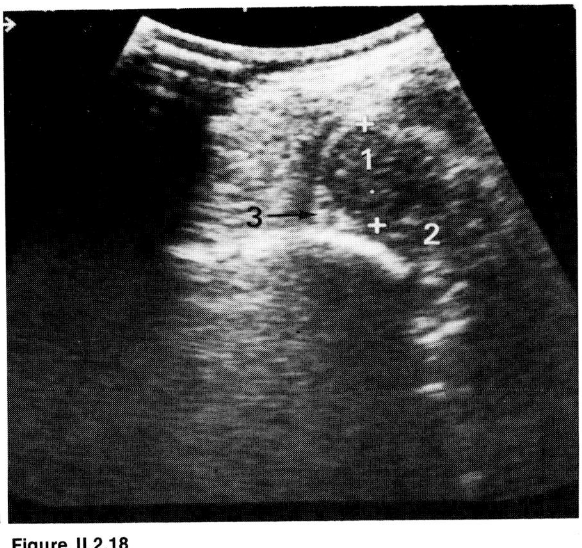

b
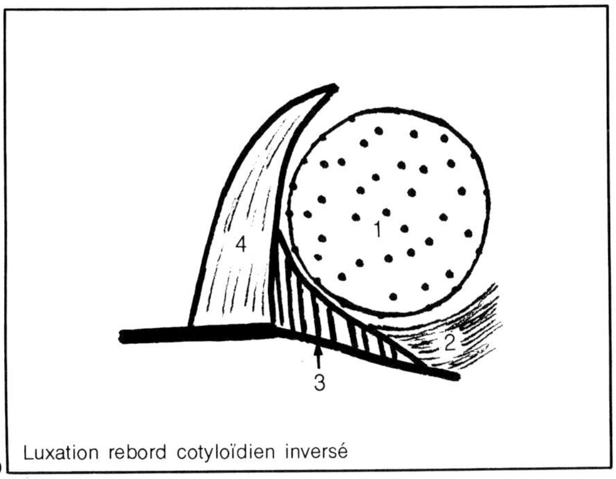

Figure II.2.18
Nourrisson de 2 mois.
Ressaut en période néonatale traité par abduction.
A l'examen clinique asymétrie d'abduction.
Il existe une luxation avec limbus inversé.
a) La tête est totalement luxée en position haute et de petit volume : son diamètre est de 15 millimètres alors qu'il devrait être de 17 millimètres.
La capsule constitue la partie supérieure et interne du néocotyle.
Plus bas, le limbus épais et inversé sépare le néocotyle de l'acétabulum primitif. Il empêche la réintégration de la tête.
1 - Tête fémorale. 2 - Limbus inversé. 3 - Capsule.
b) Schéma.
1 - Tête fémorale.
2 - Limbus épaissi et inversé.
3 - Capsule.
4 - Muscle petit fessier.

a
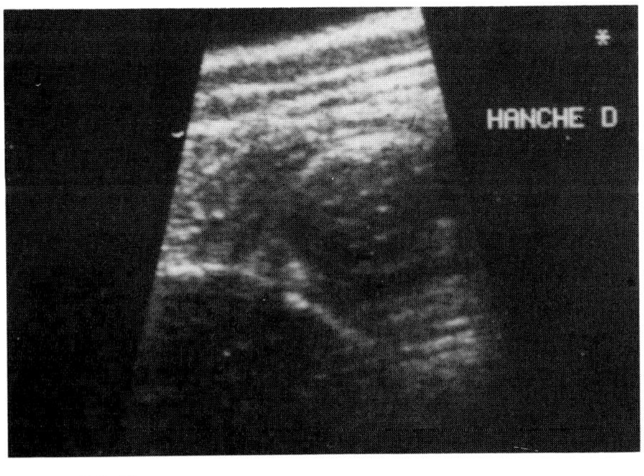

b
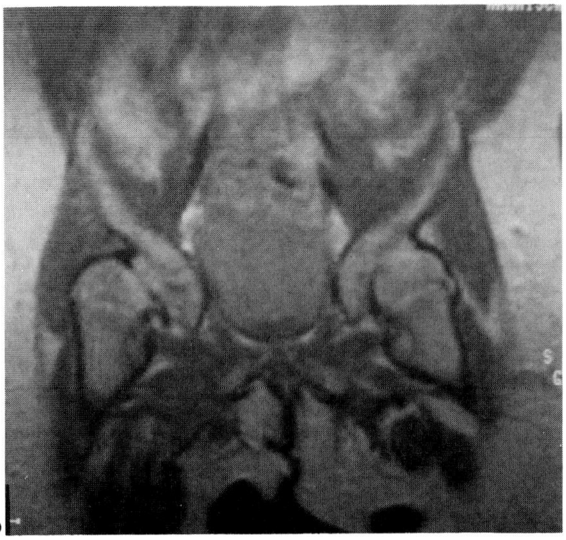

Figure II.2.19
Nourrisson de 4 mois et demi.
Mise en évidence d'une *luxation tératologique* de la hanche droite. Celle-ci est fixée et figée contre le bassin avec une limitation de l'abduction et une hypertonie des adducteurs.
a) Echographie (sonde de 10 Mhz).
La luxation est évidente et les mouvements dynamiques montrent qu'elle est irréductible. La nature de l'interposition n'est pas étudiable du fait de la trop médiocre pénétration de la sonde.
b) L'I.R.M. se montre nettement plus performante en individualisant une interposition capsulaire.

- Une est essentielle, c'est la rareté de la hanche luxée irréductible en période néonatale. Pour l'opérateur forcément inexpérimenté, l'interprétation des images est donc délicate.
- Il paraît échographiquement très difficile d'attribuer la responsabilité de l'irréductibilité à un cartilage hyalin dégénéré, à un fibrocartilage limbique ou à une capsule épaissie : en effet, ces formations anatomiques présentent une échostructure similaire.
- Sur une coupe para-sagittale interne, le muscle psoas iliaque est parfaitement définie dans sa

portion charnue. C'est malheureusement la portion tendineuse, moins accessible aux ultrasons, qui est responsable de l'impossible réintégration.

- Si la responsabilité de l'épaississement du ligament rond et du pulvinar est appréciable aux ultrasons, son importance exacte paraît difficile à chiffrer précisément.

Cependant, il est fort probable qu'avec l'utilisation de sondes à haute fréquence, une meilleure compréhension des phénomènes physiopathologiques et une expérience accrue, l'examen échographique pourra rivaliser avec l'examen arthrographique qui est seul actuellement capable de faire un bilan anatomique complet de la lésion articulaire.

Evolution de la luxation-dysplasie de hanche : intérêt de la surveillance ultrasonore

C'est certainement dans l'évolution d'une hanche lésée que l'examen échographique apporte tout son potentiel, car il propose dès à présent une réponse objective à de nombreuses questions : la réduction orthopédique est-elle de bonne qualité ? Une thérapeutique est-elle justifiée devant une hyperlaxité ligamentaire ou une dysplasie ? L'amélioration de la couverture cartilagineuse et le creusement progressif de l'auvent cotyloïdien sont-ils de qualité ?

L'utilisation des ultrasons dans les problèmes orthopédiques de l'enfant représente maintenant une évolution irréversible. Son rôle futur est probablement majeur car par ses renseignements objectifs et précis il va permettre au thérapeute de réaliser un traitement mieux adapté.

Les méthodes thérapeutiques

S'il n'existe pas de traitement parfait, les possibilités thérapeutiques se sont considérablement enrichies au cours de ces dernières années : l'arsenal paraît mieux adapté aux différentes formes de luxation et permet maintenant la prise en charge de nouveau-nés. C'est ainsi que le harnais de Pavlick occupe actuellement une place privilégiée entre la période néonatale et l'âge de 4 mois.

Trois grandes méthodes sont couramment utilisées :

- les méthodes de mise en abduction ;
- les harnais en flexion ;
- la réduction progressive par traction continue.

Chez le nouveau-né et le jeune nourrisson la place de la chirurgie est exceptionnelle et ne constitue qu'un élément limité au sein du déroulement de la méthode orthopédique.

L'objectif d'un traitement, quelle que soit la méthode utilisée, est de recentrer la réduction d'une hanche luxée puis sa stabilisation afin d'assurer un bon développement cotyloïdien et de prévenir plus tard l'arthrose articulaire.

1. Les hanches luxables et les hanches luxées faciles à réduire, la dysplasie cotyloïdienne, sont l'indication idéale des méthodes de mise en abduction (63, 92, 103)

Le langeage ou la culotte souple en sont les éléments de choix et maintiennent la hanche en flexion à 90-100° et en abduction modérée à 60°. L'un comme l'autre exige des précautions indispensables de mise en place. Par ailleurs, toute contention rigide en période néonatale doit être proscrite car elle peut être responsable, du fait d'une posture extrême d'abduction, d'une ostéochondrite ultérieure : ce sont en effet au cours de ces positions extrêmes que se constituent l'hyperpression de la tête fémorale et l'étirement vasculaire.

Toute autre méthode (couche épaisse, physiopointe) est inutile et dangereuse.

L'efficacité du traitement et sa surveillance thérapeutique exigent, outre les indispensables explorations cliniques, un contrôle radiologique en début de traitement et à 3 mois afin d'apprécier la guérison.

2. Les hanches luxées réductibles instables doivent bénéficier d'un harnais en flexion et tout particulièrement du harnais de Pavlik (7, 37, 54, 89).

C'est une méthode de recentrage progressif de la tête fémorale. L'appareil de Pavlik permet en effet la réduction, sur une hanche maintenue en flexion, grâce à une abduction progressive du membre inférieur. Celui-ci étire progressivement les adducteurs par son simple poids et un véritable couple de forces assure la réintégration de la tête fémorale dans le cotyle (Schéma II.2.XVI).

Ce harnais est constitué d'un corselet thoracique muni de deux bretelles dorsales croisées et de deux étriers maintenant la jambe et le pied par des bandes de toile interne et externe, fixées à la ceinture thoracique (Schéma II.2.XVII).

La mise en place est extrêmement méticuleuse et nécessite des contrôles répétés (77) : le harnais doit être d'emblée réglé correctement.

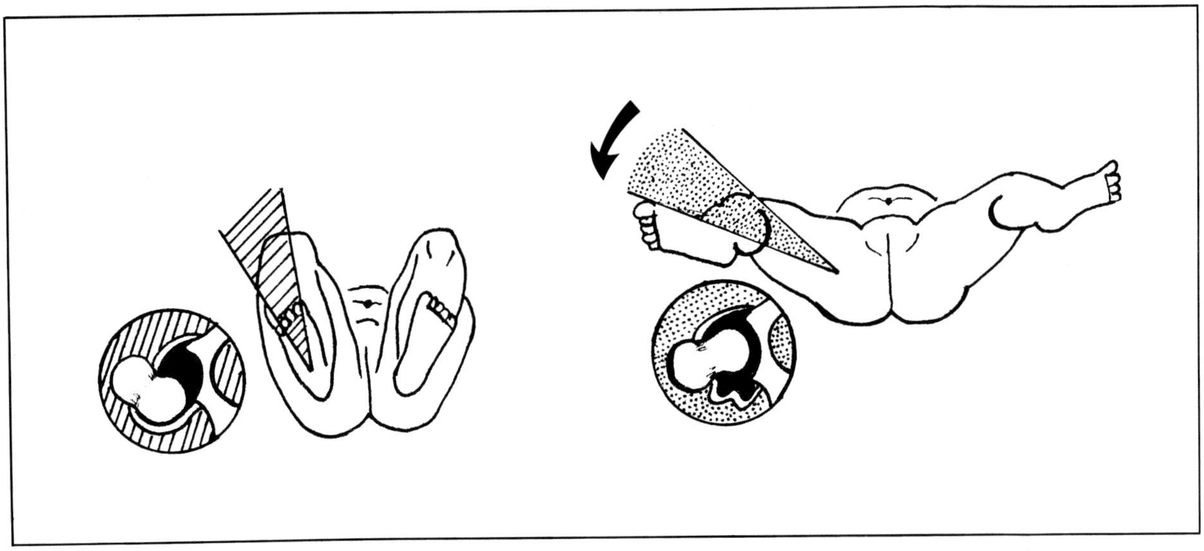

Schéma II.2.XVI
Principe d'action du harnais de Pavlik
(D'après Kohler (63))

Sous l'effet de la pesanteur, le membre inférieur se met en abduction, réalisant un couple permettant à la tête fémorale de réintégrer le cotyle d'arrière en avant.

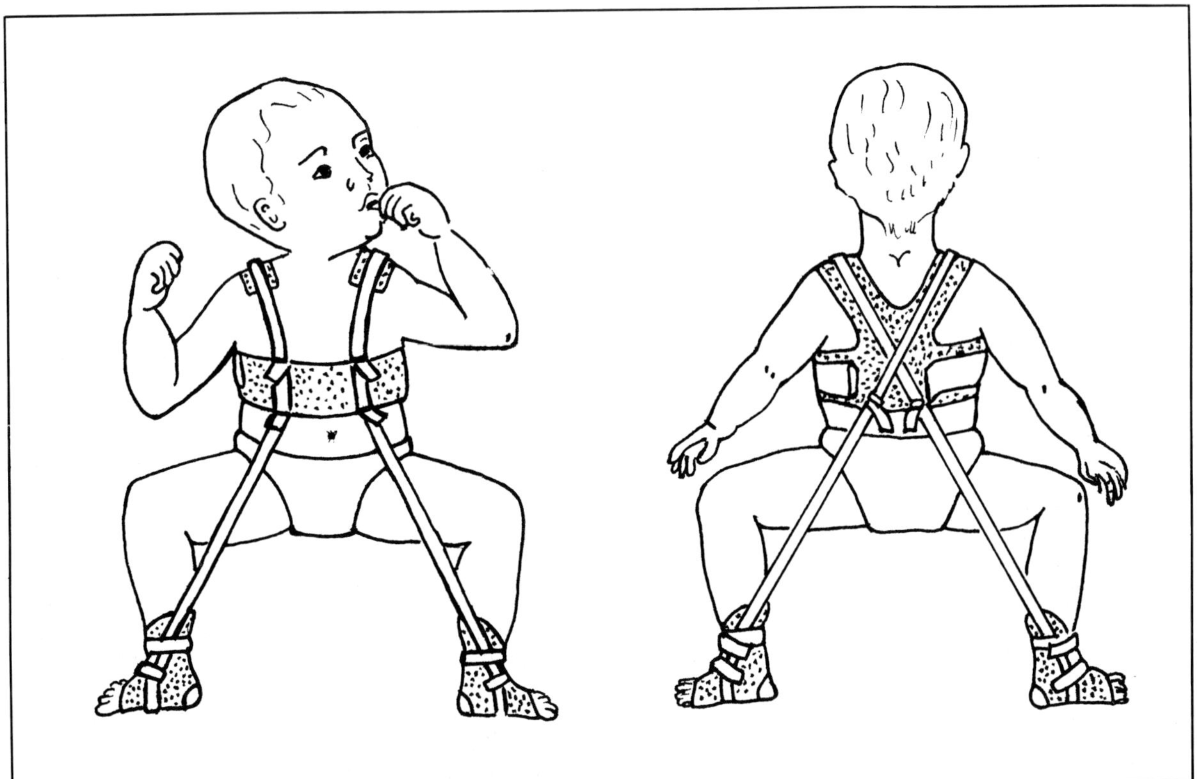

Schéma II.2.XVII
Le harnais de Pavlik

La réduction ne doit pas dépasser trois semaines. La hanche est mise d'emblée en flexion de 90° et l'abduction est obtenue plus ou moins facilement : elle est la clé de la réduction et doit rapidement dépasser 45° pour atteindre le secteur de sécurité (89).

Cette méthode nécessite de nombreux contrôles radiologiques qui sont tous d'interprétation difficile. La stabilisation de la hanche est obtenue en moyenne en trois à six semaines et la plupart des auteurs (63) préconisent le port du harnais pendant 3 à 4 mois.

Au total, l'indication idéale du harnais semble donc être la luxation vue avant six mois avec une asymétrie d'abduction de hanches et une rétraction modérée des adducteurs.

3. La traction continue au lit ne vit plus à cet âge (période néonatale et petit nourrisson) que des échecs ou des impossibilités du harnais de Pavlik, c'est-à-dire essentiellement la hanche irréductible (83, 105). Cette séquence thérapeutique est longue et dure de 7 à 8 mois. Elle comporte une phase de réduction qui nécessite trois à quatre semaines de traction (Schéma II.2.XVIII), puis une phase de stabilisation (3 mois) : c'est l'immobilisation plâtrée par plâtre pelvi pédieux. Une attelle à hanche libre prend le relais et reproduit la position existante dans le plâtre, tout en laissant libre la mobilité des hanches (84).

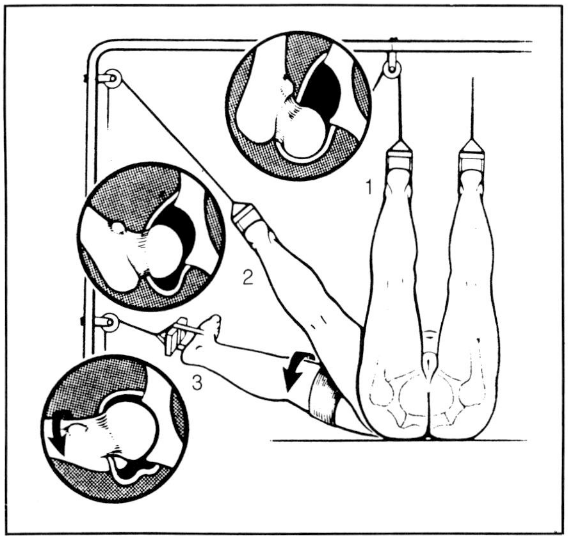

Schéma XVIII
Principe de la réduction par traction au zénith
(D'après Kohler (63))

1 - Membres au zénith
2 - Abduction
3 - Abduction > 45°.
On ajoute une composante de dérotation

4. Chaque fois qu'un problème orthopédique se pose au niveau d'une hanche en période néonatale, il doit être résolu par le **thérapeute spécialisé** (orthopédiste d'enfant) : c'est une règle d'or à ne pas transgresser du fait des réelles difficultés que pose le traitement d'une luxation de hanche.

Les difficultés thérapeutiques

Le dépistage s'améliore constamment, mais le véritable enjeu de celui-ci c'est la conclusion thérapeutique.

Gérer un traitement pose trois problèmes essentiels : faut-il traiter ? Comment peut-on mieux cerner les potentielles complications ? Quels sont les moyens d'imagerie les mieux adaptés ?

Une difficulté majeure est celle de l'indication. Il est évident qu'il y a eu et qu'il y a une inflation thérapeutique et nombre de hanches à risque ou soi-disant dysplasiques ont été indiscutablement surtraitées. On sait que sur 1 000 enfants qui naissent, douze sont vraiment exposés à la luxation congénitale de hanche. Sur ces 12 enfants luxés ou luxables, six vont spontanément se normaliser dans les huit à dix premiers jours de la vie.

C'est dire qu'au total, six enfants sur 1 000 sont réellement exposés. Cela représente sur environ 800 000 naissances par an, à peu près 4 800 luxations congénitales de hanche à dépister chaque année. L'examen clinique doit pouvoir les diagnostiquer dans la quasi totalité des cas et pour Dimeglio, la politique de radiographie systématique a *« transformé 4 800 vrais problèmes en 30 000 problèmes iatrogènes par surmédicalisation et prescriptions abusives ».*

Cette déviation thérapeutique impose trois réflexions :

- Il faut discuter la légitimité d'une indication thérapeutique pour certaines hanches instables dont on sait que la moitié d'entre-elles vont évoluer spontanément et guérir rapidement.
- Tout examen clinique insuffisamment précis ou incompétent va entraîner une prescription inutile et dangereuse pour des nourrissons aux hanches strictement normales : ce sont ces indication préventives, de confort ou de sécurité (prescription « parapluie ») qui expliquent la possibilité de complications iatrogènes vasculaires dramatiques. C'est souligner l'importance d'un bilan clinique spécialisé à réaliser par un orthopédiste infantile.

• Cette surmédicalisation est facile à comprendre : le recours à un orthopédiste expérimenté n'est pas toujours systématique, le traitement banalisé et encouragé par la crainte d'un raté diagnostique peut devenir systématique, la méconnaissance des moyens thérapeutiques de réduction entraîne une prescription insuffisante et inefficace et par conséquent dangereuse.

Dans la prescription thérapeutique d'une luxation de hanche tout n'est pas simple : il n'existe pas de traitement idéal ; il n'existe pas de traitement anodin ; de plus, le succès d'une réduction est loin d'être assuré en particulier dans une hanche tératologique. Enfin, l'ostéochondrite post-réductionnelle constitue la complication majeure (34, 41, 56, 90, 94) et comme le dit Kohler (63) la véritable « corde raide » de tout traitement. Elle est moins rare qu'on le pense (environ 15 %) ; de plus, la fréquence et la gravité de l'ostéochondrite paraissent plus importantes au cours des six premiers mois de la vie (56). Plusieurs mécanismes sont incriminés pour expliquer la survenue de cette complication : il peut s'agir d'une hyperpression de la tête fémorale sur un obstacle s'opposant à sa réduction (facteur mécanique) ; il peut s'agir d'une cause vasculaire par striction, étirement ou compression directe des vaisseaux épiphysaires (circonflexe postérieure).

Seul l'orthopédiste peut au mieux apprécier les circonstances déclenchantes et par conséquent les moyens de les prévenir (64) : il faut toujours réduire progressivement ; il faut toujours éviter une position extrême ; toute manœuvre forcée doit être proscrite.

Les moyens d'imagerie utilisés dans la surveillance d'une luxation reposent actuellement essentiellement sur la radiographie du bassin. Malheureusement, la caractéristique essentielle de cette exploration est sa difficulté d'interprétation :

C'est ainsi que pour un nourrisson en harnais de Pavlik, le bilan radiologique, obligatoire à la troisième semaine de traitement pour guider la poursuite ou l'interruption de traitement, est d'interprétation délicate : tout le monde connaît l'image faussement rassurante d'une trop belle pénétration qui correspond en réalité à une hanche luxée en arrière. De plus, le harnais de Pavlik, à l'origine fréquente d'une rétroversion du bassin, ne facilite pas la lecture radiologique. Ceci explique la raison pour laquelle certains auteurs préconisent un examen arthrographique en cas de doute (111).

La lecture d'un cliché du bassin réalisé chez un enfant en traction continue au lit n'est guère plus simple : contention impossible, fémurs en position axiale, bassin souvent rétroversé.

Le rôle de l'exploration ultrasonore

Les difficultés de bien gérer une thérapeutique et de bien analyser une image radiologique font comprendre le rôle essentiel que joue et va jouer l'examen échographique. Il intervient à chaque étape essentielle : indication d'un traitement, qualité de la réduction (réglage du harnais sous écho), appréciation des séquelles, mise en évidence d'une complication. C'est ainsi que toutes les éventualités cliniques vont pouvoir bénéficier de l'examen ultrasonore.

1. L'hyperlaxité ligamentaire

Dans l'hyperlaxité simple néonatale par imprégnation hormonale excessive, le diagnostic est évoqué cliniquement et la certitude est apportée par l'examen échographique ; deux critères séméiologiques sont indispensables pour l'affirmer : il existe un déplacement modéré en dehors de la tête, provoqué par la manœuvre d'agression : la morphologie cotyloïdienne (osseuse et cartilagineuse) est strictement normale.

Dans l'immense majorité des cas, l'articulation se stabilise spontanément au cours des premiers jours de la vie et la plupart des auteurs (8, 35) considère la hanche laxe comme une entité bénigne.

Cette hyperlaxité simple ne justifie a priori d'aucun traitement mais nécessite une certitude diagnostique. L'examen échographique permet de l'apporter par la réalisation d'un contrôle ultrasonore au dixième ou quinzième jour de vie, qui doit affirmer l'intégrité anatomique et la stabilité parfaite de l'articulation (fig. II.2.20).

Cependant tout n'est pas si simple et certains auteurs mettent en doute la bénignité de cette affection :

Pour Kohler (63), il est vraisemblable qu'au delà de la laxité temporaire et rapidement résolutive, il existe une véritable laxité tissulaire plus ou moins marquée et susceptible d'évoluer ; ceci pourrait éventuellement expliquer la possibilité d'une luxation ayant paru réellement se constituer à la naissance (28).

L'étude de Mc Kinnon (72) va dans le même sens. Cet auteur isole 92 nouveau-nés porteurs d'une hanche subluxable ou hyperlaxe et constate que le profil de ces enfants est très similaire à celui des nouveau-nés présentant une luxation de hanche : incidence accrue chez la fille, fréquence de la présentation du siège et des déformation posturales. Au bout de quatre semaines la surveillance clinique et radiologique dépiste des anomalies dans 20 cas : dans 11 cas, la hanche est subluxée et dans 9 cas, il existe une dysplasie cotyloïdienne. La normalisation est obtenue à l'âge de 3 mois grâce à un traitement

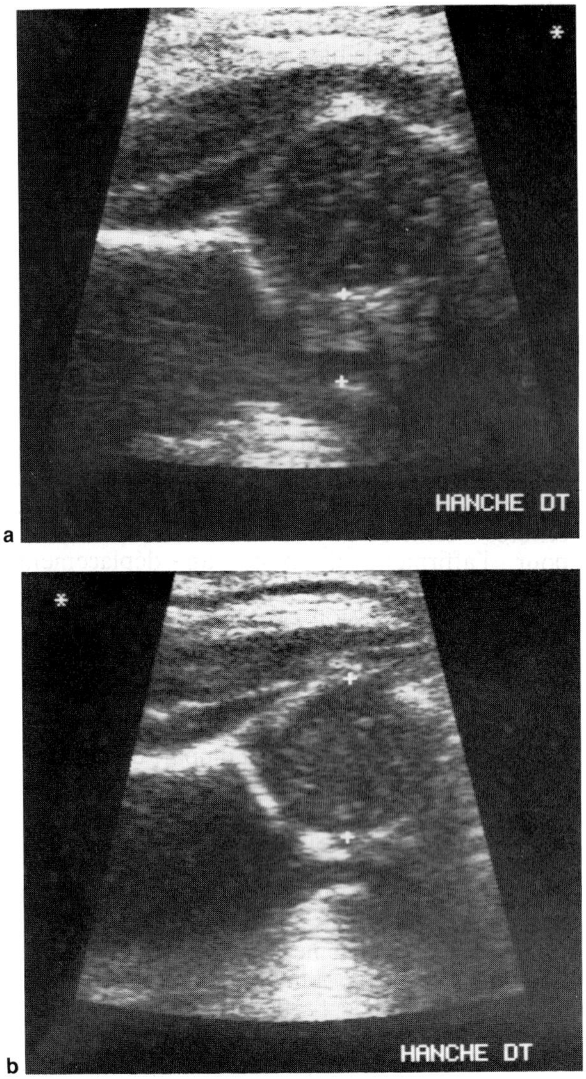

Figure II.2.20
Hyperlaxité ligamentaire. Guérison spontanée.
a) Nouveau-né de 2 jours. Impression clinique de hanche laxe. La séméiologie échographique confirme le diagnostic d'hyperlaxité ligamentaire : défaut de couverture osseuse, en adduction, cotyle osseux normal, examen échographique normal en abduction.
b) 3 semaines plus tard, l'examen clinique est normal. L'échographie montre une hanche stable et dont la couverture osseuse dépasse 60 %.

d'abduction. Les auteurs concluent que la hanche hyperlaxe n'est pas toujours une pathologie bénigne et que ce diagnostic doit être posé en période néonatale par un examen clinique minutieux afin d'envisager un traitement dans les meilleures conditions possibles. Il adoptent une attitude très tranchée en considérant la hanche subluxée comme une forme mineure de dysplasie nécessitant l'instauration d'un traitement dès la période néonatale. Ceci confirme les données échographiques. La hanche subluxable avec dysmorphie n'est pas dissociable cliniquement de l'hyperlaxité simple car le déplacement perceptible est le même.

Le dépistage clinique d'une hyperlaxité ligamentaire est difficile et Mc Kinnon (72) souligne que dans 63 % des cas le diagnostic clinique initial n'a pas été fait. Cette difficulté est parfaitement mise en évidence par Bonnard (12) qui estime qu'il faut au moins un déplacement de trois millimètres pour le percevoir cliniquement par la manœuvre de Barlow, alors qu'un déplacement de moindre importance est très bien perçu par l'examen échographique. De même Clarke (3) confirme cette notion en décelant des instabilités néonatales sans traduction clinique ou des instabilités résiduelles purement échographiques alors que l'examen clinique s'est normalisé.

En réalité, le diagnostic clinique et radiologique de l'hyperlaxité ligamentaire est subjectif et très subtil : il peut passer inaperçu ou être confondu avec un signe du piston authentique traduisant une luxation de hanche évoluée ; de plus la terminologie adaptée pour la caractériser est confuse et imprécise.

S'il est évident qu'un examen clinique compétent est indispensable en période néonatale, le diagnostic de l'hyperlaxité ligamentaire a tout à gagner dans la réalisation d'un examen ultrasonore. La séméiologie échographique est objective et fiable : on affirme un état pathologique et on élimine une dysplasie cotyloïdienne ou une luxation avec instabilité modérée sur la normalité du cotyle osseux et cartilagineux. Le diagnostic posé, la surveillance ultrasonore est indispensable pour confirmer dans l'immense majorité des cas le retour à la stabilité.

Comme Clarke (21) notre expérience sur les instabilités infracliniques est similaire et témoigne de la très grande sensibilité des ultrasons. On sait que la majorité des déplacements sont peu importants (de l'ordre du millimètre) et ainsi non perçus même par des opérateurs expérimentés : dans ce contexte, la sonde qui explore est probablement supérieure à la main qui examine (fig. II.2.21). L'évolution est heureusement toujours favorable et nous n'avons jamais constaté pour le moment d'évolution péjorative dans une instabilité minime.

La fiabilité de l'exploration ultrasonore fait comprendre tout son rôle futur dans la surveillance d'une hyperlaxité généralisée. C'est le cas de très nombreuses affections dominées par le syndrome d'Ehlers-Danlos (53) ou le syndrome de cutis laxa (57) dans lesquels la luxation de hanche constitue un signe clinique essentiel.

Il existe de nombreuses autres affections caractérisées par une laxité ligamentaire et une

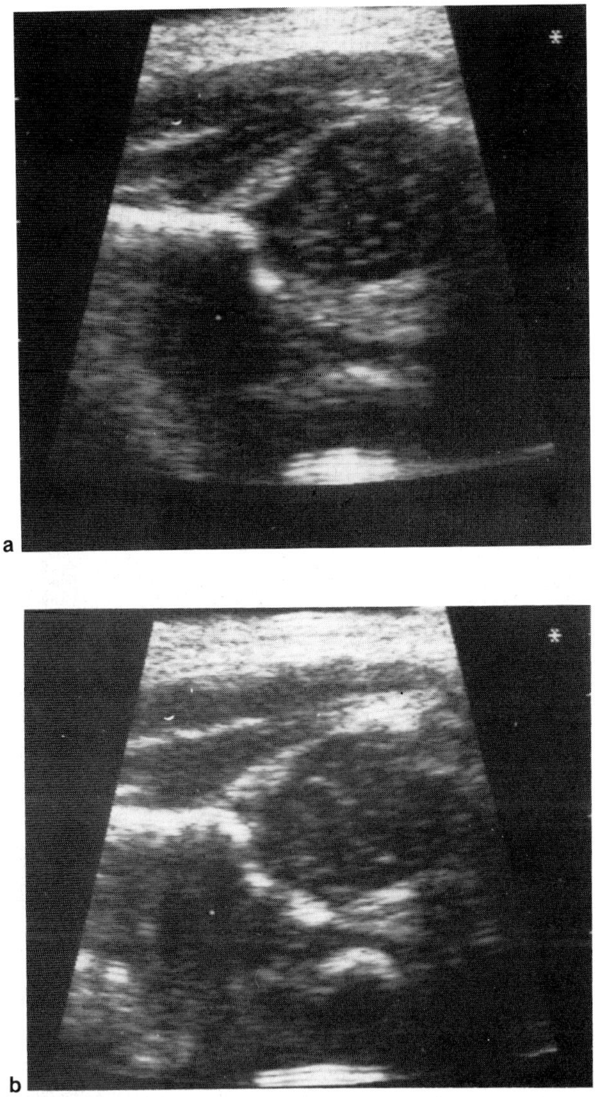

a

b

Figure II.2.21
Fille de 1 jour.
Métatarsus varus bilatéral. Examen clinique soigneux des hanches normal.
a, b) Il existe une hyperlaxité de hanche typique.
Le déplacement au cours des mouvements dynamiques d'abduction et d'adduction est de 2 millimètres. Cette discrète hyperlaxité est trop faible pour être perçue cliniquement.

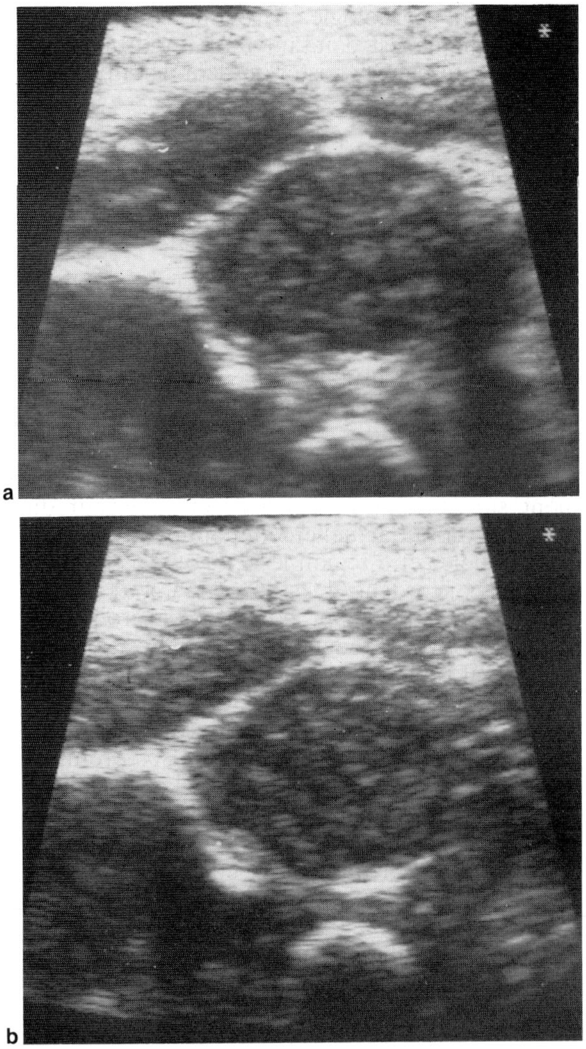

a

b

Figure II.2.22
Nourrisson de 1 mois. Hypotrophie. Trisomie 21.
Examen clinique des hanches normal.
a) Adduction forcée.
b) Abduction.
Remarquez l'expansion du pulvinar en position d'adduction. Le déplacement est modéré et chiffré à 2,1 millimètres.
Cet exemple montre qu'une *hyperlaxité capsulaire* n'est pas toujours fugace. Ceci impose une surveillance échographique obligatoire jusqu'à la guérison, en particulier chez ces enfants à risque comme dans la trisomie 21.

motilité articulaire accrues : le syndrome d'Achard (3, 30), le syndrome de Braham-Lenz (14), le syndrome de Cohen (24), le Fg syndrome (59, 79), le syndrome d'Hallerman Streiff (18), l'hypochondroplasie (47), le syndrome de Johanson-Blizzard (55), le syndrome de Lenz-Majewski (66), le syndrome de Lowe (69), le syndrome de Marfan (70, 121), le « Nail patella » syndrome (119), l'ostéogenèse imparfaite (101), le syndrome de Hajdu-Cheney (91), le syndrome de Stickler (9). Devant la suspicion clinique d'un de ces syndromes en période néonatale, il nous paraît nécessaire de réaliser une échographie à la recherche d'un syndrome d'hyperlaxité : le déplacement anormal doit être chiffré et surveillé de façon à déterminer au mieux le risque futur d'une luxation de hanche. C'est ainsi par exemple que dans la Trisomie 21 (47, 42), l'hyperlaxité articulaire constitue un des signes néonataux essentiels (fig. II.2.22).

Dans cette pathologie particulière, l'examen échographique est d'autant plus important que l'hyperlaxité peut persister au-delà de la période néonatale.

2. La dysplasie-dysmorphie cotyloïdienne

Plusieurs circonstances pathologiques amènent à s'intéresser à l'évolution d'une hanche dysplasique :

- soit elle apparaît dans le cadre d'une luxation de hanche connue ;
- soit enfin elle est présente dès la période néonatale. L'absence de toute instabilité témoigne alors d'un conflit fœto-maternel peu intense.

Les lésions cotyloïdiennes siègent essentiellement sur le rebord postérieur et supérieur du cotyle et on sait actuellement comment réagit et se remodèle cette région lésée. Tous les travaux en effet concordent (4, 64, 67, 115) pour mettre en exergue l'important potentiel de croissance du cotyle après réduction de la luxation ou traitement de la dysplasie. Basé sur des critères radiologiques (abaissement de l'angle cotyloïdien) ce potentiel, important jusqu'à 18 mois, est surtout majeur au cours des six premiers mois. Ces données expliquent la possibilité d'une guérison spontanée en période néonatale chez un enfant porteur d'une hanche dysplasique bien centrée. Lorsqu'il existe une luxation, cette vitesse de croissance fait saisir tout l'intérêt d'un traitement précoce (32, 60, 103). De plus, on comprend qu'une normalisation sera d'autant plus probable et rapide que l'appui sur les zones de croissance aura été modéré et de courte durée au cours de la période fœtale.

En matière de dysplasie néonatale, la radiologie représente une exploration de médiocre intérêt car elle n'est seulement capable d'apprécier la lésion osseuse qu'au stade séquellaire.

Cette dysplasie résiduelle a heureusement notablement diminué avec la précocité de mise en œuvre des traitements : l'antéversion fémorale excessive est devenue rare ; les anomalies cotyloïdiennes sont également peu fréquentes et la plupart s'améliorent après l'acquisition de la marche.

De plus le diagnostic radiologique d'une dysplasie cotyloïdienne au cours des quatre premiers mois de la vie est très difficile à affirmer du fait des grandes variations individuelles de maturation cotyloïdienne. C'est dire que l'examen échographique va prendre très prochainement une place prépondérante dans la stratégie de surveillance d'une dysplasie cotyloïdienne. On sait maintenant que la « vitesse de croissance échographique » passe par trois stades d'amélioration progressive puis de guérison :

- le stade le plus évolué est représenté par une dysplasie cotyloïdienne osseuse et un auvent fibro-cartilagineux incomplet (fig. II.2.23). La hanche reste cependant stable au cours des mouvements dynamiques ;
- puis spontanément ou après traitement par abduction, la couverture fibro-cartilagineuse va se normaliser. Le limbus assure alors une

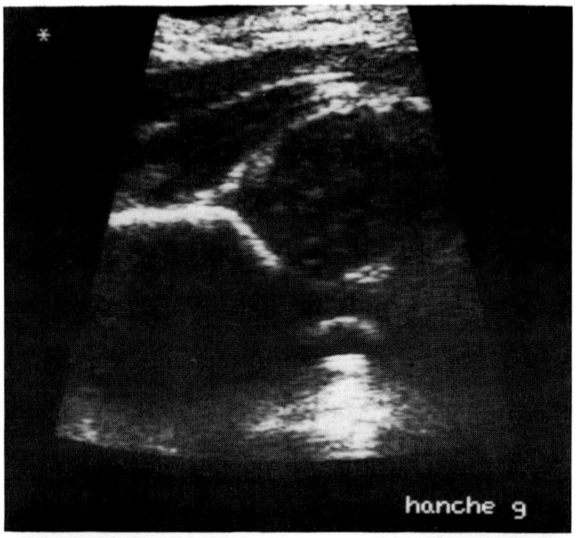

a

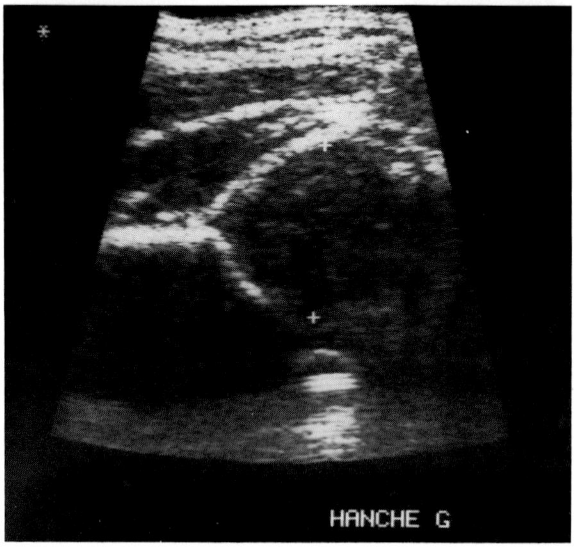

b

Figure II.2.23
Nouveau-né de sexe féminin. J6
Césarienne pour siège.
a) Il existe une évidente dysplasie de hanche gauche : cotyle peu creusé, défaut de couverture osseuse.
Notez que l'auvent cartilagineux n'est pas totalement recouvrant. L'extrémité distale du limbus fibro-cartilagineux couvre les deux tiers de la tête fémorale.
b) Pas de traitement.
Contrôle échographique quinze jours plus tard. Evolution spontanée vers la guérison : la couverture fibrocartilagineuse est totale, la couverture osseuse est à 50 %, la dysplasie cotyloïdienne a très nettement régressé.

couverture totale de l'épiphyse cartilagineuse et compense le défaut de couverture osseuse (fig. II.2.24) ;

- dans un troisième et dernier temps, le potentiel de croissance modèle et normalise la composante osseuse cotyloïdienne (fig. II.2.25) : la hanche devient cliniquement et échographiquement normale.

Cette séquence rend bien compte de l'intérêt que suscite l'examen échographique d'autant que cliniquement la hanche dysplasique peut être parfaitement normale. L'examen ultrasonore permet ainsi de dégager l'histoire naturelle d'une dysplasie cotyloïdienne et dans des observations privilégiées cette séquence échographique peut être appréciée en totalité (fig. II.2.26).

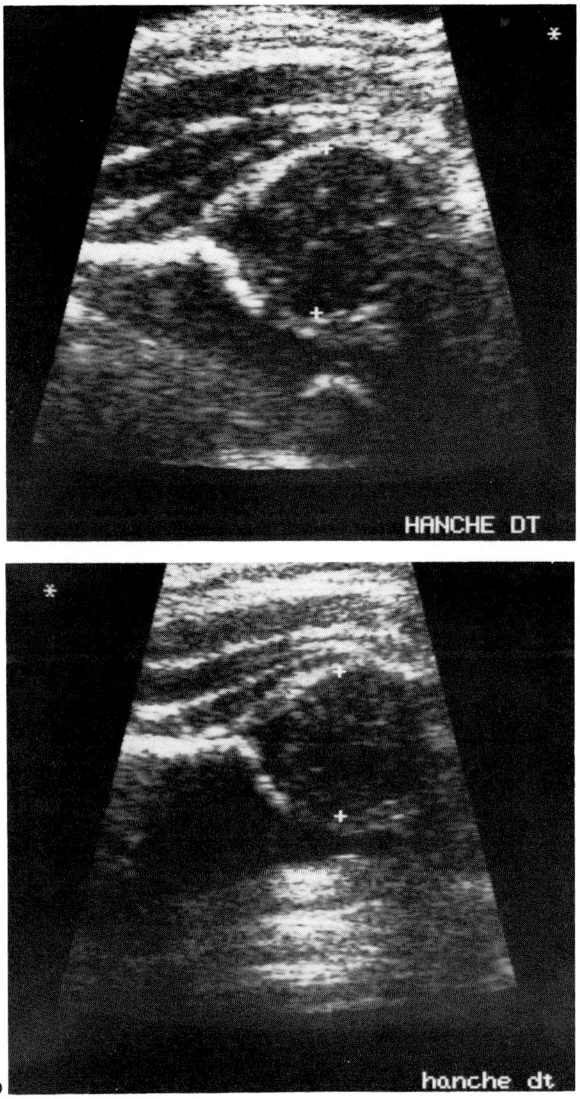

a

b

Figure II.2.24
Siège décomplété. Césarienne. Signe de Barlow bilatéral.
Mise en place à J2 d'une culotte d'abduction.
a) L'examen échographique est réalisé au douzième jour de vie. Les deux hanches sont maintenant stables mais dysplasiques. Au niveau de la hanche droite, l'encorbellement osseux est médiocre et le cotyle mal creusé. La couverture osseuse est discrètement inférieure à 50 %. Notez comme la couverture cartilagineuse est parfaite et totale compensant le défaut de couverture osseux.
b) 20 jours plus tard, l'examen échographique est normal avec un cotyle bien creusé et un pourcentage de couverture osseuse qui avoisine 60 %.

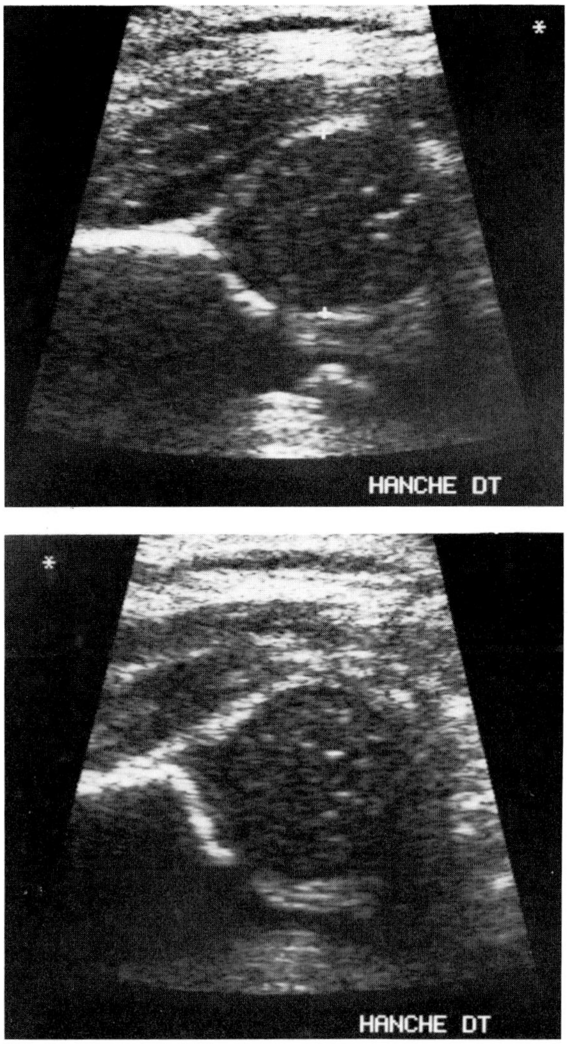

a

b

Figure II.2.25
Antécédents de luxation de hanche dans la fratrie.
Manœuvre de Barlow positive en période néonatale.
L'examen échographique montre une luxation de hanche droite associée à une instabilité modérée de 4 millimètres. Traitement par culotte d'abduction.
a) Le premier contrôle ultrasonore est réalisé à quinze jours de vie. La hanche est maintenant stable et la dysplasie résiduelle évidente : le pourcentage de couverture de l'épiphyse est de l'ordre de 30 % et le cotyle osseux est encore très mal creusé. La couverture cartilagineuse n'est pas encore parfaite.
b) 1 mois plus tard, l'examen clinique et l'examen échographique sont strictement normaux. Tous les repères ultrasonores de normalité sont présents : le cotyle osseux est bien creusé, la couverture de la tête fémorale est d'environ 60 %, l'auvent cartilagineux est total, la hanche est stable.

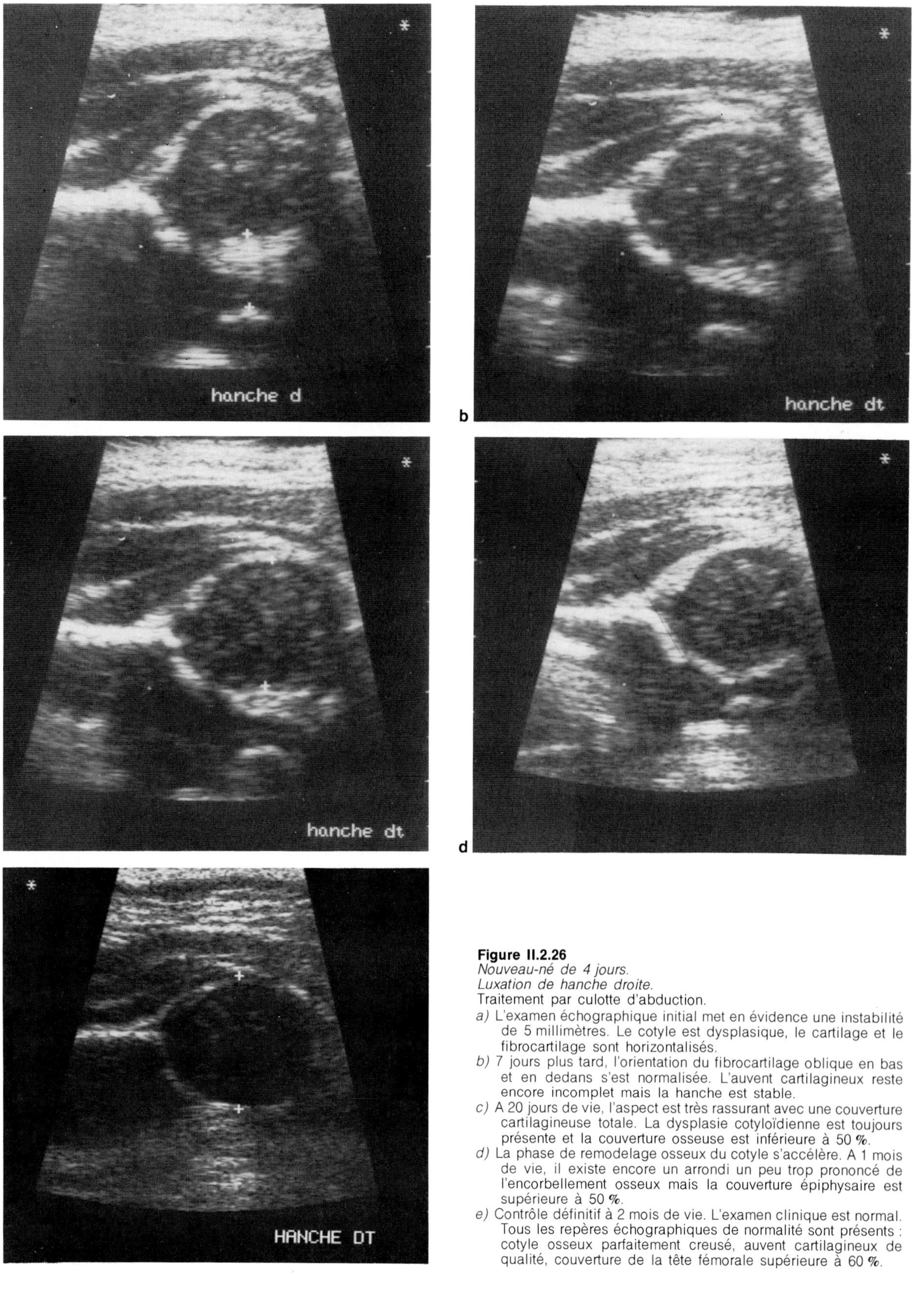

a b c d e

Figure II.2.26
Nouveau-né de 4 jours.
Luxation de hanche droite.
Traitement par culotte d'abduction.

a) L'examen échographique initial met en évidence une instabilité de 5 millimètres. Le cotyle est dysplasique, le cartilage et le fibrocartilage sont horizontalisés.

b) 7 jours plus tard, l'orientation du fibrocartilage oblique en bas et en dedans s'est normalisée. L'auvent cartilagineux reste encore incomplet mais la hanche est stable.

c) A 20 jours de vie, l'aspect est très rassurant avec une couverture cartilagineuse totale. La dysplasie cotyloïdienne est toujours présente et la couverture osseuse est inférieure à 50 %.

d) La phase de remodelage osseux du cotyle s'accélère. A 1 mois de vie, il existe encore un arrondi un peu trop prononcé de l'encorbellement osseux mais la couverture épiphysaire est supérieure à 50 %.

e) Contrôle définitif à 2 mois de vie. L'examen clinique est normal. Tous les repères échographiques de normalité sont présents : cotyle osseux parfaitement creusé, auvent cartilagineux de qualité, couverture de la tête fémorale supérieure à 60 %.

L'analyse de l'évolution échographique permet de dégager trois données fondamentales :
1. Il n'existe pas de différence significative dans la dynamique morphologique entre une hanche dysplasique qui guérit spontanément (fig. II.2.26bis) et une hanche dysplasique qui se normalise après traitement. Il semble donc que la mise en place d'un coussin d'abduction ne modifie pas de façon importante l'histoire naturelle de la dysmorphie cotyloïdienne.
2. Il n'existe aucune règle quant à la durée évolutive. Celle-ci est habituellement rapide mais la vitesse de croissance et de normalisation paraît très variable d'un enfant à l'autre.
3. Notre expérience ne permet pas actuellement de dégager des critères de gravité d'une hanche dysplasique même s'il est évident que la dysmorphie cotyloïdienne associée à un auvent fibrocartilagineux incomplet constitue une articulation à surveiller tout particulièrement.

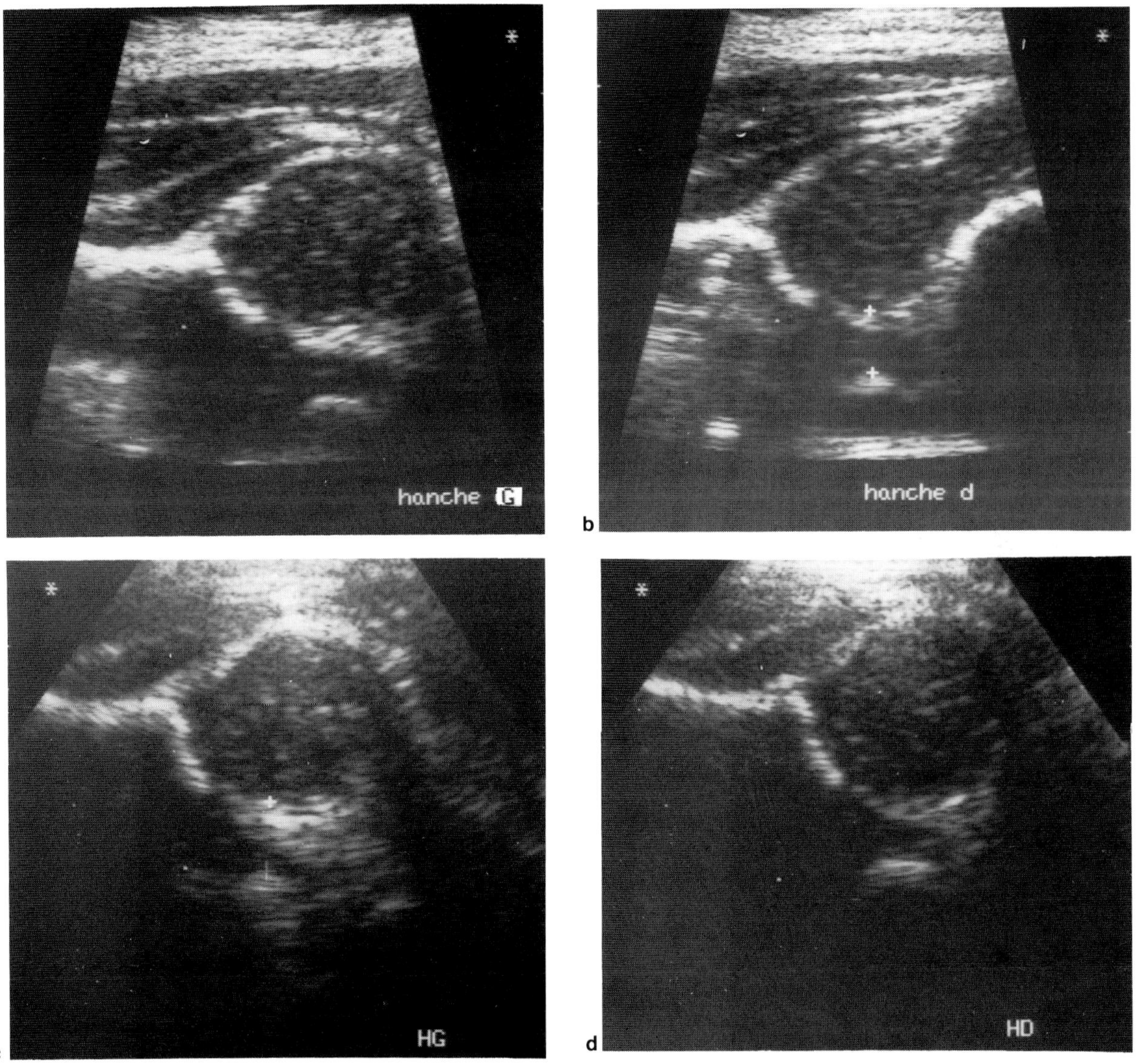

a b c d

Figure II.2.26 bis
Nouveau-né de 24 heures. Craquement de hanche gauche.
L'examen radiologique est strictement normal.
a, b) Il existe une dysplasie de la hanche gauche : cotyle mal creusé et défaut de couverture osseuse. Il existe une luxation de hanche de la hanche droite avec instabilité modérée de 2,6 millimètres. Pas de *traitement orthopédique.*
c, d) 1 mois plus tard, on peut affirmer la guérison spontanée des deux hanches dont la couverture osseuse est largement supérieure à 60 %.

Faut-il traiter une hanche dysplasique ? A la lumière de notre expérience échographique nous ne le pensons pas. Si une abstention thérapeutique est décidée, trois impératifs doivent être constamment respectés :

- une grande vigilance clinique garant d'une évolution favorable ;
- un appareil de haute définition et une grande compétence échographique sont indispensables ;
- une surveillance ultrasonore, obligatoire jusqu'à l'obtention des critères échographiques de guérison. La dysplasie cotyloïdienne avec un auvent cartilagineux incomplet doit être surveillée tout particulièrement.

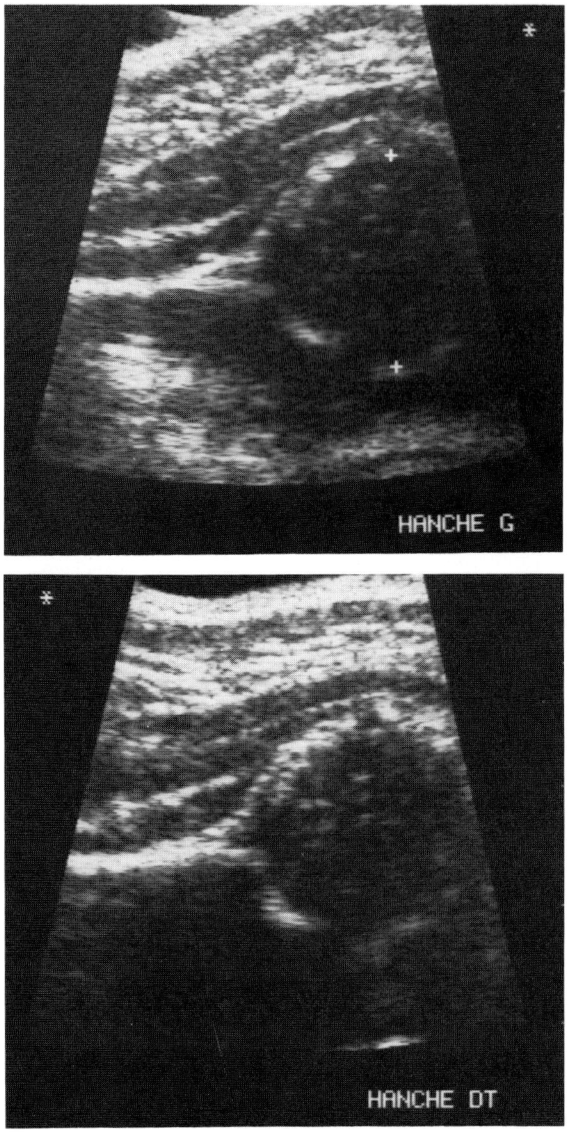

a

b

Figure II.2.27
a) Sonde de 10 mHz. Echographie de la hanche gauche.
b) Sonde de 10 mHz. Echographie de la hanche droite.

« La petite Emilie, (Service de Chirurgie Infantile. Pr. Pous J. G.) est porteuse d'un syndrome malformatif : c'est une agénésie distale au niveau du membre supérieur droit. Elle présente en outre un claquement de la hanche droite traitée par la mise en place en période néonatale d'une culotte d'abduction. Le bilan échographique (fig. II.2.27) réalisé à 1 mois de vie est interprété comme normal. L'examen clinique est jugé parfaitement satisfaisant. Le traitement n'est pas poursuivi et le nourrisson est perdu de vue. A l'âge de 5 mois, un bilan radiologique du bassin met en évidence une dysplasie subluxante de la hanche gauche (fig. II.2.28). Après tenotomie des adducteurs, l'évolution sera favorable ».

Cette observation impose plusieurs réflexions :

La première est que notre inexpérience nous a fait interpréter à tort un examen échographique comme normal alors qu'il est à l'évidence parfaitement pathologique. Tous les éléments morphologiques d'une dysplasie sont présents au niveau de la hanche gauche : le cotyle est plat, mal creusé et il existe un défaut de couverture osseuse, l'auvent cartilagineux n'est pas totalement recouvrant. L'échographie de la hanche droite paraît également anormale avec un défaut de couverture osseuse de l'épiphyse cartilagineuse. De plus, les critères d'une coupe de référence ne sont pas réunis : l'os pubien n'est pas présent il est difficile de savoir si la coupe passe par la plus grande profondeur du cotyle : l'utilisation d'une sonde à haute fré-

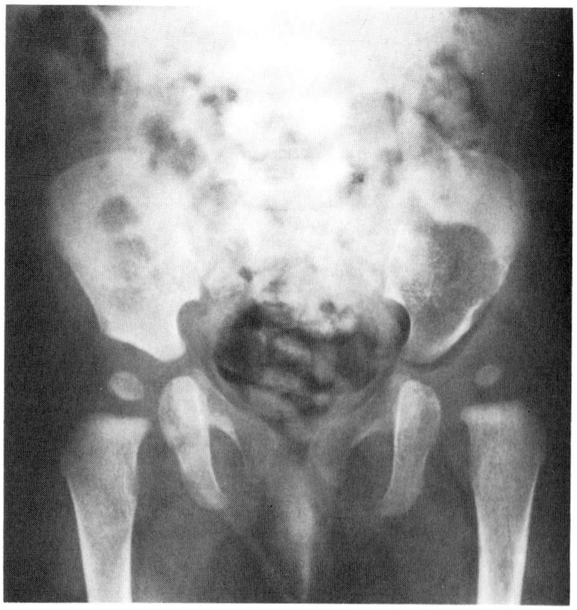

Figure II.2.28
Nourrisson de 5 mois.
Radiographie du bassin. Subluxation de la hanche gauche.

quence paraît mal adaptée et les éléments anatomiques du fond du cotyle ne sont pas individualisés.

La seconde réflexion découle de la première : la pseudo-normalité échographique a faussement rassuré l'orthopédiste dont l'examen clinique paraissait normal. Le clinicien est également critiquable car il aurait du prévoir un autre contrôle clinique.

Mauvaise vigilance du clinicien. Inexpérience du radiopédiatre : toutes les conditions sont réunies pour favoriser une éventuelle évolution péjorative.

La troisième et dernière réflexion est que l'on peut cependant s'étonner de l'apparition trois mois plus tard de cette dysplasie subluxante dans la mesure ou il a été démontré qu'une instabilité néonatale, dans l'immense majorité des cas, va dans le sens d'une amélioration. Cependant, d'autres auteurs (50, 76, 102) ont démontré l'existence d'une évolution péjorative (subluxation ou dysplasie) sur des hanches considérées auparavant en période néonatale comme parfaitement stables. La raison exacte en est inconnue mais il semble qu'il ne s'agisse pas d'une constatation exceptionnelle.

Cette observation est exemplaire car elle montre, outre les limites de l'examen clinique, l'importance d'une indispensable surveillance échographique pour affirmer la progressive normalité de la dysplasie. La possibilité, cependant rare, d'une évolution péjorative, montre bien la grande difficulté de réunir des critères échographiques de gravité évolutive. Au total, c'est souligner l'intérêt d'une étude échographique précise de la dynamique du remodelage d'une hanche lésée : dans un premier temps, c'est la structure malléable fibrocartilagineuse qui se modifie, son orientation est oblique en bas et en dehors et la couverture devient complète. Le second temps est toujours décalé et se manifeste par l'apparition d'un remodelage progressif et rapide du cotyle osseux qui, seul, permet d'affirmer la guérison.

3. La luxation (17, 29, 81)

La stratégie thérapeutique est essentiellement fonction du tableau clinique :

La hanche instable et souple du nouveau-né de plus en plus observée grâce à l'amélioration du dépistage clinique, ou plus rarement la hanche de 3 ou 4 mois, issue du dépistage radiologique, représentent la grande majorité des cas : les indications thérapeutiques sont habituellement simples. L'examen échographique affine le geste thérapeutique et affirme la guérison.

Beaucoup plus rarement, il s'agit de hanches néonatales « difficiles » ou d'échec thérapeutique. L'indication thérapeutique, affaire de spécialistes, est difficile à poser et délicate à réaliser. L'examen échographique est indispensable lors de chaque décision thérapeutique.

a) La luxation de hanche « classique »

« Magdaléna (Service de Chirurgie Infantile. Pr. Pous J. G.) naît par voie basse au terme d'une grossesse normale. L'examen clinique en période néonatale met en évidence une instabilité bilatérale sans ressaut et avec une sensation de piston. A l'examen radiologique il existe une luxation bilatérale (fig. II.2.29).

L'échographie réalisée à J3 confirme l'intensité du déplacement : en dehors la tête quitte complètement l'acétabulum osseux, en haut le cartilage est horizontalisé. Le cartilage du toit hyalin garde une échostructure normale mais il est court et émoussé expliquant l'absence de perception clinique du ressaut lorsque la tête se luxe dans la chambre capsulaire (fig. II.2.30). L'instabilité est importante, chiffrée à 8 millimètres.

L'enfant est traitée par culotte d'abduction. A J20 cliniquement la hanche droite est luxable avec un ressaut, la hanche gauche est stable. L'examen échographique (fig. II.2.31) retrouve à droite un cotyle plat avec un déplacement qui persiste mais qui est limité par la reconstruction cartilagineuse. A gauche, la hanche est stable et la couverture osseuse très satisfaisante. Il existe cependant un aspect arrondi et émoussé du talus, témoin du retard d'ossification.

L'enfant est alors placé dans un harnais de Pavlik et au trentième jour la situation clinique est tout à fait favorable. Il persiste une simple laxité (3 mm). L'examen ultrasonore évolue également de façon similaire (fig. II.2.32) : la hanche gauche est normale.

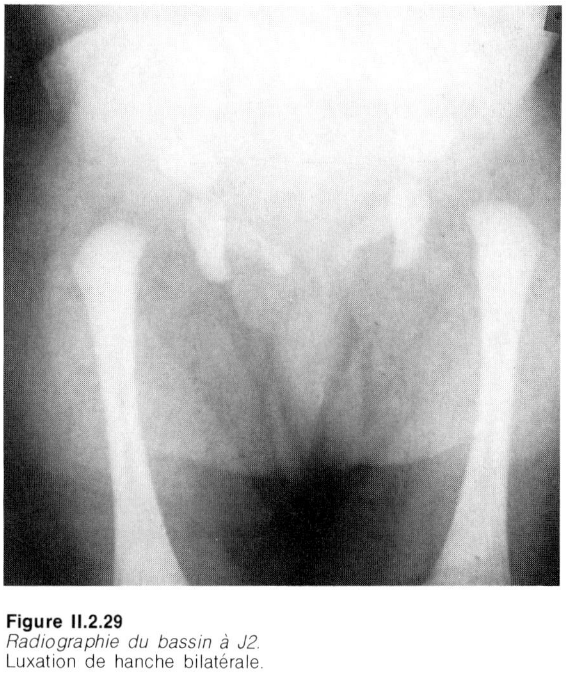

Figure II.2.29
Radiographie du bassin à J2.
Luxation de hanche bilatérale.

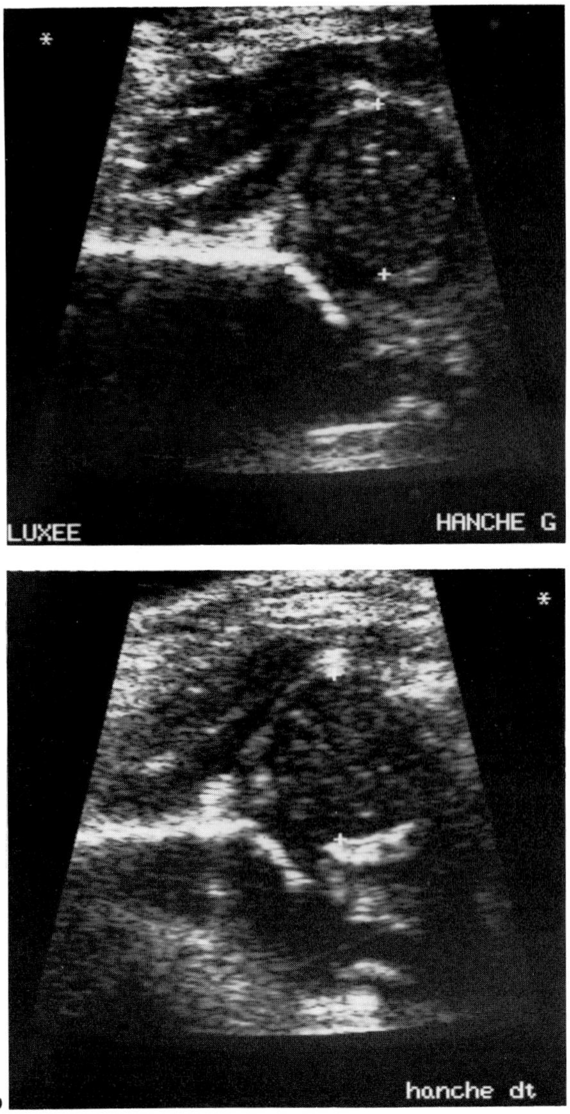

a

b

Figure II.2.30
Il existe une luxation avec important déplacement. L'instabilité est chiffrée à 8 millimètres à droite comme à gauche.
Remarquez le fait que la couverture osseuse est pratiquement nulle.
a) Hanche gauche en adduction forcée.
b) Hanche droite en adduction forcée.

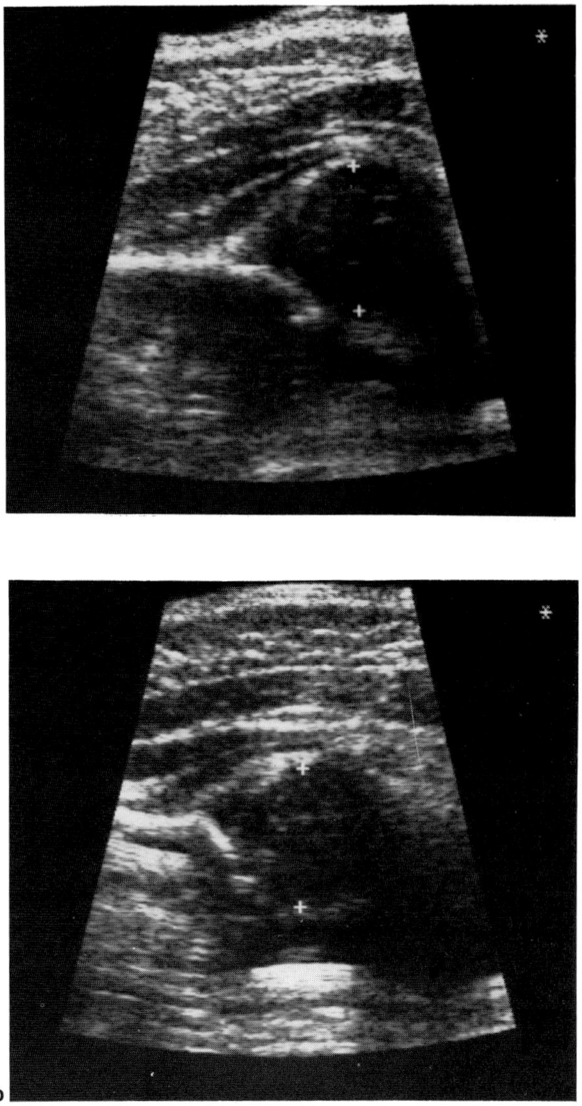

a

b

Figure II.2.31
J20.
a) Le cotyle osseux de la hanche droite est plat. L'instabilité persiste mais a nettement diminué.
b) Amélioration rapide au niveau de la hanche gauche. Le cotyle est bien creusé. La couverture cartilagineuse est totale. La hanche est stable.

L'amélioration de la couverture osseuse de la hanche droite est incontestable. La reconstruction cartilagineuse se poursuit avec une nette amélioration de l'orientation des structures cartilagineuses obliques en bas et en dehors. L'instabilité a disparu.

A 2 mois, l'aspect clinique est excellent. L'échographie (fig. II.2.33) révèle la persistance de la dysplasie droite : le modelage osseux est insuffisant et le talus émoussé. Au niveau de la hanche gauche, la couverture osseuse est subtotale et le cartilage totalement recouvrant ».

La seconde observation de hanche luxable est différente dans la mesure où le traitement a été plus tardif.

« La naissance de Marie (Service de Chirurgie Infantile. Pr. Pous J.G.) s'effectue dans de bonnes conditions : la présentation est céphalique et le poids de naissance de 3 300 g. L'examen clinique néonatal est normal.

A l'âge de 1 mois et demi, on note une asymétrie des plis fessiers.

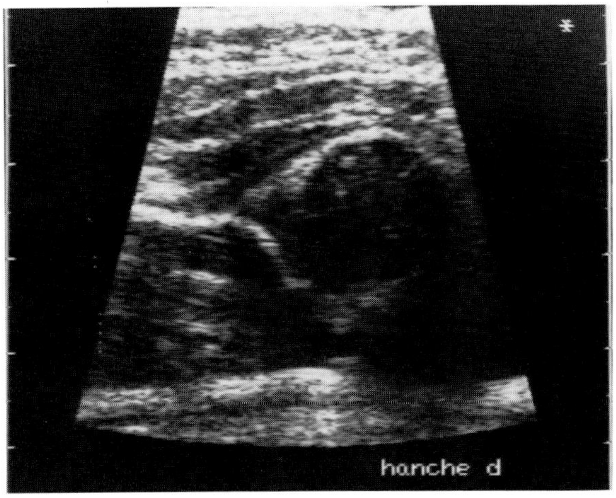

Figure II.2.32
J30.
Il existe une quasi-normalisation des structures cartilagineuses de couverture au niveau de la hanche droite.

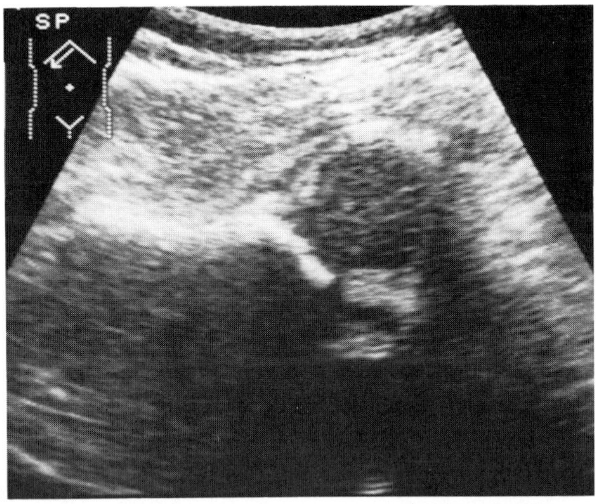

a

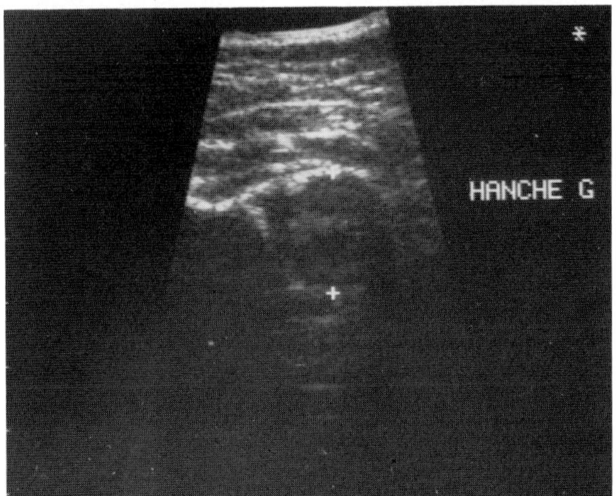

b

Figure II.2.33
2 mois.
a) Dysplasie modérée de la hanche droite.
b) Hanche gauche normale.

A l'âge de 3 mois, la radiographie systématique du bassin découvre une luxation de hanche gauche (fig. II.2.34). L'examen orthopédique spécialisé retrouve une rétraction des adducteurs et un déficit d'abduction de la hanche gauche. Par des manœuvres très douces on peut obtenir un ressaut de pénétration et un ressaut de sortie tout à fait caractéristique. La hanche peut être positionnée en situation de réduction par une flexion de 100° et une abduction à 30°, ce qui correspond à la mise en place d'un harnais de Pavlik.

L'examen échographique montre une hanche gauche luxable et qui réintègre un cotyle dysplasique sans difficultés (fig. II.2.35).

La surveillance clinique et échographique va être la suivante :

- *à l'âge de cinq mois l'impression clinique est favorable. L'amélioration échographique est évidente : la hanche est stable et le limbus est bien recouvrant. Le cotyle reste dysplasique (fig. II.2.36) ;*
- *Le harnais de Pavlik est enlevé à l'âge de 7 mois. L'examen clinique est normal. Sur le plan ultrasonore la dysplasie gauche s'améliore. Le noyau épiphysaire n'est pas encore apparu (fig. II.2.37) ;*
- *le dernier examen échographique est réalisé à 9 mois. Il existe une évidente asymétrie des points épiphysaires : le point épiphysaire de la hanche gauche vient d'apparaître. De plus on note la persistance d'une discrète dysplasie cotyloïdienne et une couverture osseuse à peine égale à 50 % (fig. II.2.38) ».*

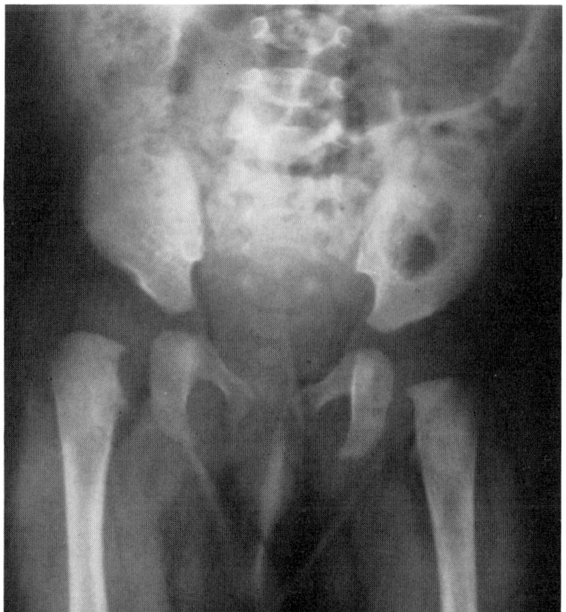

Figure II.2.34
3 mois. Radiographie du bassin.
Luxation de hanche gauche.

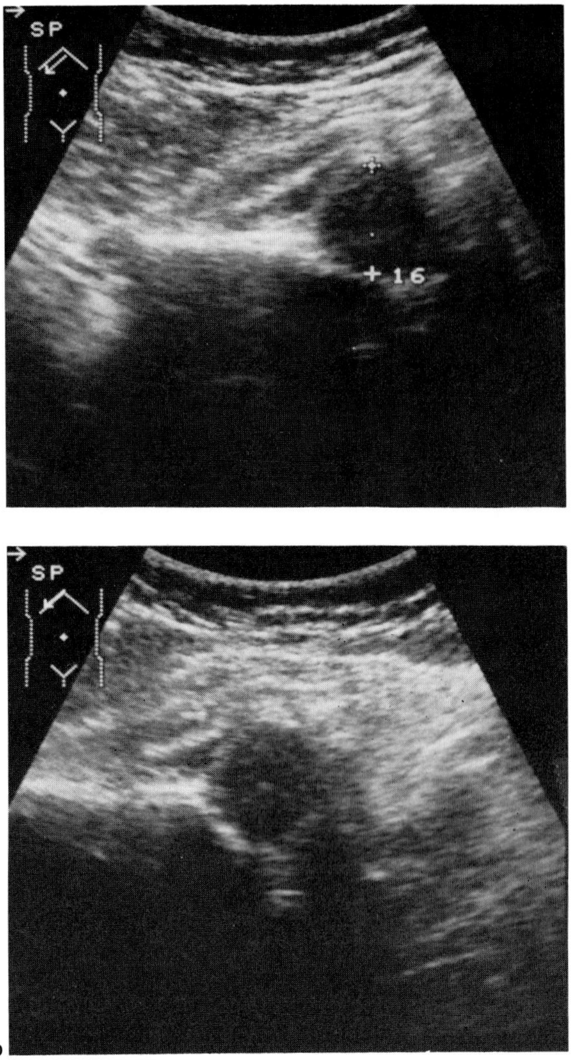

a

b

Figure II.2.35
Echographie de la hanche gauche.
a) En adduction forcée.
b) En abduction.
La hanche luxée réintègre sans difficulté un cotyle plat et dysplasique.

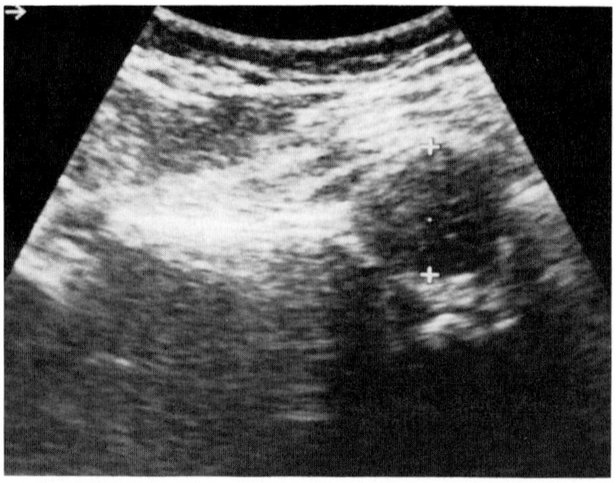

Figure II.2.36
Hanche gauche en adduction forcée.
Le creusement cotyloïdien et la couverture osseuse s'améliorent de façon évidente. La hanche est stable.

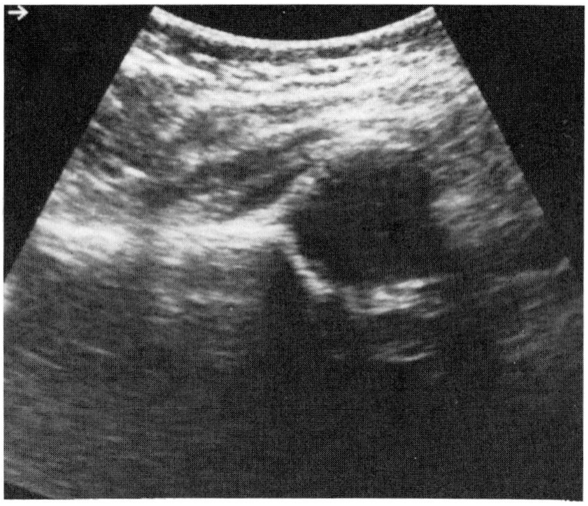

Figure II.2.37
Hanche gauche en adduction forcée.
Bonne couverture cartilagineuse.
Persistance d'une dysplasie cotyloïdienne.

La hanche luxable ou subluxable ou plus rarement luxée et souple représente les problèmes orthopédiques les plus courants. C'est une des raisons pour lesquelles l'analyse de ces observations est riche d'enseignement. A la lumière des données échographiques trois points précis méritent d'être discutés.

• *Faut-il traiter ?*

C'est la question que beaucoup d'orthopédistes se posent dans la mesure où on sait que 50 % des cas de hanches luxées, luxables ou subluxables vont involuer spontanément. Si le traitement est systématique il existe à l'évidence un traitement par excès (8). De plus, du fait des risques d'ostéochondrite inhérents aux méthodes d'abduction, certains auteurs estiment qu'il n'existe un intérêt thérapeutique véritable que dans une faible proportion ; pour les autres, ils préconisent une attitude d'abstention thérapeutique.

En réalité, deux attitudes sont envisageables :

— une observation temporaire permettant la réalisation de plusieurs examens cliniques successifs. C'est ainsi que certains (80) ne

a

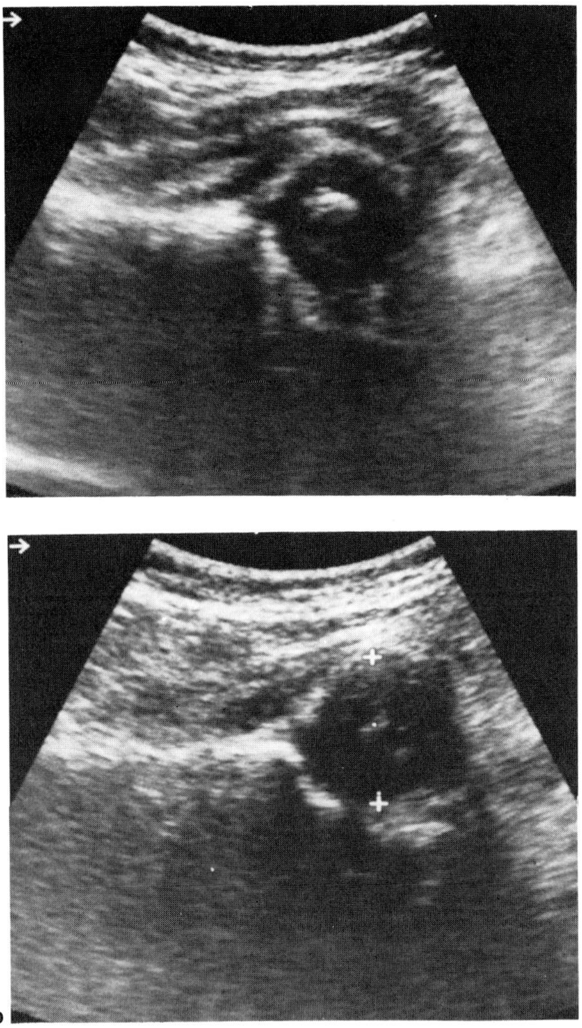

b

Figure II.2.38
9 mois.
Il persiste une discrète dysplasie de la hanche gauche *(b)*. La hanche droite est normale *(a)*. Il existe une asymétrie de taille des noyaux épiphysaires.
La profondeur du cotyle est de 10 millimètres à droite et de 7 millimètres à gauche.

posent une indication thérapeutique que lorsqu'une instabilité persiste plus de 10 jours. Cette attitude permet d'éliminer grâce à l'évolution spontanée tous les cas résolutifs et en particulier l'hyperlaxité. En fait, cette sélection surtout après quelques jours de vie est moins nette et demande un examinateur averti car l'instabilité a tendance à être moins marquée.

— l'autre attitude consiste à traiter systématiquement toute instabilité reconnue cliniquement (63, 113). Pour les auteurs qui la préconisent de nombreux arguments leur paraissent la rendre logique : l'instabilité est la preuve qu'il y a eu des lésions cotyloïdiennes postéro-supérieures. Un recentrage le plus précoce possible permet à la hanche de se normaliser dans les meilleures conditions (97).

De plus des publications récentes (33, 60, 103) montrent que les risques dans la période néonatale, s'ils sont réels, semblent minimes.

• *Quel est l'apport de l'échographie dans cette discussion d'attitudes thérapeutiques ?*

L'examen échographique paraît maintenant indispensable pour juger l'efficacité thérapeutique. On sait que l'obtention d'une stabilisation clinique ne signifie pas la guérison (21) : une instabilité ou une laxité de un à deux millimètres est infraclinique alors que ce déplacement est parfaitement apprécié par les ultrasons (fig. II.2.21 et 22). De même, une luxation va passer par un stade obligatoire de dysplasie cotyloïdienne dont les éléments dysmorphiques et l'histoire naturelle sont très bien perçus par l'examen échographique. Dans cette circonstance l'examen clinique peut être parfaitement normal et l'examen radiologique n'a que peu d'intérêt dans les trois premiers mois de la vie.

On a la preuve échographique que l'évolution spontanée d'une luxation de hanche peut se faire très rapidement de façon favorable. Pour quelques cas étudiés de façon privilégiée, la rapidité évolutive spontanée ne diffère en rien de celle qui aurait été obtenue par un traitement d'abduction (fig. II.2.39). Ceci correspond aux hanches instables des nouveau-nés qui involuent et dont on sait que ce type évolutif est celui d'une hanche sur deux luxée ou luxable. Ce type d'observation reste cependant exceptionnel car la mise en évidence clinique d'une luxation de hanche entraîne de façon quasi constante une décision de traitement orthopédique. C'est dire qu'il est actuellement impossible de déterminer les critères de gravité ou de bénignité échographique d'une hanche luxée car l'évolution spontanée des premiers jours est exceptionnellement étudiable. Néanmoins, l'examen échographique met de plus en plus fréquemment en évidence des instabilités modérées qui échappent à un clinicien attentif et dont le déplacement est de l'ordre de 1 à 3 millimètres. Dans cette circonstance, chaque fois que nous avons pu observer une évolution spontanée (fig. II.2.39bis), celle-ci a été constamment favorable. Il semble donc bien qu'un traitement ne soit pas nécessaire lorsqu'il existe une instabilité modérée infraclinique.

Il est cependant évident qu'il faut réaliser des études prospectives sous forme de séries témoins pour mieux cerner les enfants dont le bilan

a
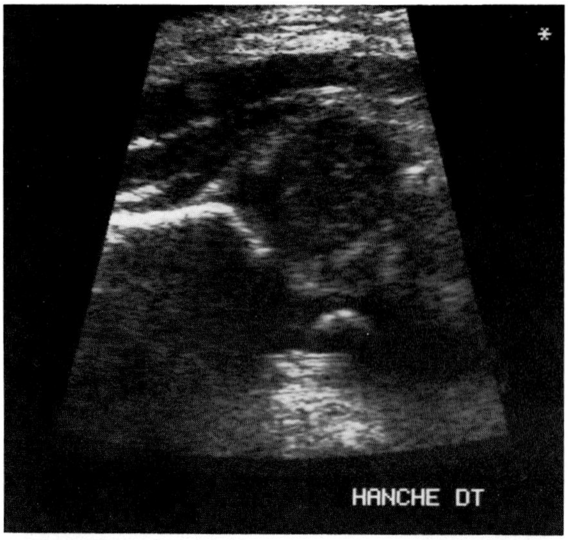

b
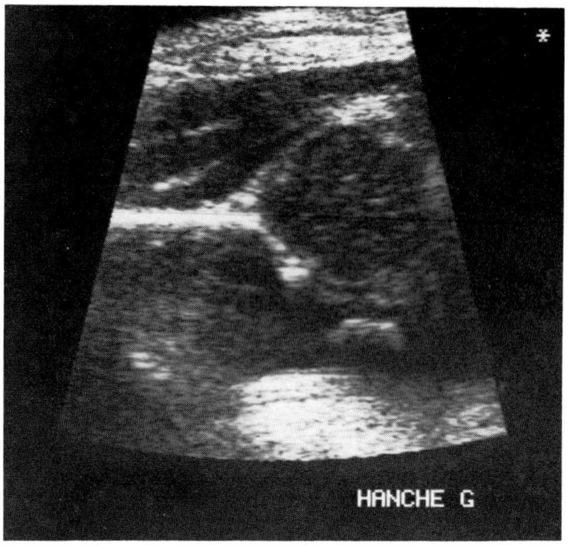

Figure II.2.39
Nouveau-né de sexe féminin.
Antécédents familiaux de luxation.
Césarienne pour siège décomplété.
Un ressaut bilatéral à 2 jours de vie est perçu de façon formelle.
Pas de traitement instauré.
Bilan échographique réalisé à J7 *(a-b)*. Les deux hanches sont maintenant stables et s'il existe logiquement une dysplasie cotyloïdienne, la couverture fibrocartilagineuse est pratiquement totale en particulier au niveau de la hanche droite *(a)*.

échographique ne justifie pas une indication thérapeutique mais une simple observation attentiste. Notre opinion est actuellement la suivante : pour tous les enfants dont l'instabilité échographique (étudiée par des mouvements d'abduction et d'adduction forcée) disparaît dans les dix premiers jours de la vie et dont le contrôle au dixième jour de vie montre une hanche stable et une couverture cartilagineuse quasi totale, la mise en place d'un traitement paraît inutile ; la guérison sera spontanée et affirmée échographiquement. Il est donc plausible de réaliser un travail prospectif en proposant de ne traiter que les seuls enfants qui ne montrent pas de résolution échographique au dixième jour de vie.

Cette étude prospective, enthousiasmante à plus d'un titre, doit être cependant tempérée par les éléments suivants :

— à 10 jours de vie et sous traitement d'abduction instauré en période néonatale, aucune hanche n'est échographiquement normale. Dans le meilleur des cas et c'est heureusement l'évolution la plus fréquente, la hanche est stable et dysplasique (fig. II.2.40). La guérison rapide est quasi certaine, mais il faut savoir se méfier d'une couverture cartilagineuse incomplète. Dans d'autres cas plus rares, il persiste une instabilité ultrasonore dont la perception clinique (ou l'absence de perception) dépend de l'intensité du déplacement ;

— le bilan évolutif échographique d'une hanche luxée ou luxable paraît totalement imprévisible. C'est dire que si l'on peut penser qu'une hanche luxable va évoluer favorablement très rapidement comme cela est habituellement le cas, on peut voir encore une hanche nettement dysplasique à deux mois de vie comme dans notre première observation (fig. II.2.33).

A l'inverse, une hanche luxée, avec ou sans lésion histologique du rebord cotyloïdien, peut évoluer très favorablement en moins de deux mois alors qu'elle se normalise habituellement en plusieurs mois (fig. II.2.41). C'est dire que tout peut se voir et que, à l'heure actuelle et sans recul suffisant, il paraît dangereux d'avoir une attitude d'abstention pure dans des cas dits favorables. Cette diversité évolutive explique bien l'intérêt de ne pas opposer cliniquement ou radiologiquement les concepts de hanche luxable et de hanche luxée. Ils résultent en effet de la

Figure II.2.39 bis ▶
a, b, c) Nouveau-né de 5 jours.
Craquement de hanche droite. Pas d'instabilité clinique.
En manœuvre d'adduction et d'abduction il existe un déplacement de deux millimètres : luxation avec instabilité modérée. Pas de traitement.
1 mois plus tard (c), guérison échographique. Examen clinique normal.
d, e, f) Nouveau-né de 3 jours. Antécédents de luxation dans la fratrie. Présence d'une luxation avec instabilité modérée chiffrée à 1,9 millimètre. Pas de traitement.
15 jours plus tard (f), la hanche est échographiquement strictement normale.

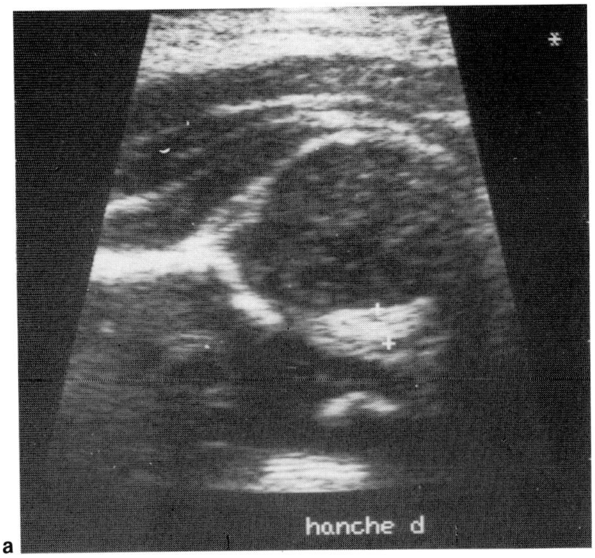

a

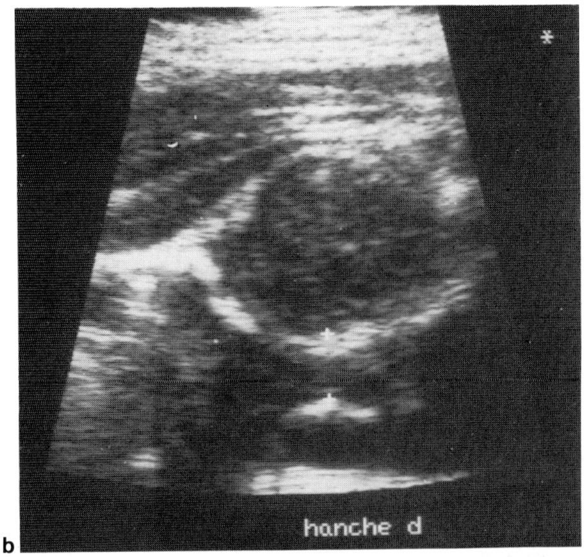

b

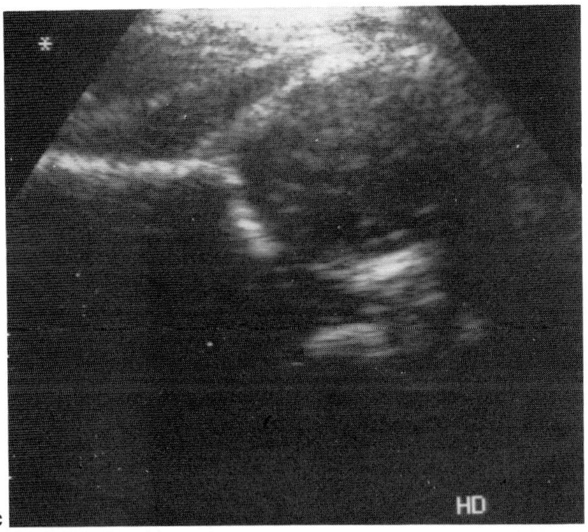

c

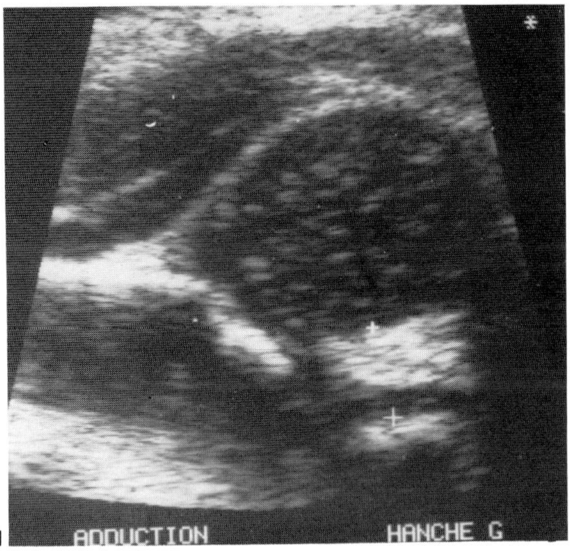

d

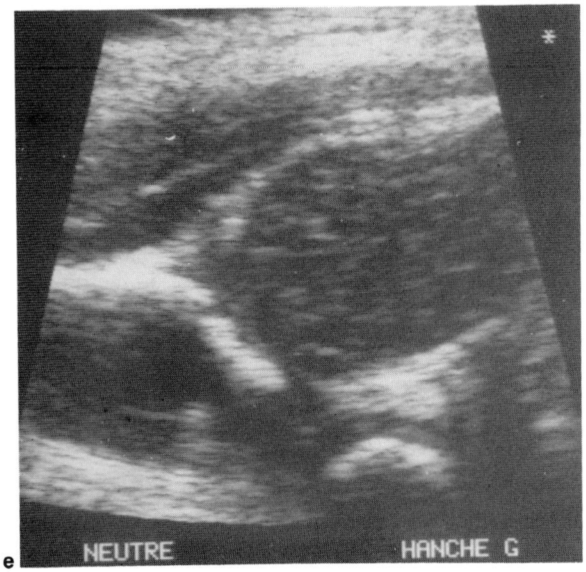

e

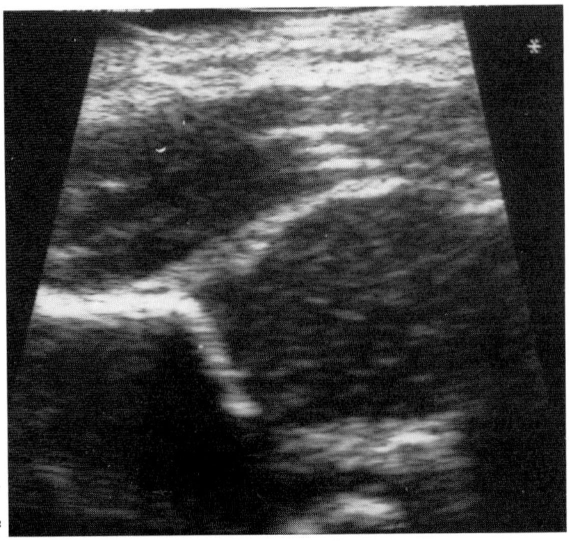
f

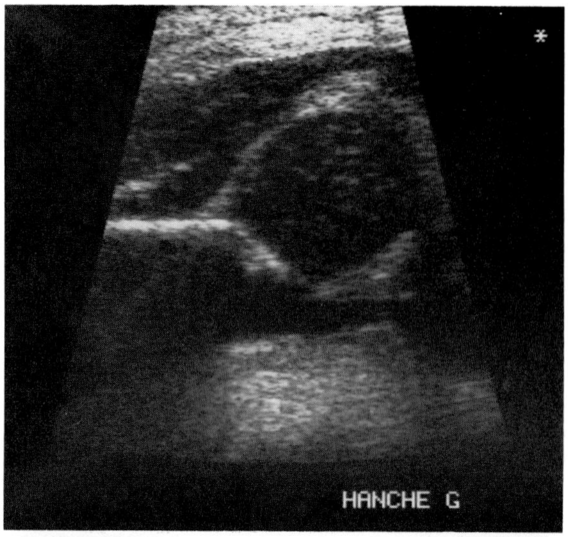

a

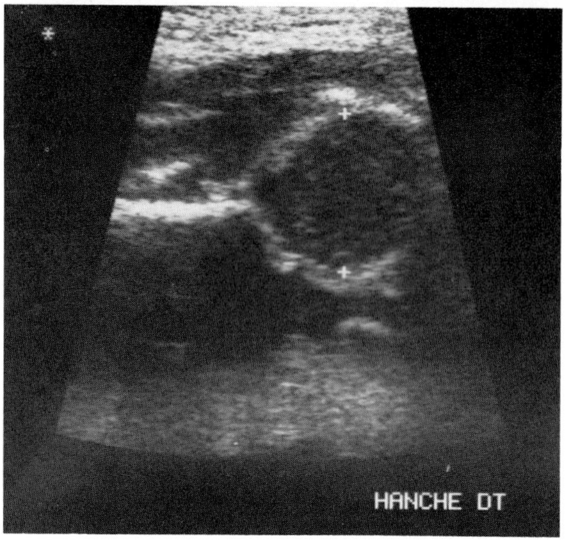

b

Figure II.2.40
Naissance par césarienne.
Ressaut bilatéral à J1.
Mise en place d'une culotte d'abduction à J2.
Premier contrôle échographique réalisé à J11 :
— La hanche gauche *(a)* est nettement dysplasique mais l'instabilité a disparu. Le cotyle n'est pas encore totalement recouvrant.
— La hanche droite *(b)* a évolué très favorablement. La dysplasie est minime et la couverture cartilagineuse est complète.

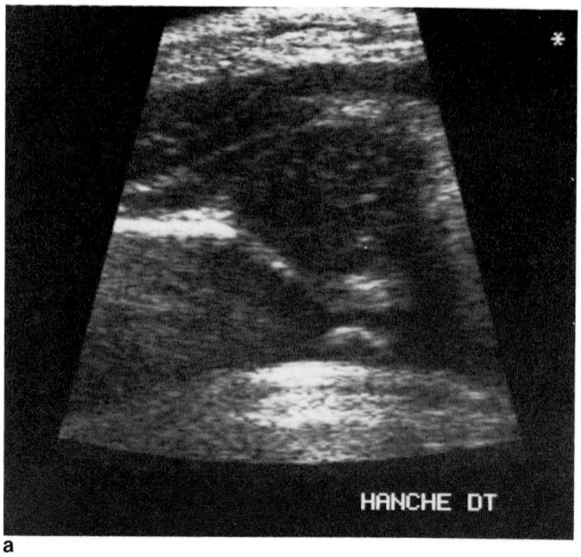

a

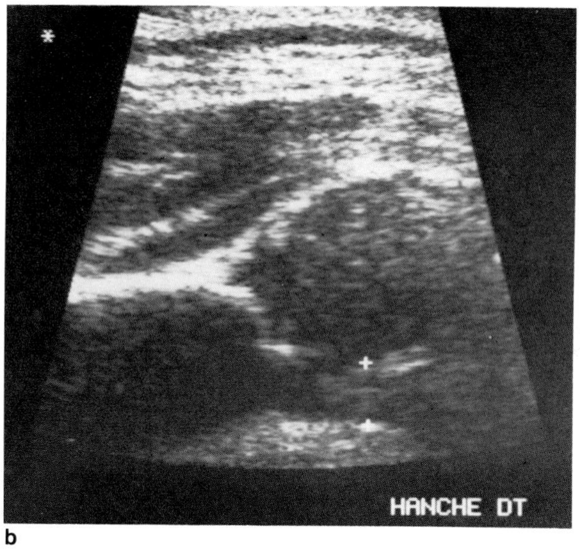

b

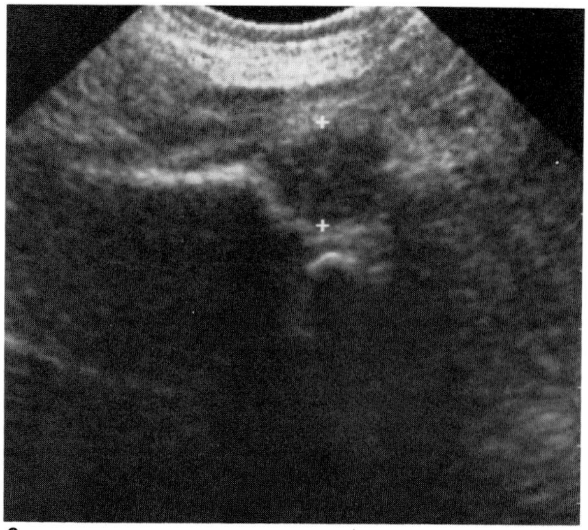

c

Figure II.2.41 ▶
Nouveau-né de sexe féminin.
Ressaut néonatal de la hanche droite.
Traitement par abduction.
a) J8. Pas d'instabilité clinique.
L'examen échographique montre que la hanche droite est stable avec une dysplasie cotyloïdienne majeure.
b) J15. Examen clinique normal. Nette régression de l'élément dysplasique. La couverture osseuse est voisine de 50 %. La couverture cartilagineuse est presque totale. Le traitement est poursuivi.
c) 1 mois et demi. L'examen échographique de la hanche droite est normal. L'évolution a été rapidement favorable (sonde de 5 mHz).

même pathogénie et nécessitent la même attitude thérapeutique d'autant qu'il n'y a pas entre ces formes de distinction nette de gravité.

Vouloir opposer une hanche luxable qui traduit une laxité discrète à la manœuvre de Barlow à une hanche luxable ou à une hanche complètement luxée avec ressaut, ne paraît pas justifié. De plus, et c'est une notion fondamentale, ces formes évoluent souvent dans le temps très rapidement comme autant de stades d'une même affection.

Tout n'est pas joué d'avance et le succès thérapeutique est loin d'être toujours assuré comme le prouve l'observation suivante :

« Elodie présente à la naissance un signe d'Ortolani bilatéral. L'impression clinique est celle de hanches luxées réductibles.

L'examen échographique est réalisé au cinquième jour de vie : celui-ci met en évidence une luxation bilatérale avec instabilité importante et rebord cotyloïdien éversé (fig. II.2.42). Le néocotyle présente un aspect échogène traduisant une atteinte histologique et témoignant de l'ancienneté de la luxation.

L'enfant est appareillée avec un lange en abduction.

Le premier contrôle est effectué au vingtième jour de vie (fig. II.2.43). L'amélioration est incontestable au niveau de la hanche gauche : l'examen dynamique montre une hanche stable. Il existe une nette amélioration de la couverture osseuse de l'épiphyse qui est de l'ordre de 40 %. Le limbus fibro-cartilagineux est presque totalement recouvrant. L'hyperéchogénicité du rebord cotyloïdien a disparu. L'amélioration est nettement moins sensible au niveau de la hanche droite où le cotyle reste plat et mal creusé avec une couverture osseuse inférieure à 20 %. Une instabilité de deux millimètres persiste et le limbus fibro-cartilagineux, qui a retrouvé une échostructure normale, couvre très partiellement la tête fémorale. L'hypertrophie cartilagineuse limite le déplacement. Le traitement n'est pas modifié.

Le second contrôle échographique est réalisé à l'âge de deux mois (fig. II.2.44). La hanche gauche est stable et il persiste une dysplasie cotyloïdienne. La couverture de l'épiphyse est de l'ordre de 50 %. La hanche droite reste toujours instable et se décentre totalement lors de la manœuvre d'agression : le cartilage est horizontalisé et le déplacement est de 2,1 millimètres.

Une consultation d'orthopédie pédiatrique est réalisée. L'examen clinique révèle un volant d'abduction favorable et une bonne stabilité des deux hanches avec une petite laxité sans ressaut ni piston. La radiographie est subnormale avec un talus mal individualisé à droite (fig. II.2.45). On conseille le maintien d'un dispositif d'abduction 18 heures sur 24 pendant environ 2 à 3 mois.

Deux contrôles échographiques successifs sont réalisés à l'âge de 3 mois et demi (fig. II.2.46) et de quatre mois et demi (fig. II.2.47) : il n'existe aucune amélioration de la morphologie cotyloïdienne et l'instabilité s'accentue. Le cotyle reste plat, mal creusé, l'instabilité est nette, chiffrée à 4 millimètres, la tête a tendance à s'ovaliser. La réintégration lors des mouvements d'abduction est de bonne qualité. Le traitement instauré ne paraît donc pas efficace ».

Cet exemple situe bien la difficulté et les aléas d'un traitement orthopédique quel qu'il soit. Dans cette observation, une hanche évolue favorablement et se normalise totalement en 3 mois et l'autre, dont la lésion luxante en période néonatale était strictement identique au côté controlatéral, reste instable 4 mois plus

a

b

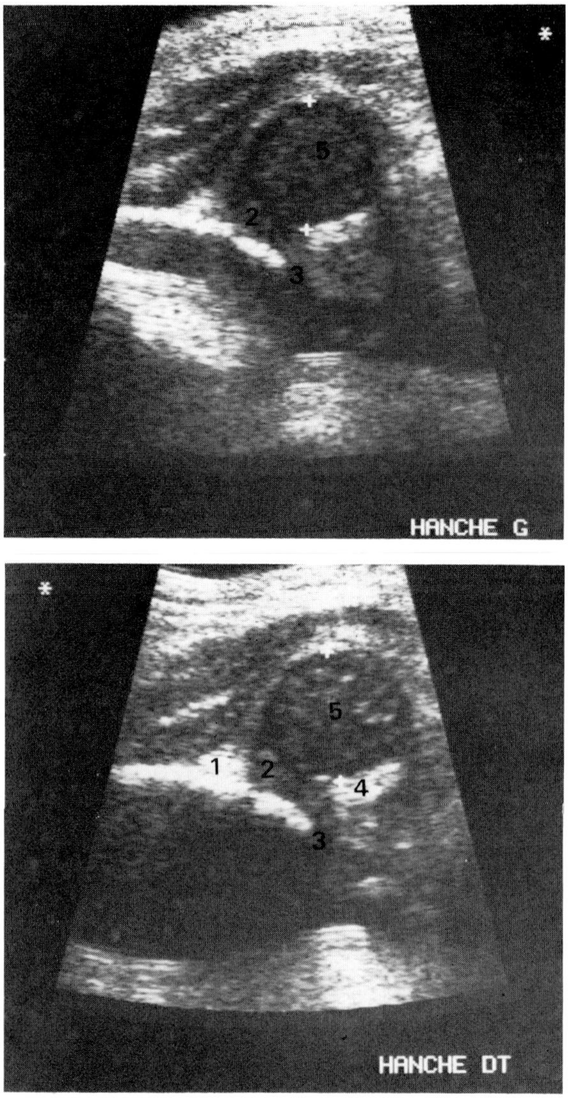

Figure II.2.42

Il existe une luxation bilatérale avec rebord cotyloïdien éversé.

a, b) La couverture osseuse est nulle à droite comme à gauche ce qui témoigne de l'intensité du déplacement. Le ligament rond du côté droit est nettement épaissi et hyperéchogène.
Le néocotyle rudimentaire est parfaitement individualisé des deux côtés. Notez son aspect échogène témoignant de la présence de lésions histologiques.
1 - Capsule épaissie. 2 - Néocotyle échogène. 3 - Cotyle primitif. 4 - Ligament rond épaissi. 5 - Tête fémorale.

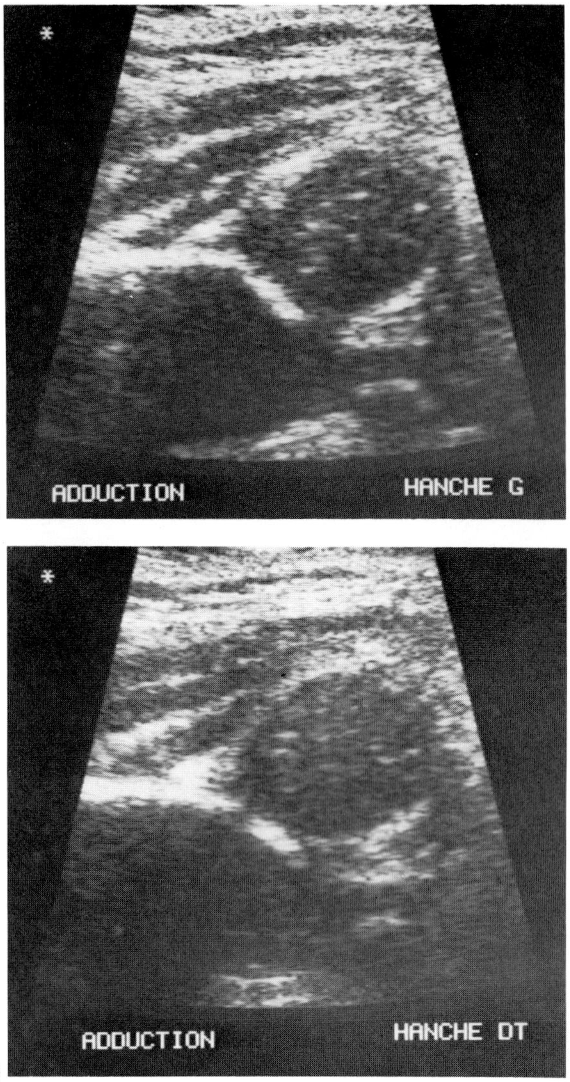

a

b

Figure II.2.43
J20.
a) Nette amélioration au niveau de la hanche gauche : hanche stable et couverture cartilagineuse complète ; la guérison est pour bientôt.
b) A droite, cotyle plat et persistance d'une instabilité.

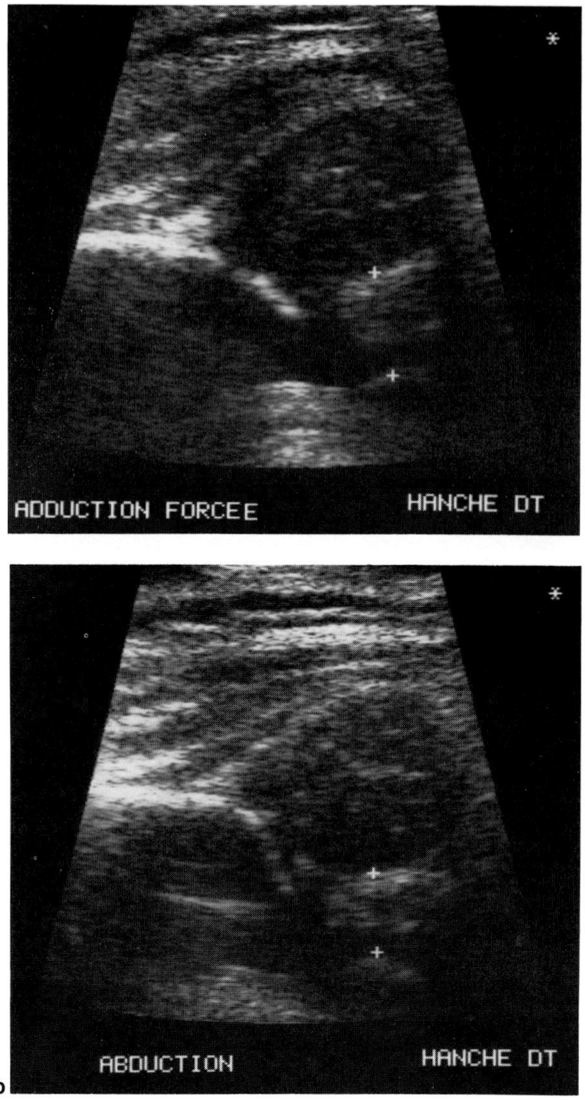

a

b

Figure II.2.44
2 mois.
Persistance d'une nette instabilité de la hanche droite avec un déplacement chiffré à 2,1 millimètres. Cotyle plat et très dysplasique.

tard. Ce type de situation paraît actuellement imprévisible sur l'examen échographique initial et il incite, non seulement à traiter le plus précocement possible, mais généralement à réaliser une surveillance échographique bien précise pour modifier un traitement inadapté.

Au total, notre impression est qu'il faut certainement traiter toutes les luxations de hanches dont l'instabilité dépasse 5 millimètres. Lorsque l'instabilité est modérée, inférieure ou égale à 3 millimètres, un traitement ne paraît pas justifié à la condition express que la guérison soit affirmée de façon formelle par l'examen échographique.

• *Combien de temps faut-il traiter ?*

Pour l'orthopédiste ou le pédiatre, la durée du traitement dans cette période est très difficile à fixer. Pour certains (63) la mise en abduction dure 3 mois jusqu'à la radiographie de contrôle. D'autres préconisent le port du harnais de Pavlik pendant 4 mois (92). Pour beaucoup

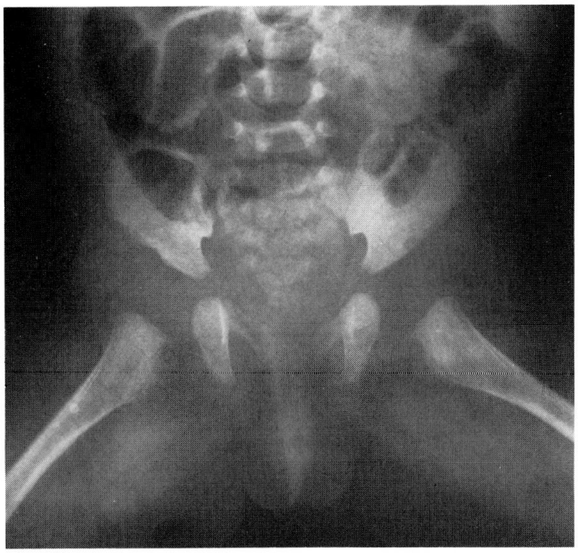

Figure II.2.45
2 mois.
Mauvaise individualisation du talus droit.

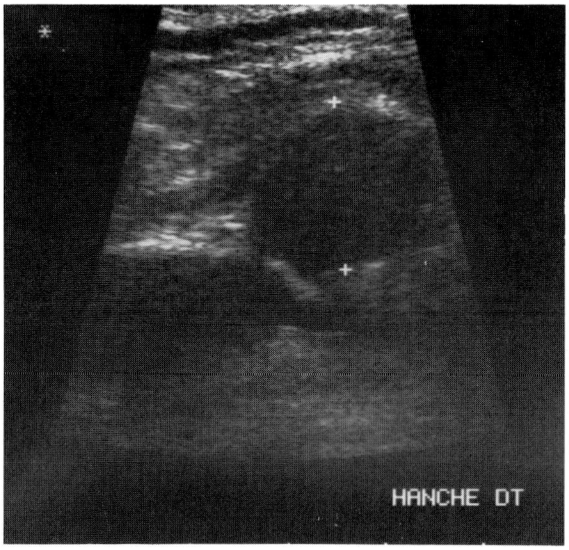

Figure II.2.46
3 mois et demi.
Il n'existe aucune amélioration de l'instabilité et de la dysplasie cotyloïdienne.

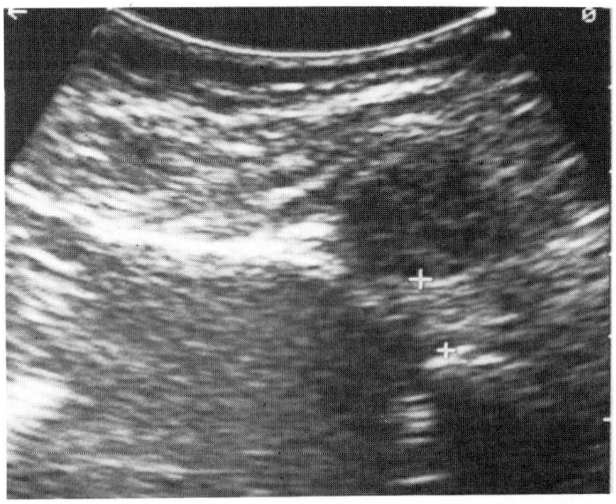
a

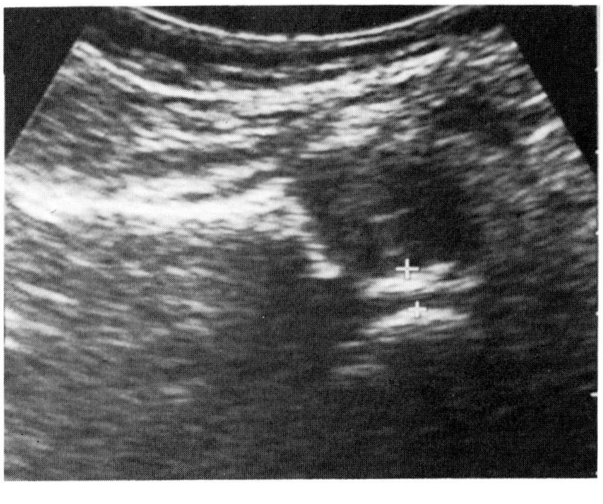
b

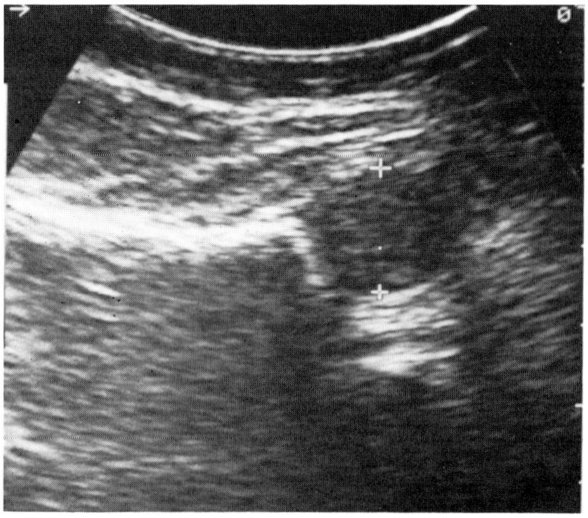
c

Figure II.2.47
4 mois.
a, b) Si la tête fémorale droite réintègre parfaitement le cotyle, l'instabilité a tendance à s'aggraver puisque le déplacement est de 4 millimètres. Le cotyle reste toujours plat et dysplasique. La tête a tendance à s'ovaliser.
c) L'échographie de la hanche gauche est normale.

d'orthopédistes, ce délai thérapeutique paraît arbitraire et empirique et la plupart d'entre eux estiment qu'il pourrait peut-être être réduit.

Dans ce domaine, l'examen échographique apporte des données tout à fait intéressantes :

— dans la grande majorité des cas, grâce à un traitement simple (culotte d'abduction ou harnais de Pavlik), l'amélioration est rapide et les hanches ont un aspect échographique morphologique et dynamique strictement normal avant la fin du deuxième mois de vie. Des hanches luxables ou luxées ont parfois un aspect ultrasonore parfaitement normal dès le premier mois de vie, à condition bien entendu que le traitement soit commencé en période néonatale ;

— en réalité, il est beaucoup plus étonnant de s'apercevoir que grâce à l'examen échographique, le génie évolutif d'une luxation peut être également imprévisible. En effet, alors que rien ne le laissait prévoir, une hanche luxable ou luxée peut s'améliorer beaucoup plus lentement qu'à l'habitude (fig. II.2.33 et 47). A l'inverse, l'amélioration peut être beaucoup plus rapide que prévue et ceci quel que soit le type de luxation.

Ces données montrent bien que les orthopédistes doivent désormais se familiariser aux données de l'examen échographique pour mieux apprécier la durée d'immobilisation d'une hanche luxée. Il paraît donc beaucoup plus logique de réaliser un traitement « à la carte », probablement de durée variable, en fonction de chaque enfant, et dont l'arrêt sera justifié sur des critères de normalité clinique et surtout échographique. On voit donc la place progressivement grandissante des ultrasons dans la stratégie thérapeutique d'une hanche luxée : il est évident que dans la majorité des cas, la durée d'immobilisation sera réduite dès lors que la stabilisation échographique et la normalisation échoanatomique seront reconnues. Cette dernière notion est importante dans la mesure où un traitement personnalisé et réduit peut minimiser les risques d'ostéochondrite de hanche.

• *Quand faut-il traiter ?*

La luxation de hanche est une urgence diagnostique, mais ne constitue pas obligatoirement une urgence thérapeutique. Le traitement est affaire de spécialiste et c'est logiquement à l'orthopédiste que doit incomber la décision et la surveillance d'un traitement. C'est dire que le choix thérapeutique impose réflexion et sens critique.

Il est cependant évident que plus l'instauration d'un traitement est précoce (l'idéal est probablement la période néonatale à l'exception des hanches dites difficiles), plus la guérison orthopédique sera rapide et sans problème.

Il est évident que le délai thérapeutique s'accentue et parfois les complications apparaissent lorsque la luxation est découverte plus tardivement : c'est souligner une fois de plus l'importance fondamentale d'un bon dépistage clinique. Dans notre seconde observation la découverte tardive à 3 mois par un examen radiologique systématique a nécessité un traitement long et une normalisation encore incomplète à l'âge de 9 mois (fig. II.2.38).

Les déformations de la tête cartilagineuse (fig. II.2.48) sont souvent l'apanage de luxations

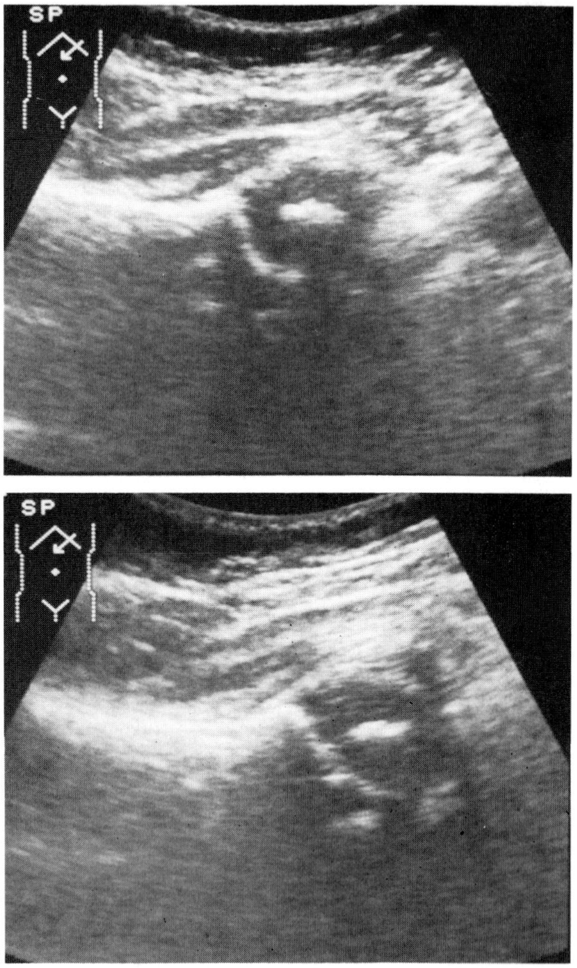

a
b

Figure II.2.48
Découverte lors d'une radiographie systématique à 6 mois et demi d'une luxation gauche. La luxation était cliniquement évidente. Traitement par ténotomie des adducteurs, plâtre pelvi-pédieux et attelle de Petit. Contrôle radiographique douteux. Bilan échographique. Enfant de 10 mois.
a) La hanche droit est normale.
b) La hanche gauche est en place, le noyau osseux est présent mais il existe une évidente modification de la morphologie céphalique qui a perdu son contour arrondi pour prendre un aspect ovalaire.

traitées tardivement. Le noyau épiphysaire (la plupart du temps normal au début et qui le reste si le traitement a débuté précocement), très malléable car entièrement cartilagineux, se déforme rapidement si les appuis anarchiques persistent (fig. II.2.49). Enfin, le retard d'apparition de l'ossification du noyau épiphysaire ou son asymétrie par rapport au côté controlatéral (fig. II.2.50) constitue un signe classique de luxation traitée tardivement ou de luxation ayant posé des problèmes thérapeutiques. Si le retard d'apparition persiste, une ostéochondrite est à redouter.

b) La hanche luxée difficile (37)

Le dépistage néonatal de la luxation congénitale de hanche et le langeage précoce en abduction en cas d'instabilité représentent les conditions idéales de guérison simple et rapide de cette affection. Ces mesures, de mieux en mieux appliquées, ont fait à l'évidence diminuer le nombre des traitements tardifs plus contraignants comme la traction en hospitalisation, l'immobilisation plâtrée et la chirurgie ; et par conséquent, le nombre de hanche luxées difficiles a régressé.

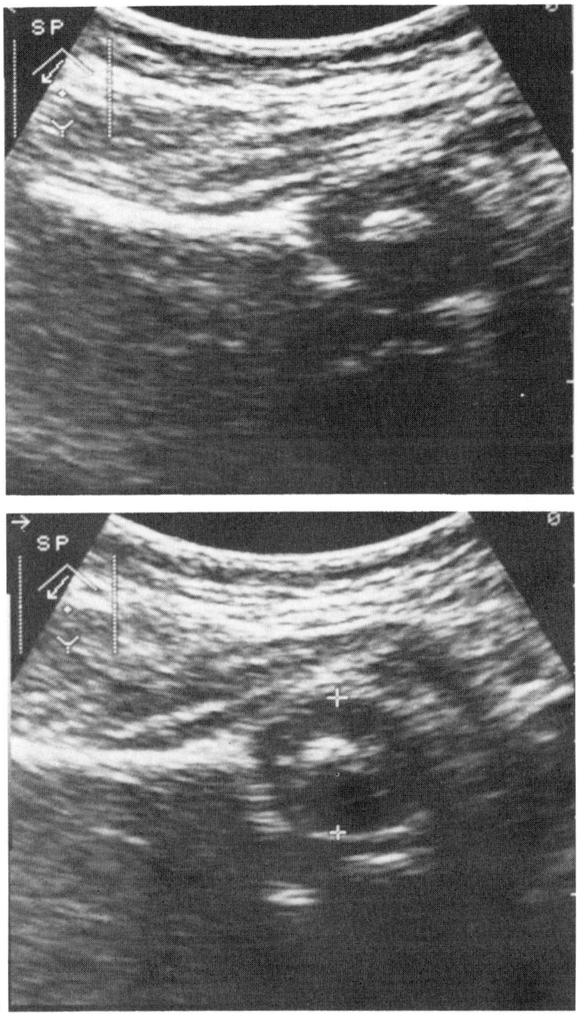

a

b

Figure II.2.49
Nourrisson de 3 mois et demi.
Dépistage radiologique d'une luxation de hanche gauche.
Contrôle échographique à 5 mois.
a) La hanche gauche est en place, mais il existe une évidente déformation ovalaire.
b) La hanche droite est normale.

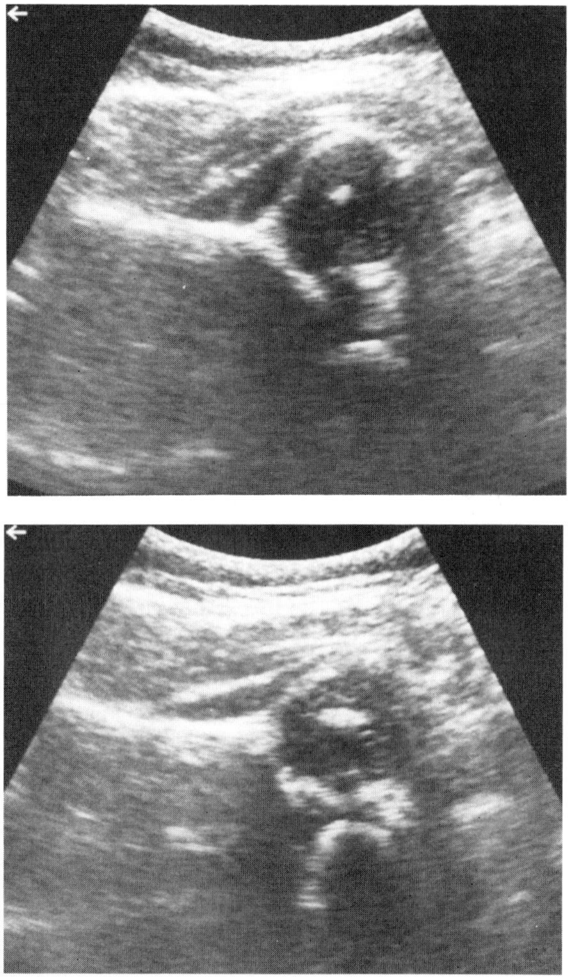

a

b

Figure II.2.50
Nourrisson de 4 mois.
Découverte d'une hypertonie des adducteurs à l'examen clinique.
Sur le plan radiologique il existe une subluxation de la hanche gauche et une dysplasie droite.
a) L'examen échographique confirme l'instabilité de la hanche droite et confirme la nette asymétrie des noyaux osseux ; il existe un net retard du volume ossifié du noyau droit par rapport au côté controlatéral *(b).*

Néanmoins, ce type de pathologie existe et, en dehors des causes secondaires à un traitement initial incorrect (44, 68, 90, 120), ce sont les hanches néonatales difficiles qui dominent.

En effet, la hanche luxée néonatale ne constitue pas une entité anatomique unique relevant dans tous les cas d'un simple langeage en abduction. Elle peut réaliser plusieurs aspects de gravité croissante selon l'ancienneté de la constitution lésionnelle au cours de la vie fœtale. Plus la luxation est ancienne, plus seront modifiés la situation de la tête fémorale, l'état de la cavité cotyloïdienne et l'état des parties molles péri-articulaires. Tous ces éléments sont source de difficultés thérapeutiques au cours de la période néonatale.

• *La hanche luxée de réduction difficile*

« Nicolas (Service de Chirurgie Infantile. Pr. Pous J.G.) présente à la naissance une luxation tératologique de la hanche gauche dont l'état luxé permanent ne permet qu'une réductibilité partielle et de mauvaise qualité.

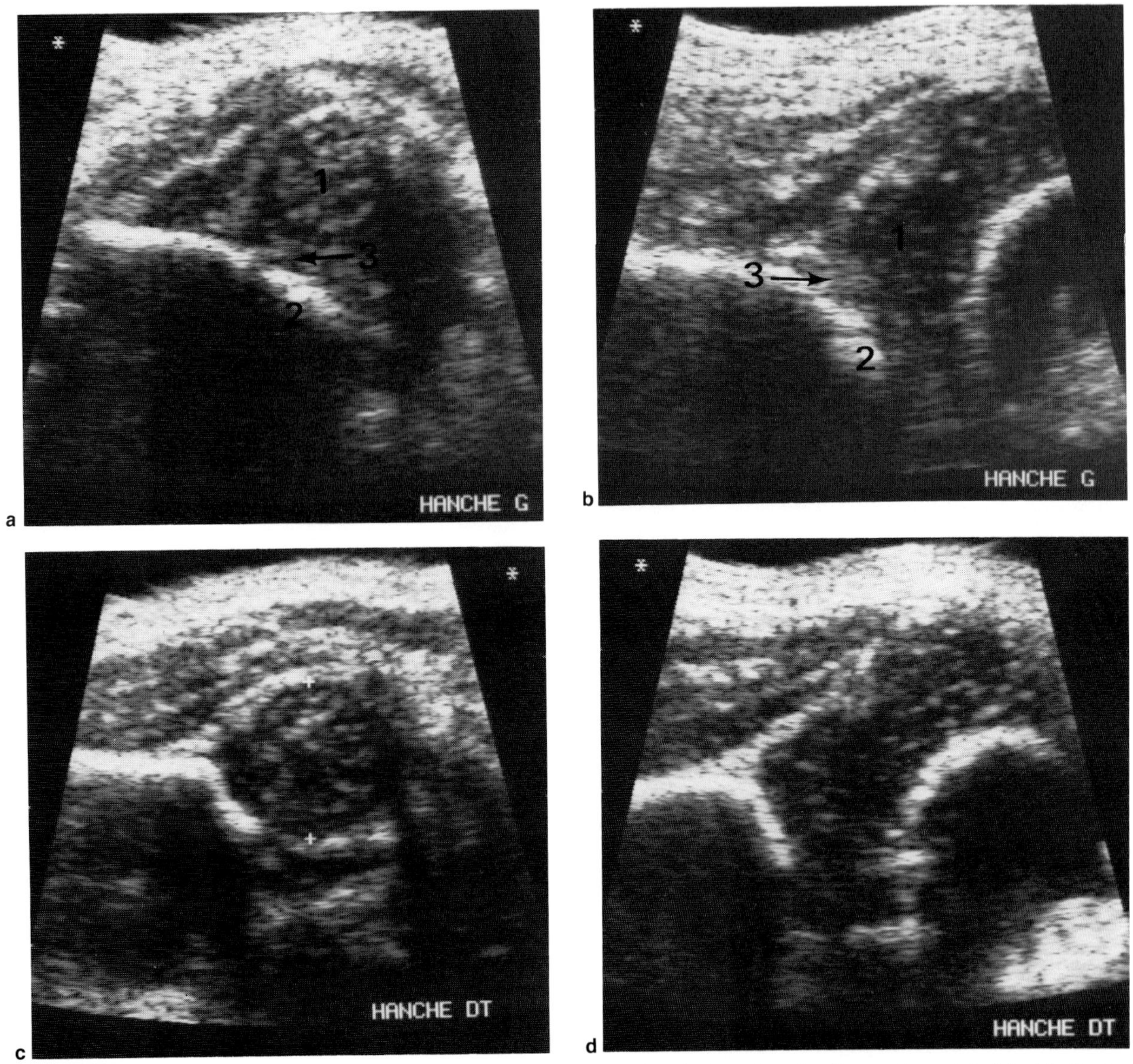

Figure II.2.51
Il existe une luxation avec limbus écrasé.
a, b) Le déplacement, majeur, est responsable d'un refoulement très important des plans musculaires.
Le néocotyle, bien structuré, commence à se creuser. Le limbus et le cartilage hyalin cotyloïdien sont écrasés entre la tête et l'os iliaque.
La tête fémorale est échogène, de petit volume, de type tératologique. Son diamètre maxima est de 8,3 millimètres. Notez comme la réduction en position d'abduction est difficile partielle mais possible, car on peut affirmer que le limbus ne s'interpose pas (b).
1 - Tête fémorale. 2 - Os iliaque. 3 - Cartilage cotyloïdien et limbus écrasés.
c, d) La hanche droite en adduction et en abduction est échographiquement normale.

L'examen échographique initial réalisé dans les premiers jours de vie précise le type tératologique de la luxation : tête de petit volume, cotyle plat, limbus écrasé (fig. II.2.51).

Une ténotomie des adducteurs et du muscle psoas est réalisée à trois semaines de vie après mise en traction préalable. Une échographie peropératoire permet d'apprécier l'amélioration qu'entraîne le geste chirurgical (fig. II.2.52). Après la ténotomie, le ressaut de rentrée et de sortie est nettement mieux perçu. L'examen échographique montre que la hanche reste stable en abduction tout en pénétrant bien dans le fond du cotyle. Un plâtre pelvi-pédieux est réalisé dans cette attitude.

La surveillance échographique va s'étaler ensuite sur 6 mois.

Après ablation du plâtre pelvi-pédieux, l'examen échographique de contrôle montre un pôle céphalique gauche bien en place dans un cotyle normalement creusé ; 2 points paraissent importants à noter : la tête fémorale reste de petite taille et le bourrelet cotyloïdien paraît hypertrophié (fig. II.2.53).

a
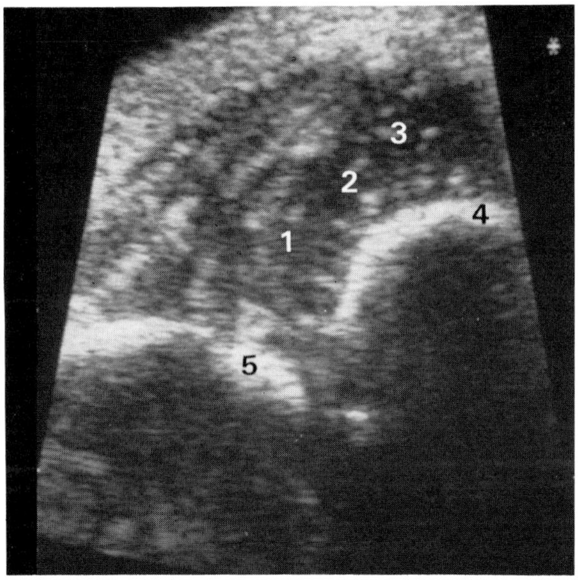

b
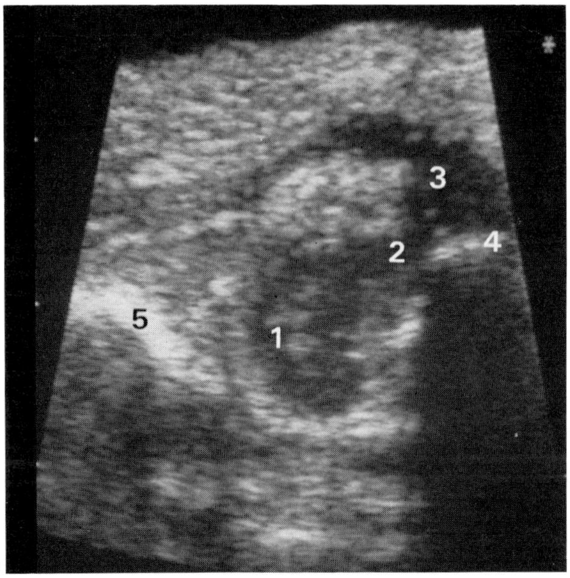

Figure II.2.52
Echographie per-opératoire.
a) Avant ténotomie des adducteurs, la hanche n'est pas en place, à distance du cotyle.
b) Après ténotomie des adducteurs, la hanche est stable dans le fond du cotyle lors de la mise en abduction.
1 - Tête fémorale. 2 - Col fémoral. 3 - Grand trochanter. 4 - Métaphyse fémorale. 5 - Cotyle dysplasique.

a
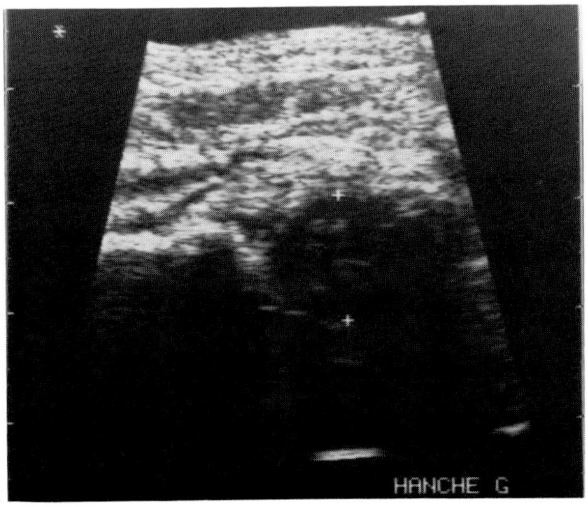

b
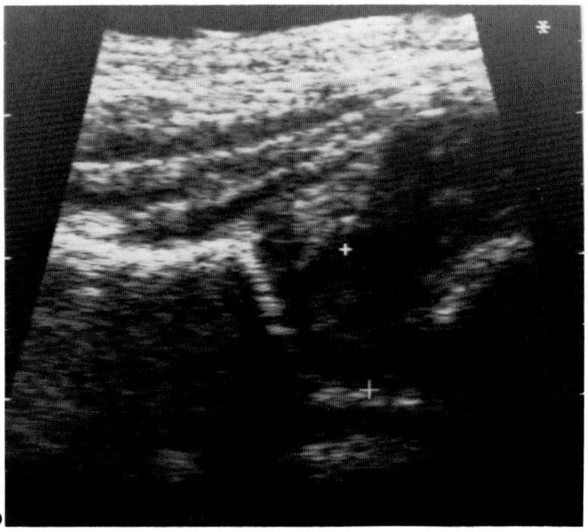

Figure II.2.53
3 mois.
a, b) La hanche gauche est en place dans un cotyle qui paraît normalement creusé.

La tête fémorale est de petite taille (11 millimètres) et on est frappé par l'hypertrophie cartilagineuse.

Ces éléments morphologiques se confirment quinze jours plus tard : il existe une nette asymétrie de taille des épiphyses ; l'hypertrophie du bourrelet cotyloïdien et du fibrocartilage est évidente (fig. II.2.54).

A l'âge de 6 mois, le bilan clinique est bon : la gesticulation est favorable, il n'existe pas d'asymétrie, la mobilité active et passive et la souplesse des hanches sont de bonne qualité. Le bilan radiologique confirme le bon développement du cotyle gauche associé à des modifications morphologiques de l'extrémité fémorale supérieure gauche. Le noyau céphalique n'est pas présent.

A l'âge de 1 an, l'examen clinique est normal. La radiographie du bassin (fig. II.2.55) montre la présence d'irrégularités métaphysaires gauches. Le noyau épiphysaire n'est pas présent.

L'examen échographique confirme la bonne réduction mais la tête reste petite pour l'âge de l'enfant (fig. II.2.56) ».

Sous l'angle échographique, cette exploration est très riche d'enseignements. Elle montre que l'échographie doit dorénavant être considérée comme l'exploration essentielle de surveillance de la thérapeutique d'une hanche luxée :

- Le bilan lésionnel de départ apporté par les ultrasons est fondamental car il complète les données de l'examen clinique. Dans cette observation, celui-ci permet le diagnostic de luxation instable associé à une réduction de médiocre qualité. L'examen échographique apporte des données supplémentaires : mise en évidence d'une tête de petit volume et hyperéchogène évoquant une hanche tératologique ; visualisation directe de l'écrasement limbique et de la réductibilité partielle laissant prévoir d'évidentes difficultés thérapeutiques.

C'est dire que l'échographie en précisant d'emblée l'absence de toute interposition et la très mauvaise qualité des manœuvres de réduction participe pleinement à la décision thérapeutique initiale.

- C'est également l'examen ultrasonore qui précise au mieux la qualité du centrage peropératoire au cours de la ténotomie des adducteurs permettant ainsi d'obtenir une hanche

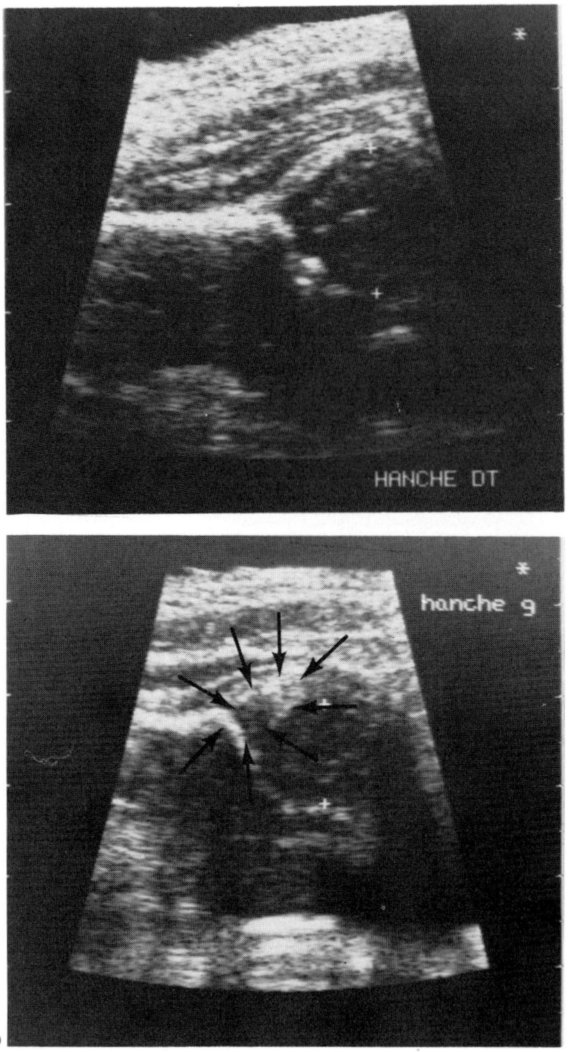

Figure II.2.54
a) Hanche droite.
b) Hanche gauche.
Notez l'évidente asymétrie de taille des têtes cartilagineuses : le diamètre maximum de la tête gauche est de 11 millimètres alors que celui de la tête droite est de 13,3 millimètres.
Il existe également une asymétrie d'apparition des noyaux fémoraux : le noyau fémoral échogène est présent au niveau de l'épiphyse droite.
Remarquez également l'importance de l'hypertrophie du bourrelet cotyloïdien cartilagineux et du limbus (↗).

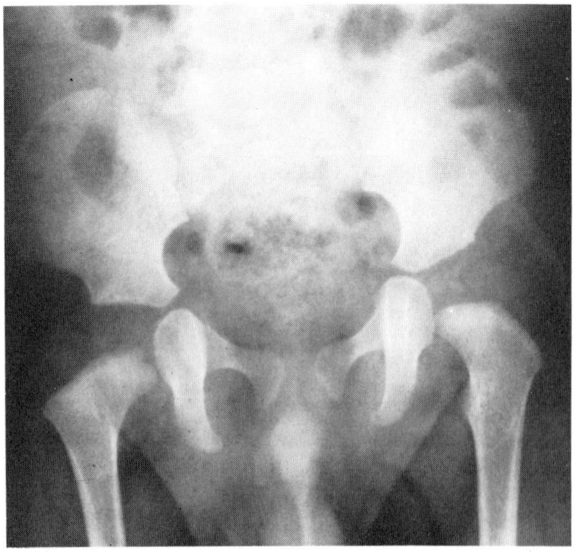

Figure II.2.55
12 mois.
Radiographie du bassin.
A gauche, le cotyle est horizontalisé, la métaphyse est irrégulière et le noyau n'est pas présent.

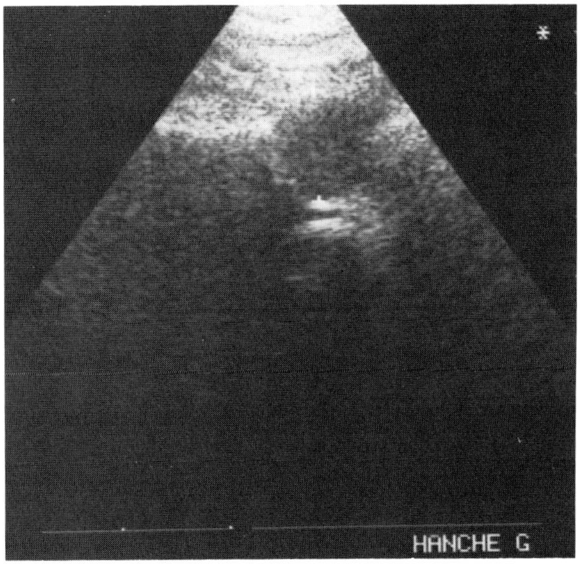

Figure II.2.56
12 mois. Echographie de la hanche gauche.
Bien que l'enfant soit hypotrophique, la tête fémorale est de petit volume : 18 millimètres.

stable bien réduite et autorisant à mettre en place un plâtre pelvi-pédieux dans les meilleures conditions possibles.

• C'est enfin et encore l'examen échographique qui va préciser au mieux la qualité de la réduction et évoquer la possibilité d'une séquelle vasculaire.

Une couverture osseuse de qualité et un creusement cotyloïdien normalisé ne sont obtenus qu'à l'âge de 12 mois. Ces données échographiques ne sont pas étonnantes si l'on considère la gravité lésionnelle du bilan de départ. De plus, la reconstruction progressive de cette hanche passe par une étape constituée par une hypertrophie du cartilage limbique et du rebord cotyloïdien cartilagineux. Cette modification morphologique survient en général lorsque la réduction est de bonne qualité et sa signification est imprécise. Quoi qu'il en soit elle constitue une étape de reconstruction obligatoire et constante dans une hanche gravement luxée (fig. II.2.57) alors qu'elle n'apparaît pas dans une atteinte moins importante comme une hanche luxable.

La deuxième notion essentielle apportée par les ultrasons tout au long de la surveillance est la mise en évidence d'une tête fémorale gauche constamment de plus petit volume que l'épiphyse controlatérale. De plus, à l'âge de 12 mois, le noyau épiphysaire n'est pas apparu. Ces notions, confrontées aux irrégularités méta-

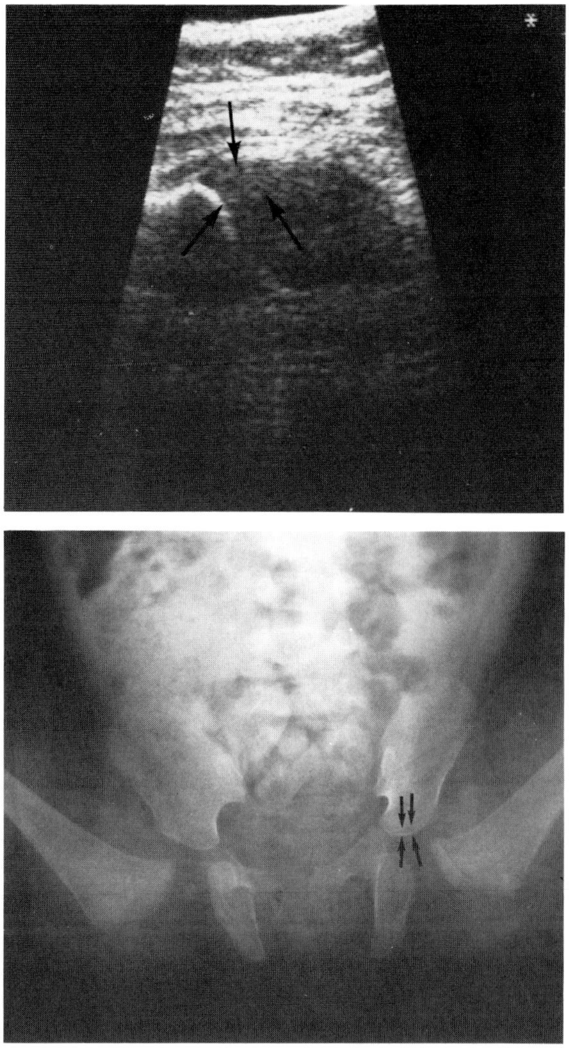

a

b

Figure II.2.57
Hanche gauche luxée découverte cliniquement à 3 mois. Traitement par harnais de Pavlik.
a) 4 mois. La hanche est en place. Notez l'importance de l'hypertrophie cartilagineuse (↗).
b) Radiographie du bassin contemporaine. Remarquez le défect d'encorbellement osseux (↗).

physaires doivent faire évoquer la possibilité d'une lésion ischémique de type ostéochondrite.

• Au total, dans cette observation de hanche difficile, l'examen échographique apporte une contribution remarquable dans chacune des étapes évolutives : l'importante instabilité et la médiocre réductibilité échographique laissent prévoir dès le départ des difficultés thérapeutiques. Les ultrasons participent efficacement à guider le recentrage puis à surveiller la qualité de la réduction. Enfin, l'échographie permet d'évoquer la possibilité d'une complication ischémique.

« La naissance de Sophie (Service de Chirurgie Infantile. Pr. Pous J.G.) s'effectue par césarienne pour une présentation du siège. L'examen clinique néonatal met en évidence une luxation de hanche bilatérale et instable confirmée par la radiographie du bassin (fig. II.2.58). Une culotte d'abduction est mise en place. Trois semaines plus tard, lors de la consultation d'orthopédie infantile, le traitement est modifié par la mise en place d'un harnais de Pavlik.

L'enfant est revue à l'âge de deux mois. Le harnais est bien posé. On note une tendance à une abduction discrètement excessive et on recommande aux parents de bien mettre les coussinets de chaque côté des genoux. Les sangles antérieures et postérieures sont détendues de plusieurs centimètres puis croisées pour éviter une hyperextension. L'examen radiologique est favorable (fig. II.2.59) : les métaphyses sont bien orientées vers le fond du cotyle. La hanche gauche paraît cependant en position un peut inférieure mais la palpation des rapports ischio-trochantériens est rassurante.

Une nouvelle consultation est réalisée trois semaines plus tard. Sur le plan clinique l'impression est très favorable car l'enfant gesticule très bien dans son harnais. Sur le plan radiologique la métaphyse gauche paraît un peu plus écartée que du côté opposé et l'axe du col ne semble pas très convergent vers le cartilage en « Y » (fig. II.2.60). On conclut à une discrète asymétrie du cliché car la projection du sacrum n'est pas strictement médiane. C'est l'examen échographique qui va révéler la persistance d'une luxation de la hanche gauche (fig. II.2.61) ; il existe une ascension de la tête et de la métaphyse, les muscles périarticulaires et la capsule sont déformés. Le cartilage n'est pas retrouvé au-dessus de la tête. Il n'est pas visible du fait des médiocres conditions techniques de l'examen et on considère qu'il est écrasé ou inversé.

A l'âge de trois mois, l'enfant est hospitalisée pour un examen arthrographique. L'examen clinique reste favorable : la mobilisation des membres est symétrique et la palpation des repères osseux paraît normale. L'examen radiologique est également rassurant puisqu'il existe une meilleure orientation du col du fémur vers le fond du cotyle (fig. II.2.62).

L'arthrographie montre en réalité un défaut évident de réduction de la luxation gauche. La manœuvre de réintégration montre que la tête ne pénètre pas profondément dans le cotyle et qu'il existe vraisemblablement un obstacle intra-cotyloïdien ou une oblitération de l'orifice capsulaire interdisant une réduction de bonne qualité (fig. II.2.63).

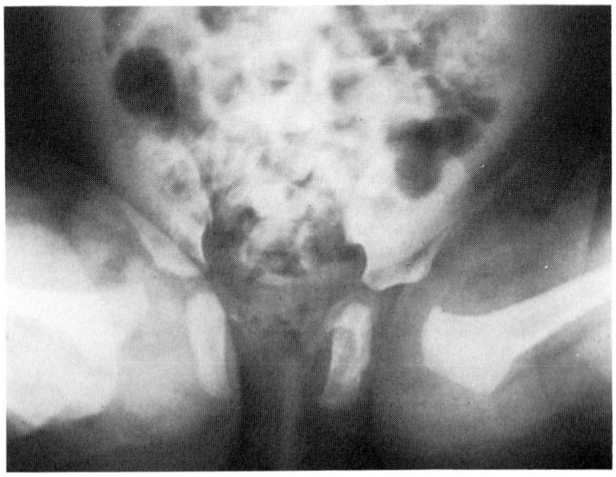

Figure II.2.59
2 mois. Radiographie dans le harnais de Pavlik.

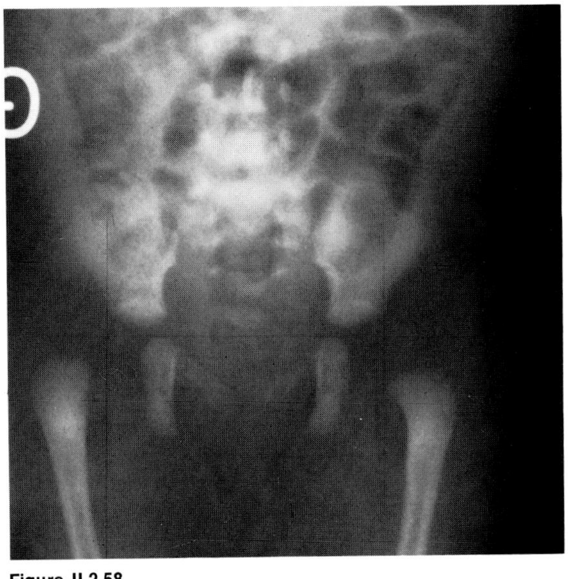

Figure II.2.58
Radiographie du bassin.
Il existe à l'évidence une luxation de hanche bilatérale : la ligne de Perkins ne coupe pas le bec métaphysaire.

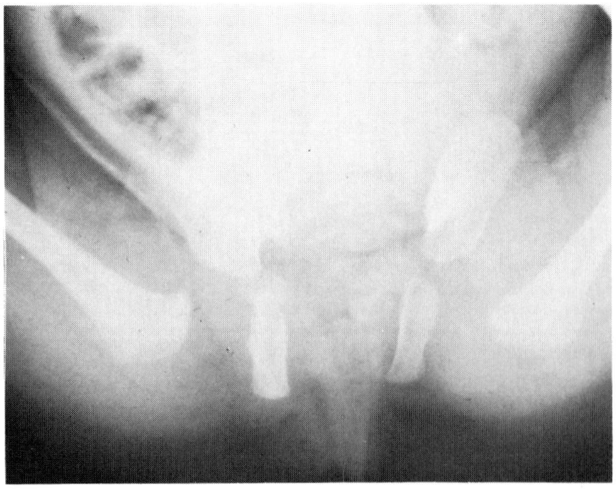

Figure II.2.60
2 mois 3 semaines.
Radiographie du bassin dans le harnais de Pavlik.
Le col fémoral gauche n'est pas dans l'axe du cartilage en Y alors que le col fémoral droit est en bonne position. Cependant, le cliché n'est pas de face. (Regardez la position du sacrum).

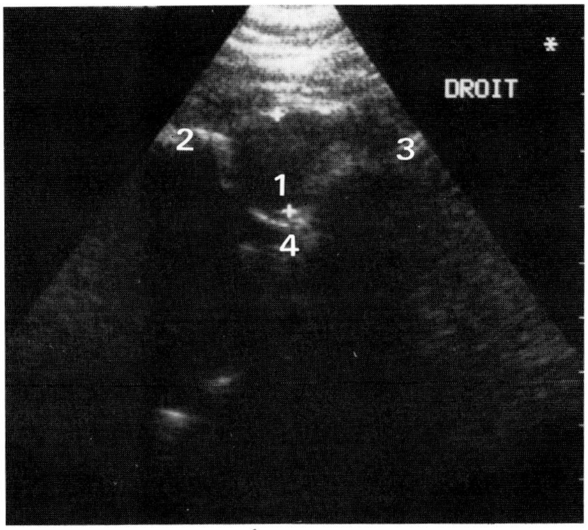

a

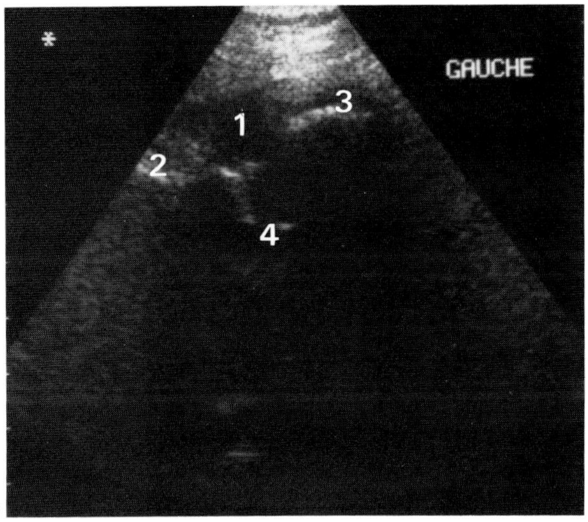

b

Figure II.2.61
a) La hanche droite est en place.
b) La hanche gauche est à l'évidence en position luxée.
1 - Tête fémorale. 2 - Iléon. 3 - Métaphyse fémorale. 4 - Cavité cotyloïdienne.

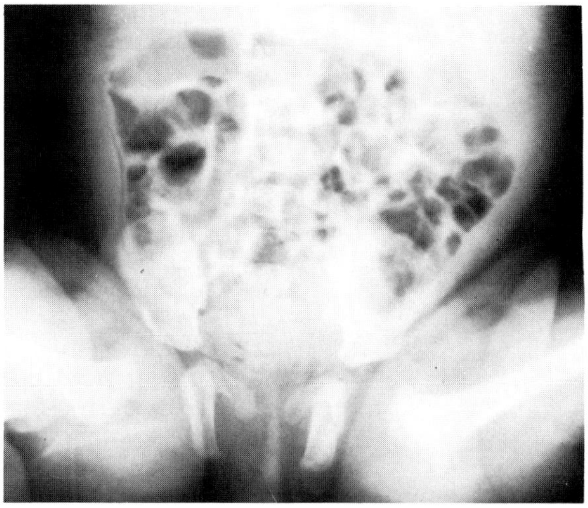

Figure II.2.62
3 mois.
Radiographie du bassin dans le harnais de Pavlik. L'orientation du col fémoral gauche paraît plus favorable.

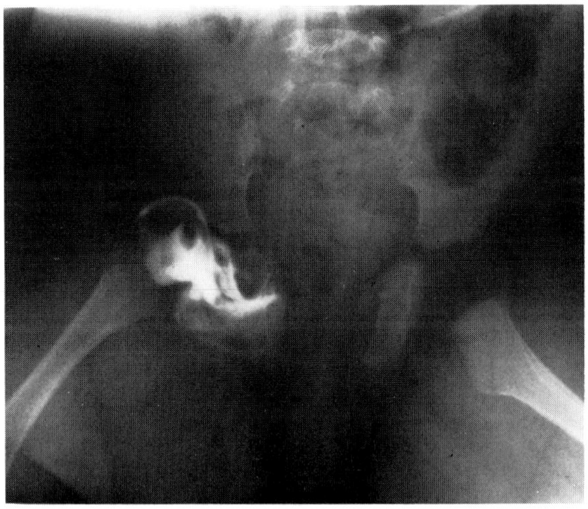

Figure II.2.63
Arthrographie.
La hanche gauche est luxée et la réintégration médiocre.

Une mise en traction continue est décidée.

A l'âge de 6 mois l'examen échographique confirme la mauvaise impression arthrographique (fig. II.2.64). La hanche est luxée et ascensionnée. Le cartilage n'est plus au-dessus de la tête et il ne paraît pas visible entre la tête et le cotyle osseux ; par ailleurs, les attaches capsulaires à l'os iliaque sont très épaissies et hyperéchogènes. Elles remontent très haut le long de l'iléon.

La réduction sanglante est réalisée à l'âge de 6 mois sous anesthésie générale, la hanche est réductible mais très instable. Les constatations chirurgicales sont les suivantes : il existe un ligament rond très volumineux. Le cotyle est plat, de petit volume, barré en bas par la capsule. L'épiphyse cartilagineuse a bon aspect. Le limbus ne joue pas de rôle particulier mais contribue à redresser légèrement le cotyle. Le ligament transverse de l'acétabulum est sectionné, le muscle psoas est ténotomisé : la réduction est simple et facile.

Revue à 9 mois, la gesticulation spontanée est de bonne qualité. Sur la radiographie du bassin les rapports articulaires de la hanche gauche sont normaux, mais le noyau épiphysaire n'est pas présent » (fig. II.2.65).

Cette observation montre bien à quel point l'exploration ultrasonore va simplifier la surveillance d'un traitement d'une hanche luxée.

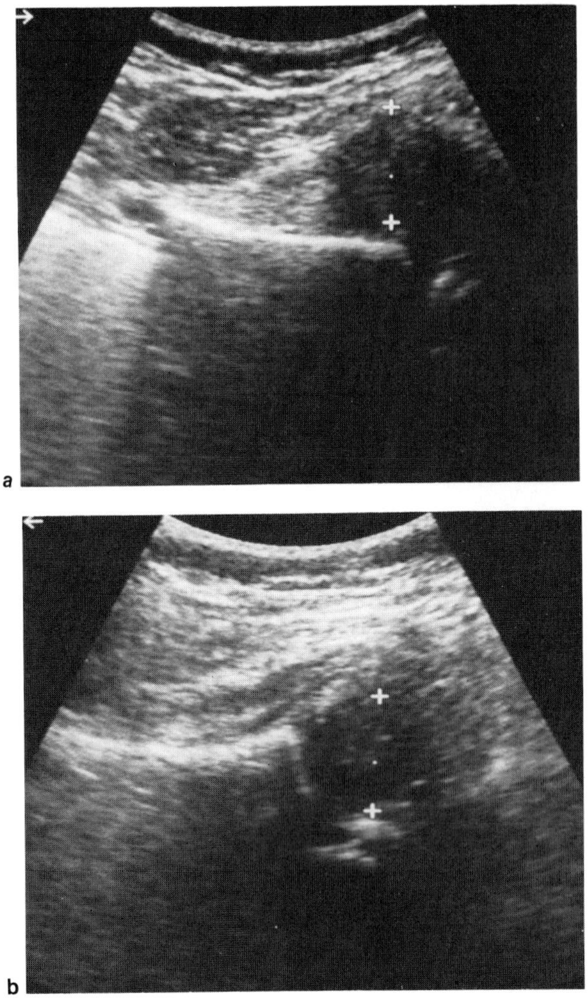

Figure II.2.64
6 mois. Examen échographique.
a) La hanche gauche est luxée et très ascensionnée. Notez le très important épaississement des attaches capsulaires.
b) La hanche gauche est normale.

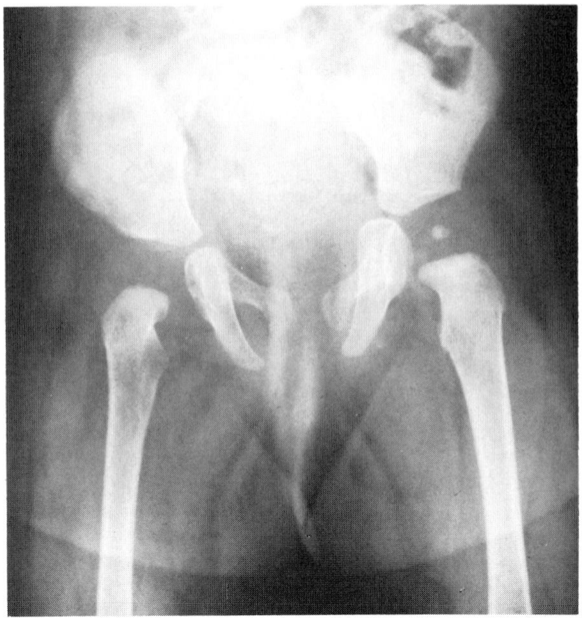

Figure II.2.65
9 mois. Radiographie du bassin.
Les rapports articulaires sont normaux. Le noyau épiphysaire gauche n'est pas présent.

Dans cet exemple, l'examen clinique montre ses limites et on s'aperçoit qu'une bonne impression clinique ne signifie pas toujours une bonne réduction orthopédique. De même la surveillance radiologique paraît lourde et difficile à interpréter. C'est ainsi que Saint Supery (92) estime que des contrôles radiologiques au cours de la mise en place d'un harnais de Pavlik sont obligatoires à J8, J21, J60 et J120. De plus, les critères radiologiques de normalisation sont difficiles à interpréter : il faut que l'axe du col passe par le centre du cartilage en Y ; l'axe du col, qui est la bissectrice entre les bords antérieurs et postérieurs du col, n'est pas simple à obtenir. De même la qualité de la pénétration est délicate à juger et il faut savoir qu'une trop bonne pénétration du côté luxé signifie en réalité que la tête reste luxée en arrière.

La clinique n'est donc pas toujours sûre et le doute radiologique fréquent. Ceci confirme bien que, confrontée à l'examen clinique, l'échographie doit être la seule et unique exploration à réaliser pour surveiller la réalité et la qualité d'une réduction.

• *La hanche luxée irréductible*

Elle est beaucoup plus rare en dehors des luxations tératologiques. L'examen des hanches du nouveau-né constate une limitation importante de l'abduction de hanche et un mouvement de piston sans perception du ressaut de réduction.

« L'enfant Gaëlle (Service de Chirurgie Infantile. Pr. Dimeglio A.) présente un ressaut bilatéral à la naissance traité immédiatement par culotte d'abduction.

Le premier examen échographique a lieu à trois semaines de vie (fig. II.2.66). La hanche droite est dysplasique mais stable ; l'auvent cartilagineux recouvre la totalité de la tête fémorale. La hanche gauche est luxée en manœuvre d'agression. La tête cartilagineuse semble réintroduire l'acétabulum en abduction. La localisation exacte du limbus et du bourrelet cotyloïdien est mal appréciée.

A l'âge de 1 mois l'enfant est adressée à une consultation d'orthopédie spécialisée. Cliniquement, la hanche gauche paraît difficilement réductible. Le contrôle échographique montre que la hanche est

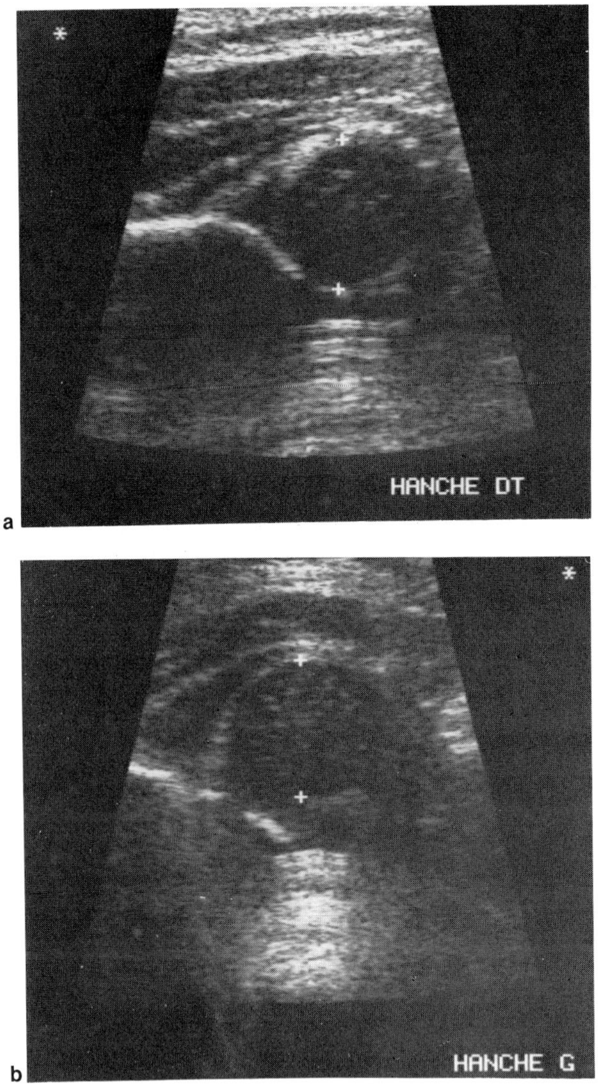

a, b

Figure II.2.66
J20.
a) La hanche droite est dysplasique mais stable. La couverture cartilagineuse est très rassurante.
b) La hanche gauche est luxée et sa position, très haute, s'appuie sur le cotyle. La sonde de 10 mHz ne pénètre pas suffisamment pour apprécier la position exacte du limbus et du bourrelet cotyloïdien.

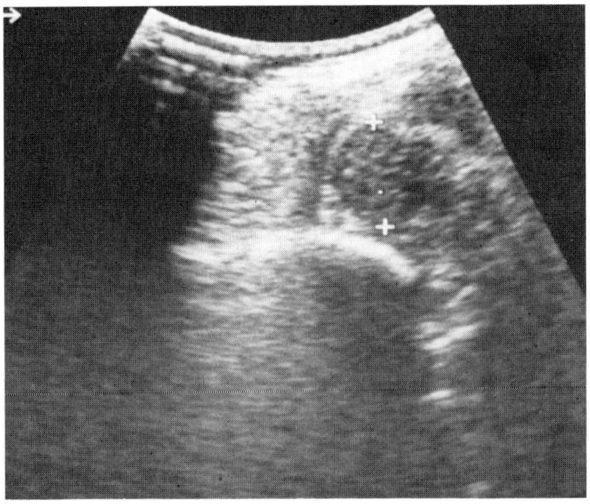

Figure II.2.67
Echographie dans le harnais de Pavlik.
La tête fémorale droite est totalement luxée en position haute. La capsule constitue la partie supérieure et interne du néocotyle. Plus bas, le limbus épais et inversé sépare le néocotyle de l'acétabulum primitif et empêche la réintégration de la tête.

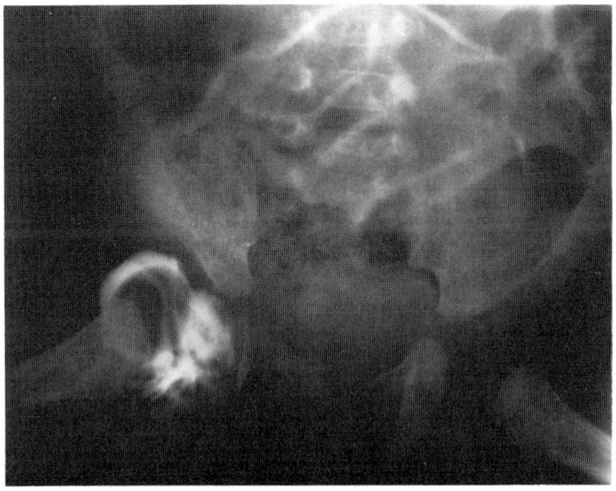

Figure II.2.68
Arthrographie de la hanche gauche.
Interposition limbique.

totalement luxée et très ascensionnée dans le harnais (fig. II.2.67). Devant la forte suspicion d'une interposition on réalise une arthrographie de la hanche gauche. Celle-ci confirme l'existence d'une interposition limbique (fig. II.2.68).

A 2 mois, un examen clinique et échographique détaillé est réalisé : il s'agit d'une luxation haute dont la mise en abduction flexion ne permet pas d'obtenir une réduction. Le cotyle est très plat et l'interposition limbique ne paraît pas majeure.

Entre deux et cinq mois sont successivement réalisés une ténotomie des adducteurs, une extension continue puis un plâtre pelvi-pédieux. Un contrôle arthrographique très satisfaisant est réalisé à l'âge de 4 mois (fig. II.2.69). L'enfant le supportant mal, le plâtre pelvi-pédieux est enlevé à 6 mois. Des attelles de Petit sont mises en place. Le contrôle échographique est réalisé immédiatement (fig. II.2.70) : on a la surprise de constater une tête bien en place avec un cotyle très bien creusé. La hanche droite est normale. La radiographie (fig. II.2.71) confirme la bonne impression ultrasonore ».

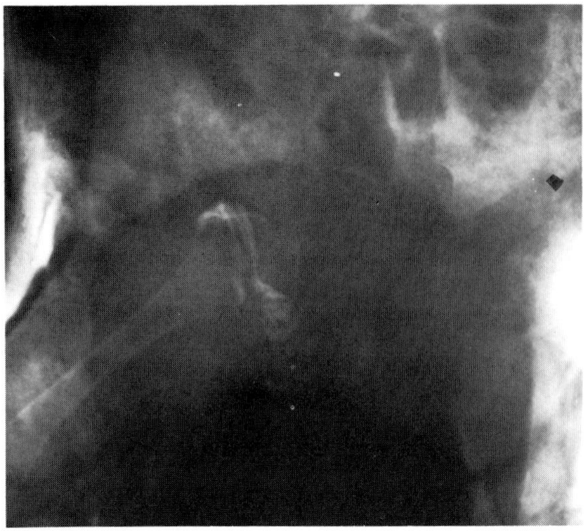

Figure II.2.69
4 mois.
L'arthrographie montre une bonne réintégration de la hanche gauche.

a

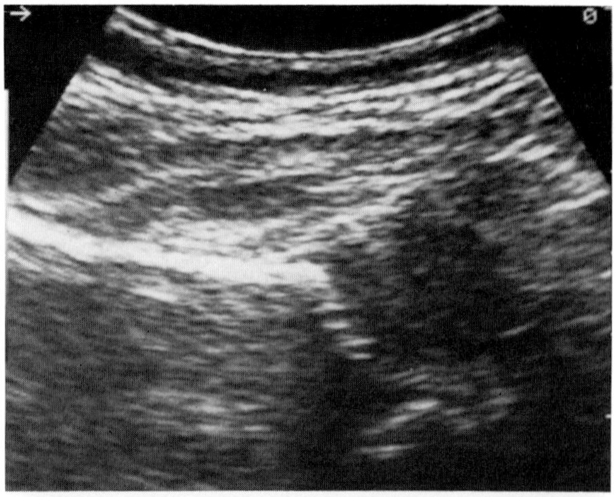

b

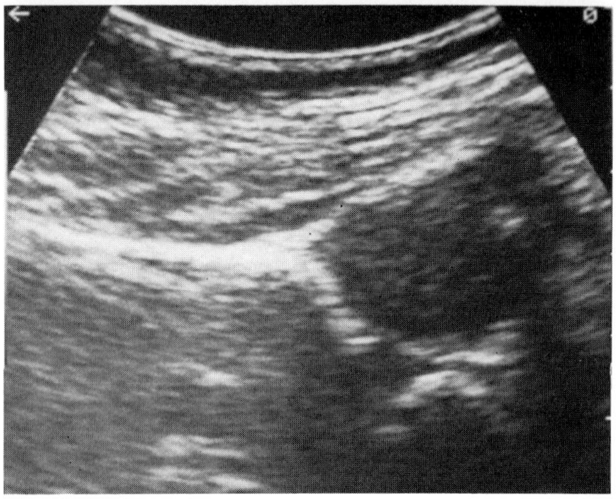

Figure II.2.70
6 mois. Attelles de Petit en place.
L'examen échographique montre la très bonne évolution morphologique de la hanche gauche.
a) Le cotyle est bien creusé et la tête en place stable.
b) La hanche droite est normale.

L'histoire clinique de ce nourrisson est différente.

« A l'âge de 4 mois on découvre chez la jeune Audrey (Service de Chirurgie Infantile. Pr. Pous J.G.) un enraidissement de la hanche droite associé à un défaut d'abduction. L'examen radiographique (fig. II.2.72) montre une ascension et une excentration de la diaphyse fémorale ; il existe une empreinte d'appui sur l'aile iliaque, le cotyle est oblique et de petite taille. Dans les antécédents, l'examen néonatal paraissait normal. L'examen clinique retrouve une hanche contractée, rigide et bloquée contre le bassin. La rétraction des adducteurs et du psoas est nette, la limitation de l'abduction franche.

L'échographie montre une évidente luxation qui paraît fixée et irréductible. La sonde de 10 mHz ne pénètre pas suffisamment pour préciser une éventuelle interposition (fig. II.2.73).

Après mise en traction pendant 10 jours, la réalisation d'une résonance magnétique nucléaire semble montrer une interposition de capsule entre la tête et le cotyle (fig. II.2.74).

La réalisation d'une arthrographie sous anesthésie générale montre que la tête ressaute de part et d'autre du limbus et passe facilement de la position luxée à la position intra-cotyloïdienne sans interposition vraisemblable. Sous l'effet de la traction la hanche se débloque et devient facilement réductible.

Après ténotomie des adducteurs et plâtre pelvi-pédieux l'évolution sera favorable ».

Ces deux observations montrent bien les actuelles limites de l'exploration échographique dans le bilan anatomique d'une interposition. Le bouleversement anatomique entraîné par une hanche luxée irréductible explique la difficulté d'identifier et de différencier des structures

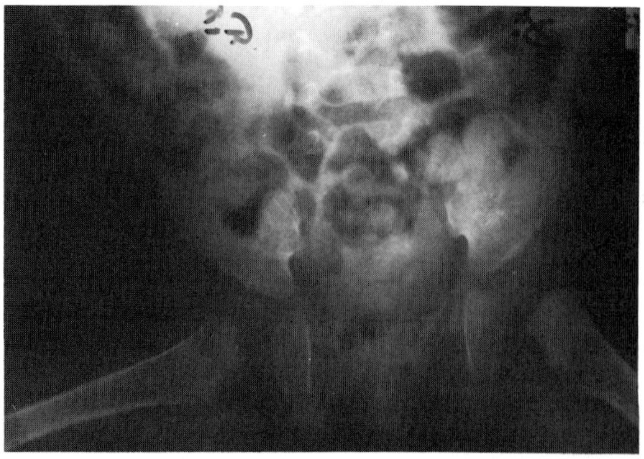

Figure II.2.71
Radiographie du bassin. Le talus gauche est bien individualisé.
La pente acétabulaire est normale. L'impression radiologique est favorable.

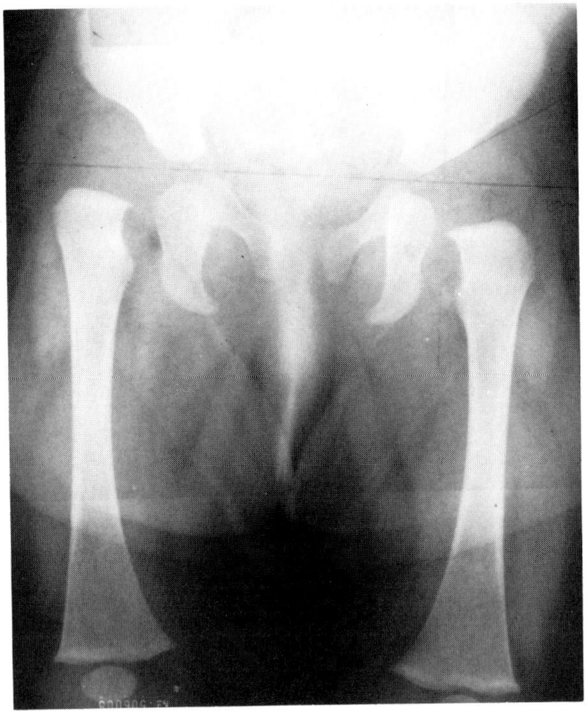

Figure II.2.72
4 mois. Luxation tératologique de la hanche droite.

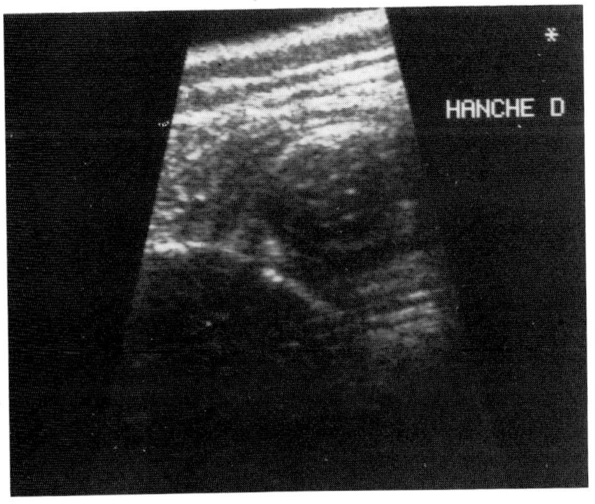

Figure II.2.73
Il existe une luxation de la hanche droite. La tête n'est pas réintégrable dans le cotyle par les mouvements d'abduction. La sonde de 10 mHz, insuffisamment performante à cet âge, ne permet pas d'apprécier la nature de l'interposition.

dont l'échogénicité est proche : limbus, capsule épaissie, ligament rond, pulvinar...

De plus, l'utilisation de sondes inadaptées complique la compréhension du phénomène d'irréductibilité. Dans la seconde observation, l'utilisation d'une sonde de 10 mHz chez un

a
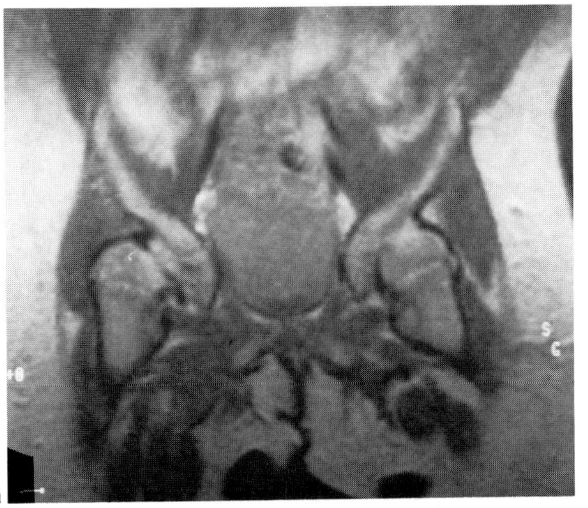

b
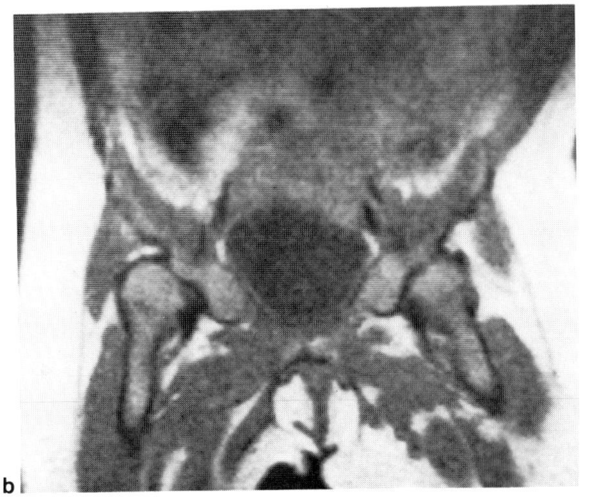

Figure II.2.74
IRM coupes frontales.
a) Il existe à l'évidence une interposition probablement capsulaire qui empêche la réintégration.
b) Notez l'empreinte de la tête fémorale sur l'ilion.

nourrisson de 4 mois paraît nettement insuffisante pour apprécier la localisation exacte des structures anatomiques susceptibles de s'interposer ; dans cette circonstance l'exploration échographique n'apporte aucun élément supplémentaire susceptible de guider le traitement initial et l'examen arthrographique reste indispensable.

Dans la première observation, l'exploration anatomique est de bonne qualité et si l'on peut éliminer formellement une interposition capsulaire et évoquer fortement une interposition limbique, rien ne permet d'éliminer la possibilité d'un volumineux ligament rond ou d'un tissu fibro-graisseux expansif. Là encore l'arthrographie s'impose.

Le suivi thérapeutique de ces deux observations montre qu'une évolution péjorative n'est pas forcément la règle dans une hanche irréductible (fig. II.2.70).

Il est évident que dans ces formes tératologiques les anomalies morphologiques se sont constituées précocement in utero avec des lésions d'appui marqué et tout se passe comme si l'on constatait en période néonatale une situation retrouvée après plusieurs semaines ou moins d'évolution (1). Si, pour la majorité des auteurs, il paraît indispensable de ne pas traiter ces hanches en période néonatale, le traitement s'avère de toute façon difficile et le recours à la réduction sanglante est fréquent.

Dans la première observation, l'interposition du limbus a disparu après traitement entre l'âge de 2 et 5 mois associant ténotomie des adducteurs, extension continue et plâtre pelvi-pédieux. Cette amélioration plutôt rapide ne fait que souligner le grand polymorphisme évolutif d'une luxation de hanche. Elle confirme également qu'une interposition limbique ne signifie pas ipsofacto le recours à la chirurgie. C'est ainsi que Severin (100) et Petit (84) ont bien montré par des arthrographies séquentielles que l'obstacle (limbus, capsule ou ligament rond) s'aplatit progressivement en permettant à la tête fémorale de réintégrer l'acétabulum. Carlioz (15) considère même que dans de nombreux cas, la limbusectomie ou l'éversion chirurgicale du limbus est inutile.

De même, dans la seconde observation, l'utilisation d'une traction douce a rapidement permis d'assouplir la hanche et de faire disparaître l'obstacle capsulaire.

Ces deux observations et leur évolution favorable témoignent bien de l'importance d'un traitement réalisé en milieu spécialisé.

Enfin, la première observation situe bien le rôle de l'échographie qui permet de façon non invasive de vérifier la qualité d'une réduction dans un harnais de Pavlik.

Synthèse et perspectives

La classification échographique : une aide (fig. II.2.75 à II.2.83) et non pas un canevas rigide

Un examen échographique, au même titre qu'un examen clinique ou radiologique, représente un instantané d'un état anatomique et physiologique et il est à l'évidence dangereux de prévoir l'avenir d'une hanche sur un seul examen clinique ou paraclinique. C'est ainsi que la hanche luxée ou dysplasique ne représente qu'une étape ponctuelle : elle est certes très importante car l'intensité lésionnelle est précisée, mais elle est à l'évidence artificiellement isolée d'une longue histoire évolutive commencée dès la vie fœtale ou plus rarement dès la vie embryonnaire : vont intervenir en effet successivement une ébauche embryonnaire en général normale, puis une période fœtale où se constitue habituellement la dislocation, des éléments de restauration spontanée en période néonatale, enfin des améliorations post-thérapeutiques et des déformations secondaires progressives.

On connaît maintenant grâce à l'exploration échographique l'évolution habituelle d'une luxation de la hanche : hanche luxée en période néonatale, puis luxable, puis dysplasique stable et enfin normale sur le plan morphologique et dynamique. En matière de maladie luxante de la hanche on sait maintenant que la vérité d'un jour n'est pas celle du lendemain : c'est ainsi qu'un ressaut néonatal se transforme très vite en une hanche stable ; de même une hanche luxable se transforme rapidement en une hanche dysplasique stable : enfin, mais plus rarement, une dysplasie peut évoluer vers une sub-luxation. C'est dire que vouloir opposer une hanche laxe à une hanche luxable ou luxée ne paraît pas justifiée : ces formes évoluent dans le temps très rapidement comme autant de stades d'une même affection.

Au total, la hanche lésée ne peut être définie par des types morphologiques lésionnels ou des mesures angulaires ; c'est une conception trop rigide et trop statique et finalement dangereuse : c'est la raison pour laquelle il faut condamner l'examen échographique systématique et isolé.

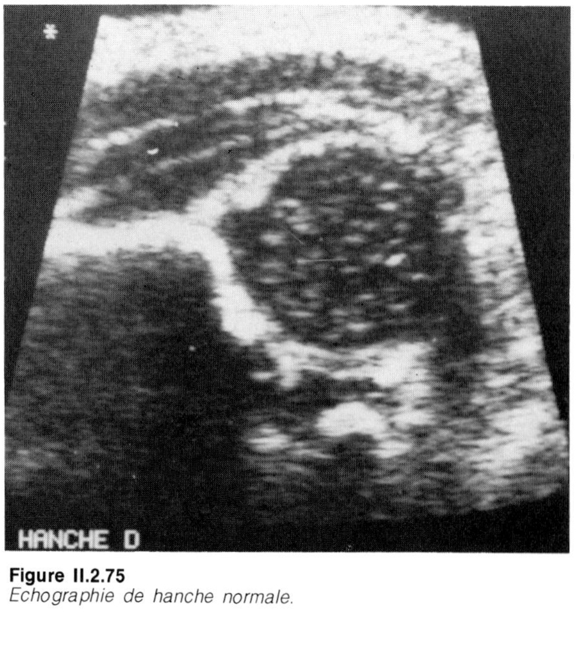

Figure II.2.75
Echographie de hanche normale.

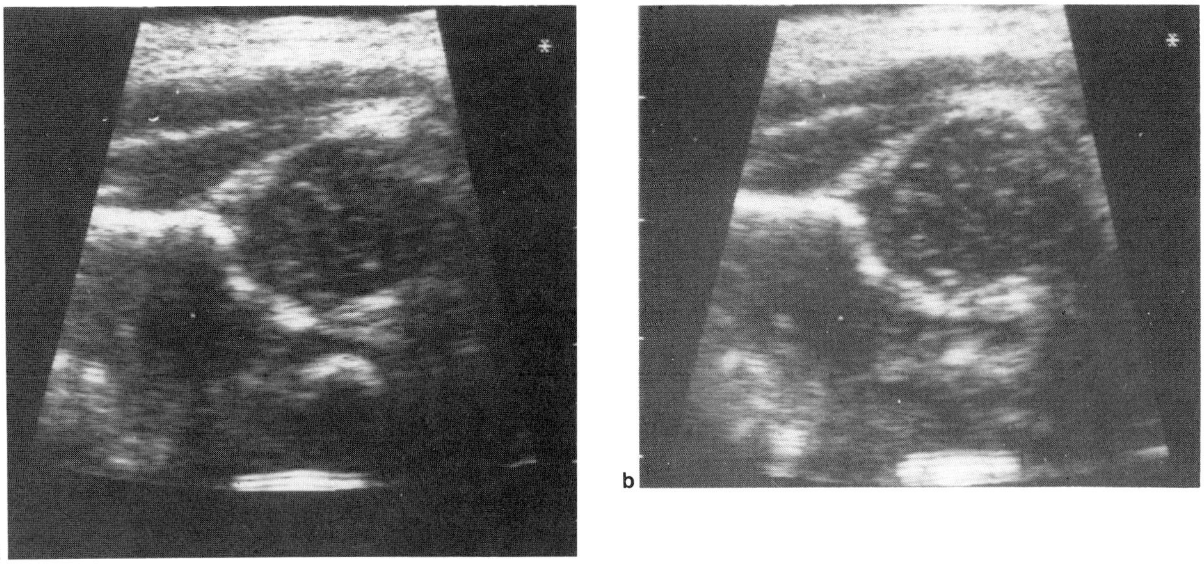

a b

Figure II.2.76
Hyperlaxité de hanche.
a) Adduction.
b) Abduction.

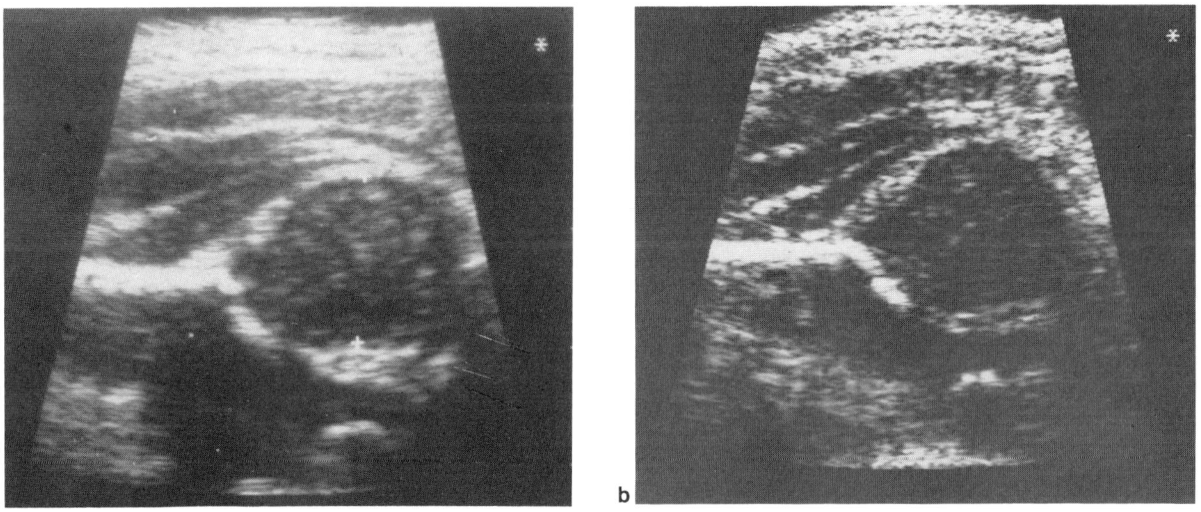

a b

Figure II.2.77
Dysplasie de hanche.
a) Couverture incomplète.
b) Limbus totalement recouvrant.

Il est en réalité beaucoup plus logique d'envisager une lésion de la hanche dans une vision dynamique dans le temps et dans l'espace.

Les certitudes

1. Il est possible d'affirmer échographiquement la normalité d'une hanche sur le plan morphologique et sur le plan dynamique. Cette notion est fondamentale car elle permet de cerner au plus juste les véritables indications thérapeutiques et d'éliminer les nombreux cas qui ne nécessitent pas de traitement. Devant des antécédents familiaux de luxation, devant une asymétrie des plis fessiers, devant un craquement ou un claquement, devant une hanche radiologiquement « limite », il est important d'avoir une exploration objective capable d'affirmer la normalité des articulations coxo-fémorales. Quand on connaît l'inflation thérapeutique actuelle et les

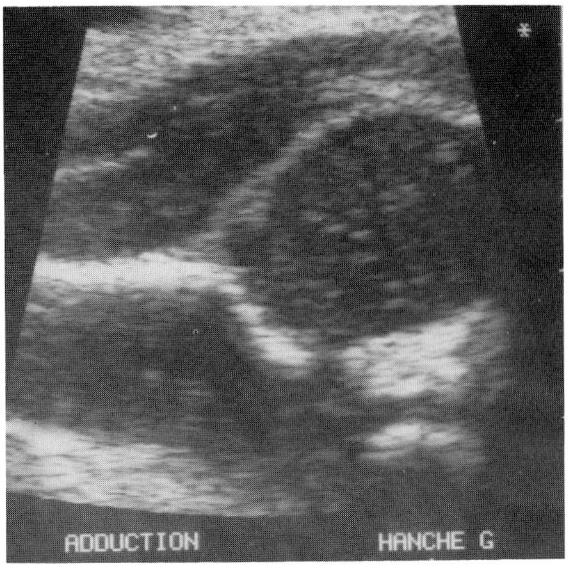

a

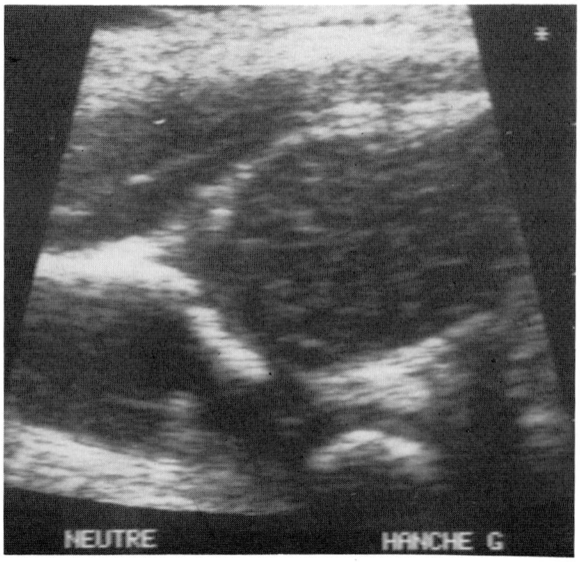

b

Figure II.2.78
Luxation avec instabilité modérée (3 millimètres).
a) Adduction.
b) Abduction.

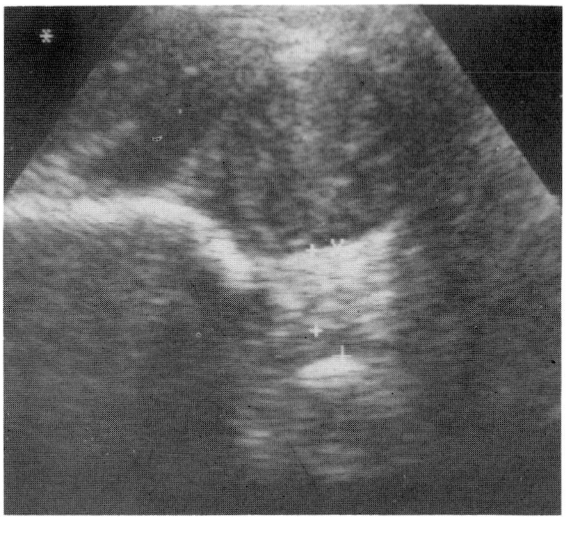

a

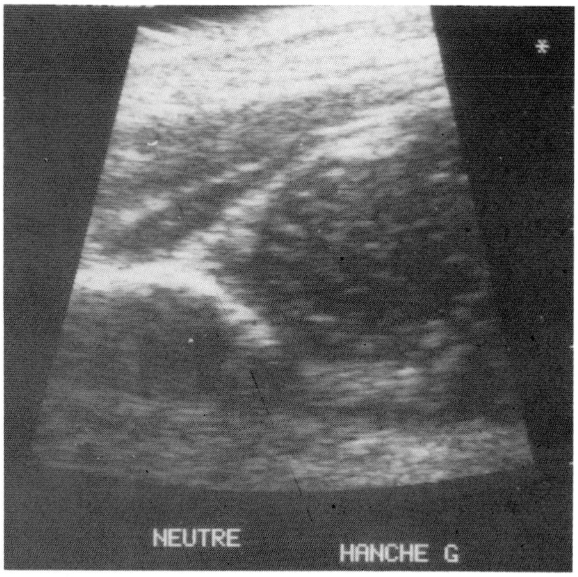

b

Figure II.2.79
Luxation avec instabilité moyenne (5 millimètres).
a) Adduction.
b) Abduction.

dangers potentiels d'une ostéochondrite on cerne tout l'intérêt d'une telle exploration capable de cerner au mieux les indications thérapeutiques.

2. L'hyperlaxité ligamentaire et la dysplasie de hanche sont des entités échographiques bien définies et qui reposent sur des éléments morphologiques et dynamiques objectifs. Tout traitement est inutile à la condition express d'une surveillance échographique seule capable d'affirmer la guérison. Cette attitude ne fait d'ailleurs que rejoindre celle de la majorité des orthopédistes qui pensent que devant un cas radiologiquement évocateur de dysplasie, il faut mieux proposer une abstention thérapeutique de deux mois pour pouvoir affirmer ou infirmer une indication de traitement : dans l'ensemble cette

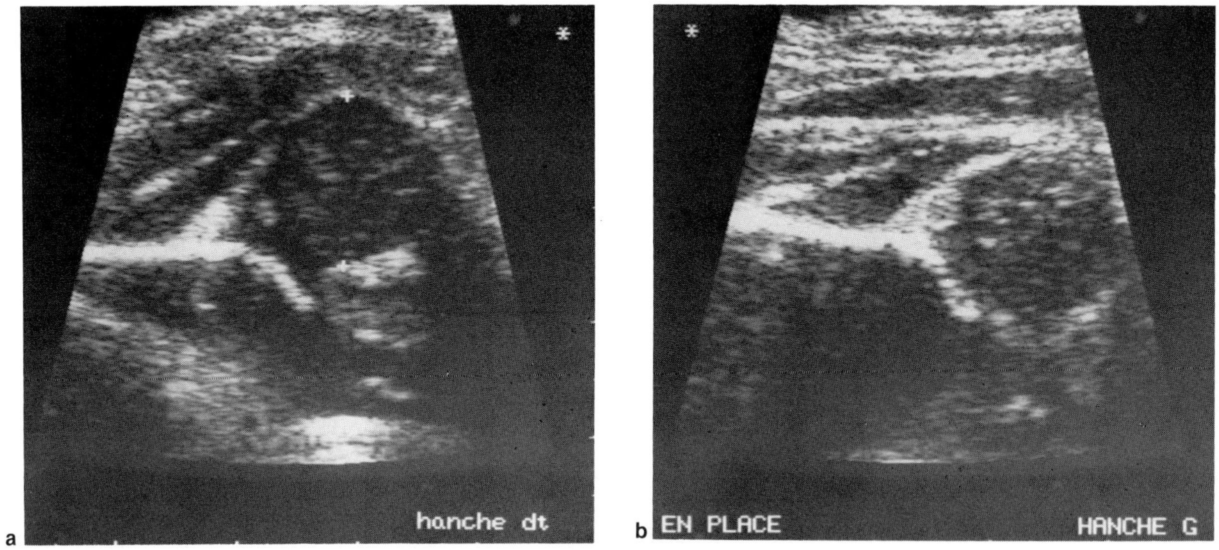

Figure II.2.80
Luxation avec instabilité importante (8 mm).

a) Adduction.
b) Abduction.

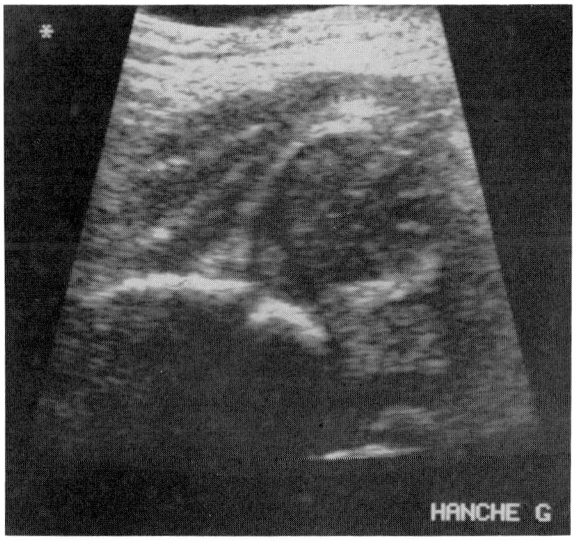

Figure II.2.81
Luxation avec rebord cotyloïdien éversé.

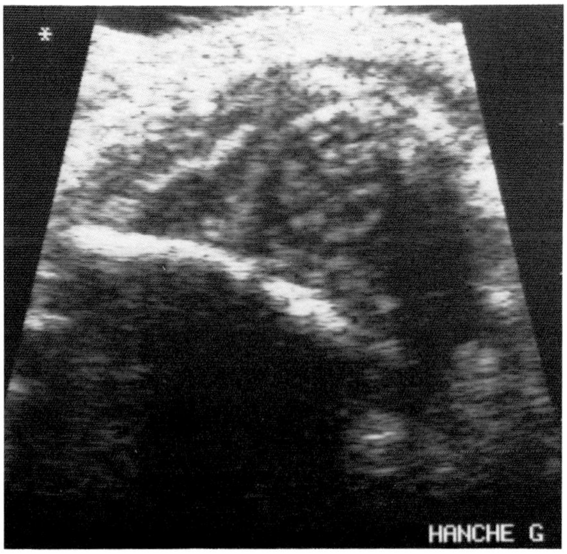

Figure II.2.82
Luxation avec limbus écrasé.

attitude conduit à réduire massivement les indications pour dysplasie puisque la surveillance simple permet d'assister dans la majorité des cas à la normalisation radiologique vers l'âge de la marche. L'échographie possède l'avantage de résoudre le problème beaucoup plus précocement.

3. Les lésions anatomiques d'une luxation de hanche avec instabilité modérée ou majeure, d'une luxation de hanche avec un rebord cotyloïdien éversé et dysplasique, d'un limbus écrasé ou inversé sont parfaitement définies par l'exploration ultrasonore. La connaissance de ce bilan lésionnel de départ est très utile dans la décision thérapeutique initiale.

4. L'étude des anomalies morphologiques échographiques au cours de l'examen ultrasonore permet de comprendre parfaitement les données

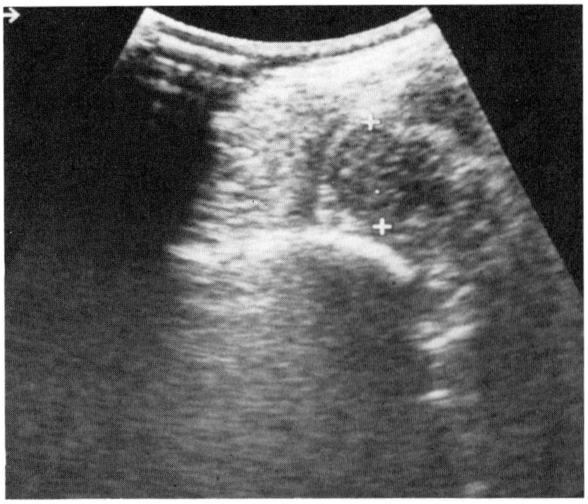

Figure II.2.83
Luxation avec limbus inversé.

de l'exploration clinique. C'est ainsi par exemple qu'au cours d'une luxation avec instabilité importante, deux tableaux lésionnels peuvent se voir : soit il existe un rebord cotyloïdien hypertrophique destiné à compenser le défaut de couverture osseuse, et on comprend bien que cette disposition anatomique ait pour corollaire une hanche à ressaut ; soit il existe un cartilage du toit nettement émoussé et l'impression clinique sera celle d'une hanche à piston.

D'une manière générale, il semble que la sonde échographique qui explore soit plus sensible que la main qui examine : il est certain que lorsque l'instabilité disparaît l'examen clinique perd de son intérêt. On sait maintenant qu'il existe des instabilités modérées de deux à trois millimètres qui sont infracliniques mais parfaitement identifiables aux ultrasons. De même, la dysplasie, où l'examen clinique est souvent normal, est très bien définie tant sur le plan morphologique qu'évolutif par l'échographie.

5. L'échographie participe intimement à la qualité de la surveillance thérapeutique. Elle est devenue indispensable pour apprécier la meilleure position de recentrage, en particulier dans un harnais de Pavlik, pour évaluer la réalité d'une bonne réduction ou en apprécier son échec, pour mettre en place dans les meilleurs conditions possibles un plâtre pelvi-pédieux. Enfin, en intervenant constamment dans la surveillance thérapeutique, elle permet de mettre en évidence le très grand polymorphisme évolutif d'une hanche à l'autre ; c'est ainsi que la durée pour obtenir la guérison d'une hanche luxée paraît imprévisible.

Perspectives

1. Le stade de l'image doit être rapidement dépassé et il faut désormais entrer véritablement dans l'ère de la coopération radioclinique. L'examen échographique doit avoir deux buts :

- aider à poser au plus juste les indications thérapeutiques ;
- permettre de mieux gérer et d'affiner une décision de traitement.

A la lumière de notre expérience échographique, trois conclusions paraissent importantes :

- l'épuration des indications thérapeutiques par l'examen ultrasonore est évidente : l'hyperlaxité, la dysplasie et la luxation de hanche avec instabilité modérée infra-clinique de moins de trois millimètres ne doivent pas être traitées. A l'inverse, la hanche luxable très instable ou luxée nécessite un traitement indispensable ;
- le traitement, dont la durée empirique est plus basée sur l'expérience que sur des faits objectifs, doit maintenant se modeler sur l'échographie qui a bien montré l'extrême diversité des comportements de la hanche : c'est dire que la durée d'un traitement doit se calquer strictement sur l'évolution individuelle de chaque enfant ;
- l'échographie constitue un pilier essentiel dans l'évolution thérapeutique d'une hanche luxée : toutes les situations cliniques et les modifications thérapeutiques peuvent en bénéficier. C'est ainsi qu'une hanche luxable, peut être traitée par un coussin d'abduction sans avis orthopédique spécialisé ; mais cet avis doit être rapidement pris en compte si la luxation ne s'améliore pas à l'examen échographique trois semaines après le début du traitement (fig. II.2.42 à II.2.47).

2. L'examen échographique pèche actuellement dans la précision anatomique d'une hanche luxée avec interposition. Du fait de l'amélioration constante du matériel échographique, il n'existe pas a priori d'impossibilité future à reconnaître une interposition du psoas et à différencier un limbus interposé d'un élément capsulaire ou d'un ligament rond épaissi.

3. On connaît la fragilité du réseau vasculaire de la tête cartilagineuse : on sait par exemple qu'il existe une évidente agression vasculaire de l'artère circonflexe postérieure au cours des tentatives thérapeutiques. A l'instar de ce qui se réalise maintenant de façon routinière au niveau des vaisseaux cérébraux (artère péricalleuse) et rénaux (vaisseaux arqués et vaisseaux interlobulaires) (fig. II.2.84), il faut essayer d'explorer par doppler pulsé l'artère circonflexe posté-

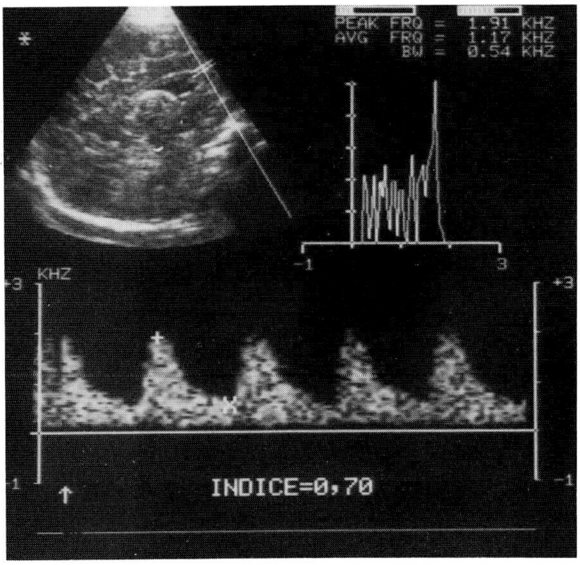

a

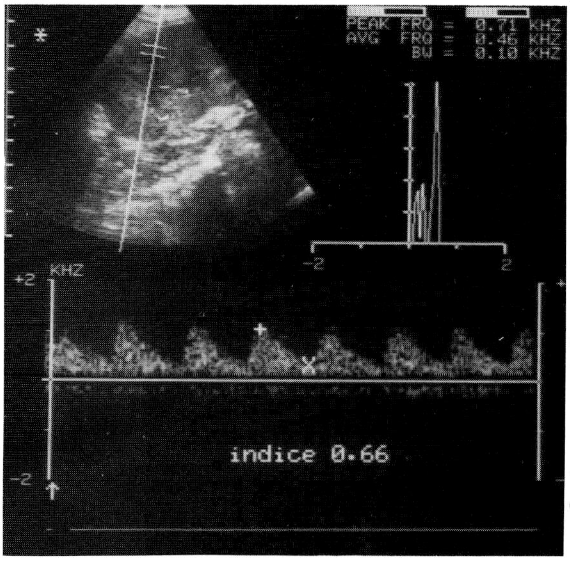

b

Figure II.2.84
a) Doppler pulsé au niveau de l'artère péricalleuse. La présence normale d'un index diastolique témoigne de la faible résistance des artères cérébrales.
b) Doppler pulsé au niveau d'un vaisseau arqué d'un rein greffé. La présence d'une composante diastolique montre qu'il existe une résistance vasculaire faible : cela permet d'éliminer un rejet.

rieure. C'est probablement un axe de recherche difficile pour plusieurs raisons : nécessité d'une immobilité absolue du nouveau-né ou du nourrisson, difficultés de localisation d'une artère de petit volume que l'on ne voit pas battre en temps réel, instantané vasculaire qui peut varier d'un instant à l'autre. Ces difficultés seront probablement supprimées par la mise en évidence directe de l'artère circonflexe postérieure grâce au doppler couleur.

Néanmoins, quand on connaît la gravité d'une ostéochondrite post-thérapeutique, il faut s'acharner à essayer au maximum de minimiser la pathologie iatrogène : meilleures indications et études vasculaires au doppler pulsé lors des manœuvres thérapeutiques en seront les meilleurs garants.

Bibliographie

1. AARO S., GOTTFRIES B., KRAEPPELIEN T., TROELL S. — *Teratologic congenital dislocation of the hip.* Acta Orthop. Scand., 1983, 54 : 178-182.
2. AARSKOG D., STOA K. F., THORSEN T. — *Urinary oestrogen excretion in newborn infants with congenital dysplasia of the hip joint.* Acta Paediatr. Scan., 1966, 55 : 394-398.
3. ACHARD C. — *Arachnodactylie.* Bull. Mem. Soc. Med. Hop., 1902, 19 : 834.
4. ALMBY B., GREYSTEN S., LONNERHOLM T. — *Hip joint instability after the neonatal period : the acetabular growth potential.* Acta Radiol. Diagn., 1979, 20 : 213.
5. ANDREN L., BORGLIN N. E. — *A disorder of oestrogen metabolism as a causal factor of congenital dislocation of the hip.* Acta Orthop. Scan., 1960, 30 : 169.
6. ARTZ T. D. — *Neonatal diagnosis treatment and related factors of congenital dislocation of the hip.* Clin. Orthop., 1975, 110 : 112-136.
7. BADELON O., VITAL A., CAMPE T., THEMAR-NOEL Ch., BENSAHEL H. — *Le traitement de la luxation congénitale de hanche chez le nourrisson par le harnais de Pavlik. In :* La hanche pédiatrique, Actualités, Masson, 1987, 50-56.
8. BARLOW T. G. — *Early diagnosis and treatment of congenital dislocation of the hip.* J. Bone Joint Surg., 1962, 44B, n° 2 : 292-301.
9. BEALS R. K. — *Hereditary arthro ophtalmopathy (the Stickler syndrome).* Clin. Orthop., 1977, 125, 32.
10. BIALIK V., FISHMAN J., KATZIR J., ZELTZER M. — *Clinical assessment of the hip instability in the newborn by an orthopedic surgeon and a paediatrician.* J. Pediatr. Orthop., 1986, 6, 6 : 703-705.
11. BIALIK V. — *Some comments on the clinical assessment of hip instability in the newborn.* J. Pediatr. Orthop., 1985, 5 : 611-612.
12. BONNARD C., POURCELOT D. — *Etude échographique de la hanche chez le nouveau-né (3 906 hanches).* Communication Soc. Franç. de Chir. Inf., Toulouse, 1987.
13. BOURGEOIS L. — *Contribution à l'étude d'une grossesse tubaire évoluant jusqu'au terme : à propos d'un cas de survie de la mère et de l'enfant.* Thèse Médecine, Strasbourg, 1974.
14. BRAHAM R. L. — *Multiple congenital abnormalities with diaphyseal dysplasia (Camurati-Engelman's syndrome).* Mal Surg., 1969, 27 : 20.
15. CARLIOZ H., FILIPE G. — *The natural history of the limbus in congenital dislocation of the hip : arthrographic study. In :* Congenital dysplasia and dislocation of the hip in children and adults, 1984, Springer Verlag, 247-262.
16. CARTER C. O., WILKINSON J. A. — *Genetic and environmental factors in the etiology of congenital dislocation of the hip.* Clin. Orthop., 1964, 33 : 119-128.
17. CATTERAL A. — *What is congenital dislocation of the hip ?* J. Bone Joint Surg., 1984, 669, 469.
18. CHANDRA R. K. — *Deficiency of humoral immunity and hypoparathyroidism associated with the Hallerman-Streiff syndrome.* J. Pediatr., 1978, 93 : 892.
19. CLARKE N. M. P., HARCKE H. T., McHUGH P., LEE M. S., BORNS P. F., MacEWEN G. D. — *Real time ultrasound in the diagnosis of congenital dislocation and dysplasia of the hip.* J. Bone Joint Surg., 1985, 67B : 406-412.

20. CLARKE N. M. P., HARCKE H. T., McHUGH P. — *Real time ultrasound as an aid to the diagnosis and treatment of congenital hip dislocation and dysplasia in the infant.* J. Bone Joint Surg., 1985, 67 : 406-412.
21. CLARKE N. M. P. — *Sonographic clarification of the problems of neonatal hip instability.* J. Pediatr. Orthop., 1986, 6 : 527-532.
22. CLAVERT J. M. — *Développement de la hanche embryonnaire et fœtale. In :* La hanche pédiatrique, Actualités, Masson, 1987.
23. COFFIN G. S., SIRIS E. — *Mental retardation with absent fifth fingernail and terminal phalanx.* Am. J. Dis. Child., 1970, 119 : 433.
24. COHEN M. M. — *A new syndrome with hypotonia, obesity, mental dificiency and facial, ocular and limb abnormalities.* J. Pediatr., 1973, 83 : 280.
25. COURTOIS B. — *La malformation luxante de la hanche décelée avant l'âge de 1 an.* Ann. Orthop. Ouest., 1977, 9, 75.
26. DANESHWAR A. — *Marfanoid hypermobility syndrome associated with coarctation of the aorta.* Br. Heart J., 1979, 41 : 621.
27. DAOUD A. — *Le rôle du psoas iliaque dans la luxation congénitale de la hanche. In :* La hanche pédiatrique, Masson, 1987, 64-69.
28. DAVIES S. J. M., WALKER G. — *Problems in the early recognition of hip dysplasia.* J. Bone Joint Surg., 1984, 6B, 4 : 479-587.
29. DIARD F., GERMANEAU J., CALABET A. — *La luxation congénitale de la hanche avant l'âge de la marche.* Cours de Perfectionnement Post Universitaire, Soc. Franç. Radiol. Med., 1983.
30. DUNCAN P. A. — *The Achard syndrome.* Birth Defects, 1975, 11 : 69.
31. DUNN P. M. — *Perinatal observations on the etiology of congenital dislocation of the hip.* Clin. Orthop., 1976, 119 : 13-22.
32. DUNN P. M. — *Congenital dislocation of the hip : necropsy studies at birth.* Proc. Roy. Soc. Med., 1969, 62 : 1035-1037.
33. DUNN P. M., EVANS R. E., THEARLE M. J., GRIFFITHS H. E. D., WITHEROW P. J. — *Congenital dislocation of the hip : early and late diagnosis and management compared.* Arch. Dis. Child., 1985, 60 : 407.
34. ESTEVE DE MIGUEL R., FAIG J., ESTEVE DE MIGUEL C. — *Les ostéonécroses iatrogènes dans le traitement de la luxation congénitale de hanche. In :* La hanche pédiatrique, Actualités, Masson, 1987, 140-163.
35. FELLANDER M., GLADNIKOFF H., JACOBSSON E. — *Instability of the hip in the newborn.* Acta. Orthop. Scand. (suppl.), 1970, 212 : 36-54.
36. FILIPE G., CARLIOZ H. — *Use of the pavlik harness in treating congenital dislocation of the hip.* J. Ped. Orthop., 1982, 2 : 357-362.
37. FILIPE G. — *Echecs et aléas du traitement de la luxation congénitale de hanche néonatale. In :* La hanche pédiatrique, Actualités, 1987, Masson 56-63.
38. FINLAY H., MADSLEY R., BUSFIELD P. — *Dislocatable hip and dislocated hip in the newborn infant.* Br. Med. J., 1967, 4, 377.
39. FORBES T. R. — *Apparent secretion of progesteron by human and goat foetuses.* Endocrinology, 1955, 56 : 699-702.
40. FRIEDEN E., STONE N., LAYMAN N. — *Non steroid ovarian hormones. III : The properties of relaxin preparations purified by countercurrent distribution.* J. Biol. Chem., 1960, 235 : 2267.
41. GAGE J. R., WINTER R. B. — *Avascular necrosis of the capital femoral epiphysis as a complication of closed reduction of congenital dislocation of the hip.* J. Bone Joint Surg., 1972, 54A : 373-388.
42. GORE D. R. — *Recurrent dislocation of the hip in a child with Down's syndrome.* Pediatrics, 1976, 58 : 893-895.
43. GRAF R. — *New possibilities for the diagnosis of congenital hip joint dislocation by ultrasonography.* J. Pediatr. Orthop., 1983, 3 : 354.
44. GRIFFIN P. P. — *Pitfalls of early treatment of congenital dislocation of the hip and causes of failure. In :* Congenital dislocation of the hip, Churchill Livingstone, 1982, 205-213.
45. GRUEL C. R., BIRCH J. G., ROACH J. W., HERRING J. A. — *Teratologic dislocations of the hip.* J. Bone Joint Surg., 1983, 64A, 1273.
46. HALL B. D. — *Hypochondroplasia : clinical and radiological aspects in 39 cases.* Radiology, 1979, 133 : 95.
47. HALL B. D. — *Mongolism in newborn infants.* Clin. Pediatr., 1966, 5 : 4.
48. HANSSON G., NACHEMSON A., PALMEN K. — *Screening of children with congenital dislocation of the hip joint on the maternity words in sweden.* J. Pediatr. Orthop., 1983, 3, 271-279.
49. HARCKE H. T., CLARKE N. M. P., SOO LEE M., BORNS P. F., MaCEWEN G. D. — *Examination of the infant hip with real time ultrasonography.* J. Ultrasound Med., 1984, 3, 131-137.
50. HIERTONN T., JAMES U. — *Congenital dislocation of the hip : experiences of early diagnosis and treatment.* J. Bone Joint Surg., 1968, 50B : 542.
51. HISAW F. L. — *Experimental relaxation of the public ligament of the guinea pig.* Proc. Soc. Exp. Biol. Med., 1926, 23 : 661.
52. HISAW F. L., ZARROW M. X., MONEY W. L., TALMAGE R., ABRAMOWITZ A. — *Importance of female reproductive tract in the formation of relaxin endocrinology.* Endocrinology, 1944, 34 : 122.
53. HOLLISTER D. W. — *Heritable disorders of connective tissue : Ehlers-Danlos syndrome.* Pediatr. Clin. North Am., 1978, 25 : 575.
54. IWASAKI K. — *Treatment of congenital dislocation of the hip by the Pavlik harness.* J. Bone Joint Surg., 1983, 65A, 6 : 760-767.
55. JOHANSON A., BLIZZARD R. — *A syndrome of congenital aplasia of the alae nasi, deafness, hypothyroidism, dwarfism, absent permanent teeth and malabsorption.* J. Pediatr., 1971, 79 : 982.
56. KALAMCHI A., MAC EWEN G. D. — *Avascular necrosis following treatment of congenital dislocation of the hip.* J. Bone Joint Surg., 1980, 62A, 876-888.
57. KAYE C. I. — *Cutis laxa, skeletal anomalies and ambiguous genitalia.* Am. J. Dis. Child., 1974, 127 : 115.
58. KELLER M. S., CHAWLA H. S., WEISS A. A. — *Real time sonography of infant hip dislocation.* Radiographics, 1986, 6, 3 : 447-456.
59. KELLER M. A. — *A new syndrome of mental dificiency with craniofacial, limb and anal anomalies.* J. Pediatr., 1976, 88 : 589.
60. KEPLEY R. F., WEINER D. S. — *Treatment of congenital dysplasia-subluxation of the hip in children under one year of age.* J. Pediatr. Orthop., 1981, 1 : 413.
61. KOHLER R., CHAPPUIS J. P., PERRET M. — *Traitement de la luxation congénitale de la hanche avant l'âge de 6 mois par la méthode de Sommerville-Petit.* Rev. Chir. Orthop. 1981. (Suppl. II). 67.
62. KOHLER R., LEVI L., BLANC J. F., SAUTEL J., MICHEL C. R. — *Luxation congénitale de la hanche chez un nouveau-né après grossesse tubaire (fœtosalpinx). Plaidoyer pour la théorie posturale de la luxation.* Rev. Chir. Orthop., 1985, 71 : 393-396.
63. KOHLER R. — *Traitement de la luxation congénitale de la hanche pendant les six premiers mois.* Cahiers d'Enseignements de la SOFCOT, 1987, 35-70.
64. KOHLER R., SERINGE R. — *Ostéochondrite après luxation congénitale de hanche. In :* Ostéochondrite primitive de la hanche. Cahiers d'Enseignement de la SOFCOT. Expansion Scientifique Française, 1981.
65. LEHMAN E. C., STREET D. — *Neonatal screening in Vancouver for congenital dislocation of the hip.* Can. Med. Assoc., J., 1981, 124 : 1003-1008.
66. LENZ W. D., MAJEWSKI F. — *A generalised disorder of the connective tissues with progeria, choanal atresia, symphalangism, hypoplasia of dentive and craniodiaphyseal hypostosis.* Birth. Defects., 1974, 10, 12 : 133.
67. LINDSTROM J. R., PONSETI I. V. — *Acetabular development after reduction in congenital dislocation of the hip.* J. Bone Joint Surg., 1979, 61A : 112.
68. LLOYD-ROBERTS G. C., SWANN M. — *Pitfalls in the management of CDH.* J. Bone Joint Surg., 1966, 48B : 666.
69. LOWE C. U. — *Organic aciduria, decreased renal ammonia production, hydrophtalmos and mental retardation.* Am. J. Dis. Child., 1952, 83 : 164.
70. MARFAN A. B. — *Un cas de déformation congénitale des quatre membres, plus prononcée aux extrémités caractérisée par l'allongement des os avec un certain degré d'amincissement.* Bull. Mem. Soc. Med. Hop., 1896, 13 : 220.
71. McELIN Th. W., RANDALL L. M. — *Intratubal term pregnancy without rupture : review of the litterature and presentation of diagnostic criteria.* Am. J. Obstet. Gynecol., 1951, 61 : 130-138.
72. McKINNON B., BOSSE M. J., BROWNING W. H. — *Congenital dysplasia of the hip : the lax (subluxatable) newborn hip.* J. Ped. Orthop., 1984, 4 : 422-426.
73. MEARY R., GOURDON R. — *Luxations congénitales de la hanche avant 5 ans. Résultats et indications thérapeutiques.* Rev. Chir. Orthop., 1954, 40 : 323-330.
74. MOORE F. H. — *The examination of the infant's hip.* J. Pediatr. Orthop., 1984, 4 : 138-139.
75. MORIN C., HARCKE H. T., MaCEWEN G. D. — *The infant hip : real time US assessment of acetabular development.* Radiology, 1985, 157 : 673-677.
76. MORRISSY R. T., COWIE G. H. — *Congenital dislocation of the hip early detection and prevention of late complications.* Clin. Orthop., 1987, 222 : 79-85.
77. MUBARAK S., GARFIN S., VANCE R., McKINNON B., SUTHERLAND D. — *Pitfalls in the use of the Pavlik harness for*

treatment of congenital dysplasia, subluxation and dislocation of the hip. J. Bone Joint Surg., 1981, 63A : 1239.

78. OGDEN J. A., MOSS H. L. — *Pathologic anatomy of congenital hip disease. Progress in orthopedic surgery.* Springer Verlag, Ed. Berlin, Heidelberg, New York, 1978, 3-45.

79. OPTIZ J. M. — *The F.G. syndrome, letter to the editor.* J. Pediatr., 1976, 89 : 687.

80. ORTOLANI M. — *Les nouveaux problèmes de la luxation congénitale de la hanche.* Rev. Med., 1963, 10 : 1.

81. ORTOLANI M. — *Congenital hip dysplasia in the hight of early and very early diagnosis.* Clin. Orthop., 1976, 119 : 6-10.

82. PALMEN K. — *Preluxation of the hip joint.* Acta Paediatr. (Suppl. 129), 1961, 50 : 1-71.

83. PATERSON D. — *The early diagnosis and treatment of CDH.* Clin. Orthop., 1976, 114 : 28-38.

84. PETIT P., QUENEAU P., BORDE J. — *Traitement des luxations et subluxations congénitales de la hanche dans la première enfance.* Rev. Chir. Orthop., 1962, 48 : 148.

85. PINKERTON J. H. M. — *Oestrogen production in the immature human ovary.* J. Obstet. Gynecol. Br. Emp., 1959, 66 : 820-823.

86. PONSETI I. V. — *Morphology of the acetabulum in congenital dislocation of the hip.* J. Bone Joint Surg., 60A, 1978, 586-599.

87. POUS J. G., DIMEGLIO A., ADREY J. — *Etat actuel du dépistage et du traitement néonatal de la maladie luxante. Quels problèmes immédiats ? Quels lendemains ? In :* Actualités en rééducation fonctionnelle et réadaptation, 1976, 206-210, Masson Ed.

88. POUS J. G., DIMEGLIO A. — *La hanche en croissance. Problèmes orthopédiques.* Ed. J. B. Baillière, 1976, Paris.

88 bis. POUS J. G. — *La hanche pédiatrique.* Actualités, Masson, 1987.

89. RAMSEY P. L., LASSER S., MAC EWEN G. D. — *Congenital dislocation of the hip. Use of the Pavlik harness in the child during the first six months of life.* J. Bone Joint Surg., 1976, 53A : 1000-1004.

90. ROBERT H., SERINGE R. — *Les troubles de développement de l'extrémité supérieure du fémur après traitement de la luxation congénitale de la hanche.* Rev. Chir. Orthop., 1982, 68 : 425-439.

91. ROSENMANN E. — *Sporadic idiopathic acroosteolysis with cranioskeletal dysplasia polycystic kidneys and glomerulonephritis.* Pediatr. Radiol., 1977, 6 : 116.

92. SAINT-SUPERY G. — *Le harnais de Pavlik : détails d'application. In :* La hanche pédiatrique, 1987, Masson, 42-49.

93. SALTER R. — *Hypothesis of the sequence of events in the etiology and pathogenesis of CDH. In :* Tachdjian M. O. Pediat. Orthop., 1972, p. 132, Philadelphia Saunders.

94. SALTER R. B., KOSTUIK J., DALLAS S. — *Avascular necrosis of the femoral head as a complication of treatment for congenital dislocation of the hip in young children : a clinical and experimental investigation.* Canadian J. Surg., 1969, 12 : 44-60.

95. SCAGLIETTI O., CALLANDRIELLO B. — *Open reduction of congenital dislocation of the hip.* J. Bone Joint Surg., 1962, 44B : 257.

96. SERINGE R., KHARRAT K. — *Dysplasie et luxation congénitale de la hanche. Anatomie pathologique chez le nouveau-né et le nourrisson.* Rev. Chir. Orthop. 1982. 68 : 145-160.

97. SERINGE R., CRESSATY J., GIRARD B., FRANCOUAL C. — *L'examen orthopédique de 1 500 nouveau nés en maternité.* Chir. Ped., 1981, 22 : 365-387.

98. SERINGE R. — *Etude anatomique et clinique des dysplasies et luxations congénitales de hanche avant l'âge de 4 mois.* Cahier d'Enseignement SOFCOT, 1981, 81-99, Paris Expansion Scientifique Française.

99. SERINGE R., KALIFA G., MAYNIE M., BLANCHON Y. — *La radiographie du bassin au quatrième mois : sa place dans le dépistage de la luxation congénitale de la hanche.* Ann. Pediatr., 1984, 31 : 109.

100. SEVERIN E. — *Development of the joint after closed reduction.* J. Bone Joint Surg., 1950, 32A : 507.

101. SHOENFELD Y. — *Osteogenesis imperfecta. Review of the literature with presentation of 29 cases.* Am. J. Dis. Child., 1975, 129 : 679.

102. SMAILL G. B. — *Congenital dislocation of the hip in newborn.* J. Bone Joint Surg., 1968, 50 4B : 524.

103. SMITH M. G. H. — *The results of neonatal treatment of congenital hip dislocations : a personal series.* J. Pediatr. Orthop., 1984, 4 : 311.

104. SOMERVILLE E. W. — *Development of congenital dislocation of the hip.* J. Bone Joint Surg., 1953, 35 : 568.

105. SOMERVILLE E. W. — *Displacement of the hip in childhood.* Berlin Springer, 1982.

106. STANISAVLJEVIC S., MITCHELL L. — *Congenital dysplasia, subluxation, and dislocation of the hip in stillborn and newborn infants.* J. Bone Joint Surg., 1963, 451, n° 6 : 1147-1158.

107. TACHDJIAN M. O. — *Congenital dislocation of the hip.* New York, Churchill Livingstone, 1982.

108. TONNIS D. — *Etiology of congenital dislocation of the hip. In :* Congenital dysplasia and dislocation of the hip, *In :* Springer Verlag, 1987, 58-70.

109. TONNIS D. — *Normal values of the hip joint for the evaluation of X-rays in children and adults.* Clinical Orthop., 1976, 119 : 39.

110. TONNIS D. — *Arthrography of the hip joint in Congenital dysplasia and dislocation of the hip in children and adults.* Springer Verlag, 1984, 143-155.

111. TOUZET Ph., FINIDORI G., RIGAULT P., EVRARD M. H., PADOVANI J. P. — *Traitement de la luxation congénitale de hanche du nouveau-né et du nourrisson par harnais de Pavlik. Expérience de nos 107 premiers cas.* Rev. Chir. Orthop., 1984, Suppl. II., 70.

112. VON ROSEN S. — *Diagnosis and treatment of congenital dislocations of the hip in the newborn.* J. Bone Joint Surg., 1962, 44B : 284-288.

113. VON ROSEN S. — *Early diagnosis and treatment of congenital dislocation of the hip joint.* Acta Orthop. Scand., 1959, 26 : 136-155.

114. VON ROSEN S. — *Instability of the hip in newborn. Fifteen years experience in Malmoe.* Acta. Orthop. Scand., 1970, (41 suppl.), 130 : 13-24.

115. WEINTROUB S., GREEN I., TERDIMAN R., WEISMANN L. — *Growth and development of congenitally dislocated hips reduced in early infancy.* J. Bone J. Surg., 1979, 61A : 125.

116. WILKINSON J. A. — *Aetiology. In :* Congenital displacement of the hip joint, Springer Verlag, 1985, 1-11.

117. WILKINSON J. A. — *A post natal survey for congenital dislocation of the hip.* J. Bone Joint Surg., 1972, 54 : 40-49.

118. WILKINSON J. A. — *Prime factors in the actiology of congenital dislocation of the hip.* J. Bone Joint Surg., 1963, 45B : 268.

119. WILLIAMS H. J. — *Radiographic diagnosis of osteo onychodysostosis in infancy.* Radiology, 1973, 109 : 151.

120. WILLIAMSON J. — *Difficulties of early diagnosis and treatment of congenital dislocation of the hip in northern irland.* J. Bone Joint Surg., 1972, 54B. 13.

121. WILNER H. I. — *Skeletal manifestations in the Marfan syndrome.* J.A.M.A., 1984, 187 : 490.

122. WYNNE-DAVIES R. — *Acetabular dysplasia and familial joint laxity : two etiological factors in congenital dislocation of the hip. A review of 589 patients and their families.* J. Bone Joint Surg., 1970, 52B : 704-798.

123. YAMAMURO T., HAMA H., TAKEDA T., SHIKATA J., SANADA H. — *Biochemical and hormonal factors in the etiology of congenital dislocation of the hip joint.* Int. Orthop., 1977, 1 : 231-236.

CHAPITRE III

ÉCHOGRAPHIE DE LA HANCHE DU NOURRISSON

INTÉRÊTS ET LIMITES

FERRAN J.L.

Introduction

L'apport des ultrasons (U.S.) est d'ores et déjà considérable en matière d'explorations de la hanche de l'enfant. C'est une méthode promise à un grand avenir et elle tend progressivement à supplanter la radiologie conventionnelle à condition d'obéir à des impératifs dorénavant bien connus :

- sondes à haute fréquence ;
- connaissance approfondie de l'anatomie normale et pathologique de la hanche et de l'histoire naturelle des dysplasies luxantes.

A l'heure actuelle et après 3 ans d'utilisation, il apparaît qu'une luxation ou dysplasie de hanche doit être diagnostiquée cliniquement ; son étude anatomique précisée par l'échographie et son suivi thérapeutique assurée par les ultrasons.

Les avantages des U.S. sont bien connus (Tableau III.I) :

- indolore ;
- absence d'irradiation ;
- atraumatique.

Mais il persiste quelques inconvénients :

- absence de recul ne permettant pas de grandes statistiques ;
- absence d'étude symétrique simultanée.

Le plus gros avantage des ultrasons par raport aux radiographies est sans contexte la possibilité de voir enfin les structurcs radio-transparentes : la tête fémorale, le cartilage du toit, le labrum, ... Les premiers travaux de Graf ont ouvert la voie en montrant la hanche cartilagineuse et leur apport est considérable car les bases fondamentales de la technique et de l'analyse ont été établies. Par la suite, d'autres ont montré la sensibilité et spécificité des ultrasons (8).

Tableau III.I
Avantages et inconvénients respectifs des U.S. et de la radiologie

	Avantages	Inconvénients
US	Indolore Utilisable précocement Non irradiant Atraumatique Vision du cartilage	Inétudiable après 6 mois Etude non symétrique Vision partielle par coupe Reproductibilité plus difficile
Radiologie	Indolore Etude symétrique simultanée Document reproductible Vision globale de la hanche	Inutilisable avant 3 mois Irradiant Etude osseuse exclusivement

Si les travaux remarquables de Graf (4, 5, 6) ont permis de voir directement comment la hanche du nouveau-né devient progressivement mature en cours de croissance, sa technique personnelle présente à nos yeux quelques inconvénients : elle fait intervenir des mesures d'angles dont la reproductibilité est difficile, comme le sont toutes les mesures en imagerie médicale. Son enseignement est mal aisé, et surtout elle ne paraît pas adaptée à la hanche du nouveau-né, en raison du caractère grossier des images obtenues avec des sondes de basse fréquence. D'autre part, en définissant de nombreux sous-groupes type IIa, IIb, IIc, la complexité de l'analyse est rendue plus grande.

Les auteurs Anglo-saxons (1, 2, 3, 7) ont très vite compris l'intérêt des ultrasons. Leur approche est un peu différente ; pour eux, l'utilité des U.S. est surtout axée sur le suivi thérapeutique. La mesure des angles ne leur paraît pas utile et seule la morphologie est utilisable. Par contre, ils n'ont pas cherché à définir avec précision un plan de coupe afin d'obtenir une incidence reproductible ce qui limite la portée de la méthode.

En pratique, on peut opposer deux populations d'enfants ; le nouveau-né jusqu'à l'âge de 3 semaines et le nourrisson. En effet, la démarche diagnostique est souvent différente.

Le nouveau-né a fréquemment une instabilité qui peut être transitoire, le nourrisson a moins souvent une instabilité vraie, mais plus souvent une dysplasie qui laissée à elle même, risque d'évoluer vers la luxation. L'examen clinique du nouveau-né est relativement plus aisé que l'examen clinique du nourrisson. De la même manière, l'approche échographique est différente. En effet, on doit toujours utiliser des sondes de haute fréquence chez le nouveau-né ce qui permet de voir avec de grands détails l'anatomie intime du cotyle, par contre, ces sondes ne sont plus utilisables vers l'âge de 1 mois en raison de la profondeur du cotyle.

D'autre part, l'examen échographique risque à terme d'être confronté aux mêmes difficultés d'interprétation que l'on connaît en radiologie du nouveau-né : *les variations physiologiques de la maturité osseuse.* Celles-ci sont dites compensées par la couverture cartilagineuse, ce qui permet d'aller plus loin que la radiologie conventionnelle. Mais il nous paraît encore trop prématuré d'affirmer avec conviction quelle sera l'évolution naturelle de ces hanches dites « immatures ». On sait, grâce aux travaux de GRAF (6) qu'environ 30 % des hanches de nouveau-né sont de type IIa, IIb. Cette constatation n'enlève en rien l'intérêt majeur qu'il y a à effectuer des échographies chez le nouveau-né suspect de dysplasie ou de luxation, mais elle pose un réel problème. Nous avons constaté à plusieurs reprises des *luxations retardées* que les examens cliniques n'avaient pas révélées à la naissance. Il ne faut pas croire que l'arrivée des ultrasons va permettre d'éradiquer la maladie luxante. Il restera toujours un pourcentage (environ 3 %) non négligeable de « *hanches ratées* » à la naissance.

Il persiste donc une population d'enfants plus âgés (1 à 6 mois) qui a besoin d'une imagerie de la hanche parce qu'il existe une asymétrie de tonus, une posture anormale, etc... A cet âge, l'immaturité ne doit plus exister, et une « immaturité » devient jusqu'à preuve du contraire une dysplasie. Les diagnostics devraient donc être plus définitifs. Malheureusement plus l'enfant grandira plus les sondes utilisables seront de basse fréquence ce qui détermine une dégradation de l'image anatomique et de plus grossières analyses. On peut donc dire :

- qu'à la naissance, seule l'échographie est utilisable ;
- et qu'à l'âge de un an, seule la radiologie est utile.

Entre ces deux extrêmes, il faut choisir la sonde échographique la mieux adaptée au poids de l'enfant et à ces caractéristiques.

Confronté à ces problèmes nous avons dans un premier temps comparé l'apport respectif des U.S. de la radiologie chez le nourrisson de 3 mois. Puis peu à peu, les ultrasons ont remplacé les radiographies standards car ils étaient aussi performants.

Indications

Chez le jeune nourrisson, les indications d'imagerie de la hanche sont bien définies (Tableau III.II, Tableau III.III).

En pratique, on retiendra que les facteurs de risque ne sont que des éléments d'orientation et que c'est plus leur association qui est importante qu'un facteur isolé. La priorité reste toujours à l'examen clinique. Cependant, l'examen échographique sera d'autant plus attentif qu'il existe la conjonction de 2 facteurs de risque : *siège + césarienne*. Par exemple : 50 % des enfants porteurs de LCH comportaient cette association dans une étude épidémiologique récente en Languedoc-Roussillon.

Tableau III.II
Les signes d'appel à l'origine de diagnostic de LCH

1 - Le ressaut.
2 - L'asymétrie des plis.
3 - L'asymétrie du volant d'abduction.
4 - L'inégalité de longueur des membres inférieurs.
5 - L'attitude en rotation interne ou externe.
6 - La boiterie.
7 - La radiologie systématique.
8 - Le craquement.

Tableau III.III
Les facteurs de risque de la LCH

1 - Antécédents familiaux.
2 - Le gros bébé.
3 - Le premier enfant.
4 - Les dystocies.
5 - Le syndrome postural in utero.

Technique

Le choix de la sonde dépend on l'a vu essentiellement de l'âge et surtout du poids de l'enfant. L'idéal est de disposer d'un grand choix de sondes allant de 10 à 5 mHz et d'utiliser la plus haute fréquence possible compte tenu du développement de l'enfant en cherchant à obtenir aussi bien les plans superficiels du cotyle : labrum, capsule, que les structures plus profondes : cartilage en Y, pulvinar, ligament rond et même la vessie en dedans des branches ischio ou ilio-pubiennes. Le balayage peut être linéaire ou sectoriel. L'interposition d'une poche à eau ou d'un matériel type « reston » est possible en sachant toutefois que la manipulation est nettement plus complexe car la recherche d'une image précise nécessite souvent des déplacements inframillimétriques de la sonde.

La position de l'enfant a peu de conséquences : décubitus latéral ou dorsal. Surtout, il nous paraît très utile de maintenir la cuisse en adduction et flexion de 90° sur le bassin, afin d'escamoter le relief trochantérien et de permettre une fenêtre acoustique plus large ; enfin dans cette position, des mouvements de piston d'avant en arrière transmis par la main permettent une étude dynamique qui recherche une déformation ou des déplacements du labrum.

Le plan de coupe de base reste pour nous la coupe frontale externe selon Graf. La sonde est donc orientée dans un plan horizontal à la recherche de plan de référence. Dans un petit nombre de cas on réalise des coupes transversales mais elles ne répondent qu'aux critères de position dans le cotyle et n'étudient pas l'élément dysplasique. En cas de contrôle thérapeutique par exemple la première coupe doit être postéro-latérale dans la région ischiatique afin de déterminer la position de la tête fémorale dans le Pavlik.

On réalise deux expositions par hanche pour pouvoir déterminer les *vecteurs* et tracer les angles osseux ou cartilagineux.

Image échographique normale

Coupe frontale externe (Schéma III.1)

Graf (6) a bien défini le plan de coupe utilisable. Il passe par le cotyle moyen. Lorsque le plan de coupe se déplace d'arrière en avant, l'aile iliaque change de forme. De concave en arrière elle devient franchement convexe en avant. Au point de changement on peut définir une ligne droite qui doit être parfaitement parallèle au plan de coupe.

La mobilité de l'enfant et certaines morphologies un peu différentes d'un enfant à l'autre rendent parfois difficile la réalisation de cette coupe. L'expérience montre qu'il ne faut pas hésiter à pratiquer une radiologie conventionnelle lorsque l'obtention rapide d'une coupe de référence n'est pas possible. On peut ainsi découvrir des anomalies morphologiques du bassin : chondrodystrophie, Nail Patella syndrome, etc.

La coupe frontale externe reste la coupe de référence. Elle permet d'évaluer ou de suivre une dysplasie et de juger de loin en loin comment descend progressivement la portion osseuse du toit pour recouvrir la tête fémorale.

Le plan de coupe que nous utilisons est largement inspiré de la technique de Graf (4, 6). Elle intéresse la partie la plus profonde de la cavité du cotyle en essayant d'intéresser le plan équatorial de la tête fémorale.

Les structures les plus variables sur cette coupe une fois obtenu l'aspect rectiligne de l'aile iliaque sont les régions situées sous le cartilage en Y (fig. III.1) (Schéma III.2).

En arrière, l'écho est de type osseux et correspond à l'ischion (fig. III.2), l'os est large

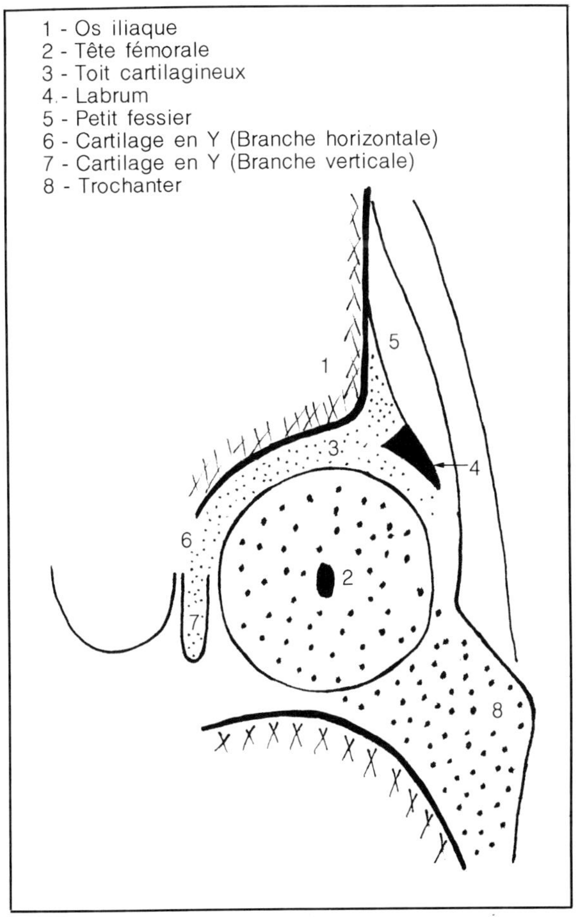

Schéma III.1
Anatomie - Echographie normale

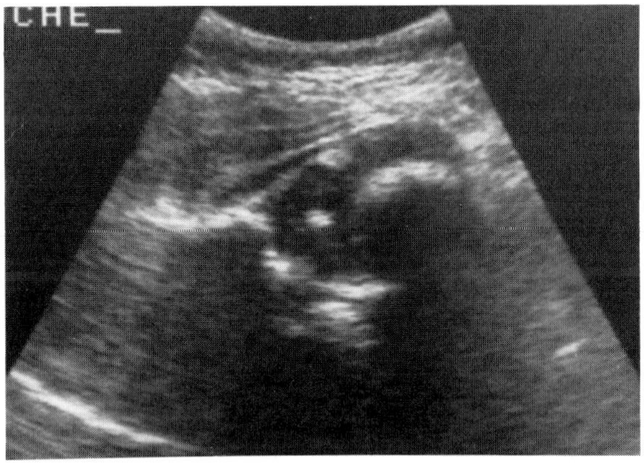

a

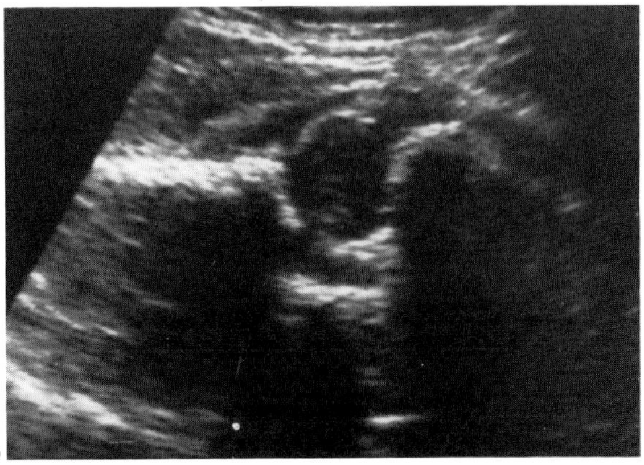

b

Figure III.1
a) Nourrisson de 2 mois.
Noyau osseux fémoral présent.
b) Nourrisson de 1 mois.
Noter la bonne visibilité du cartilage en Y vertical.

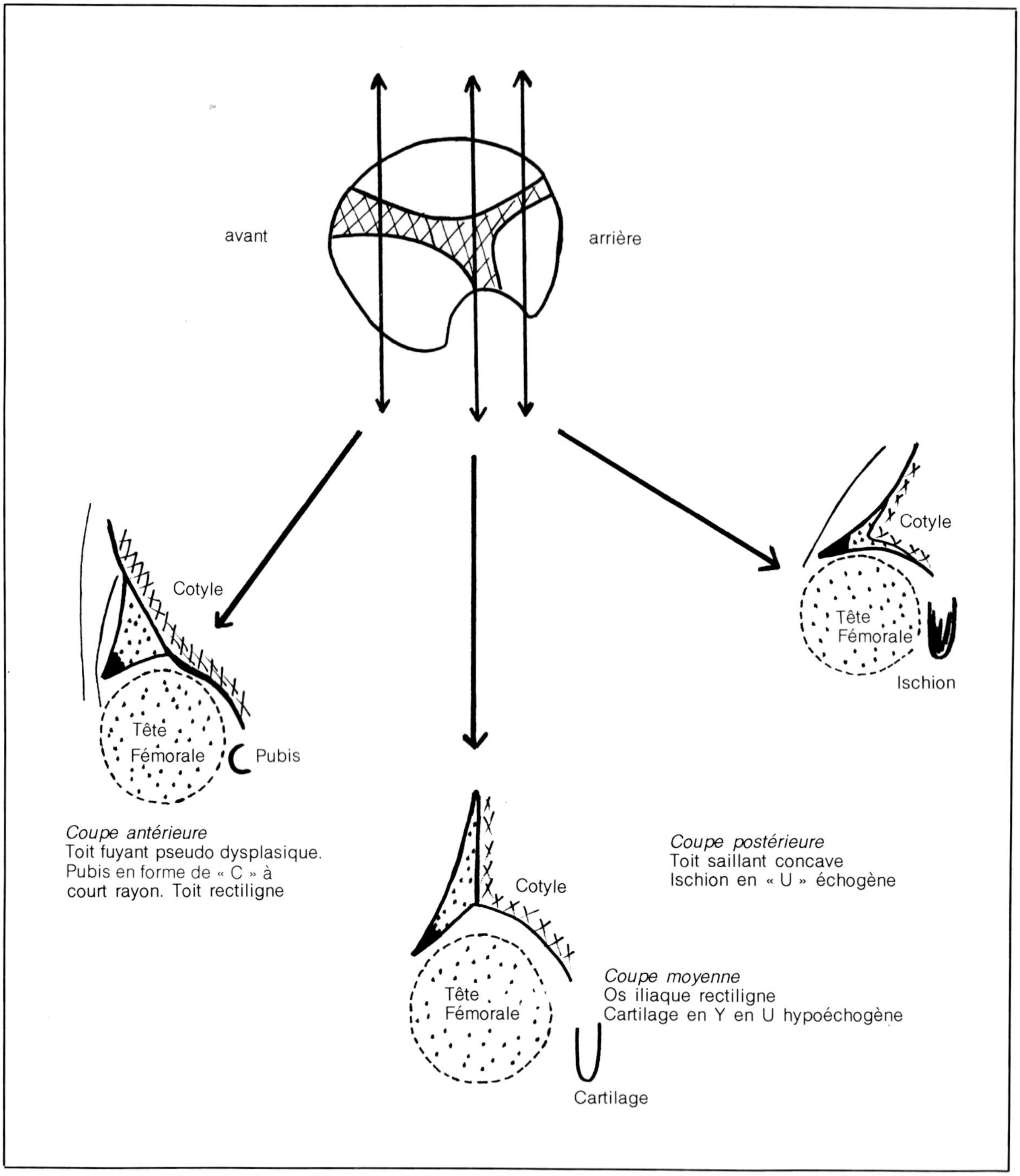

Schéma III.2
Les 3 plans de coupe de base

et grossier, en V, en avant l'écho osseux est dû au pubis dans sa partie postérieure, cet os est plus fin, arrondi avec un court rayon et donne une image en *demi-cercle* ou C (fig. III.3). Entre ces deux échos est située la partie verticale du cartilage en Y qui donne une image en « U » hypoéchogène (fig. III.4) (Tableau III.IV).

Tableau III.IV
Plan de coupe et fond du cotyle

Arrière	: Ischion « U » hyperéchogène
Avant	: Ilion « C » hyperéchogène
Centre	: Branche verticale du cartilage en Y « U » hypoéchogène

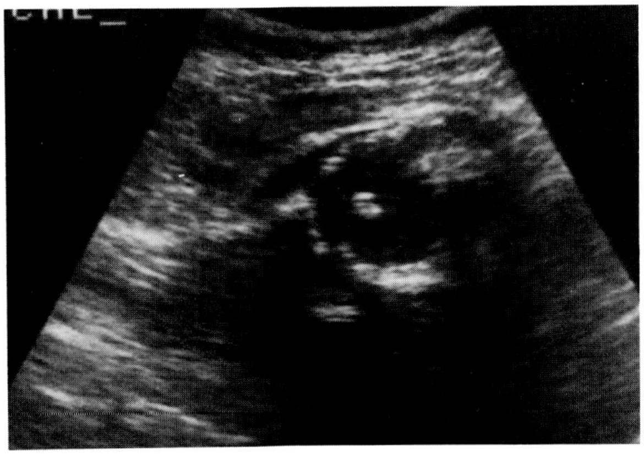

Figure III.2
La coupe est postérieure, le rebord postérieur du cotyle est saillant, la ligne de base iliaque est concave, l'écho en arrière de la tête est ischiatique (large et intense).

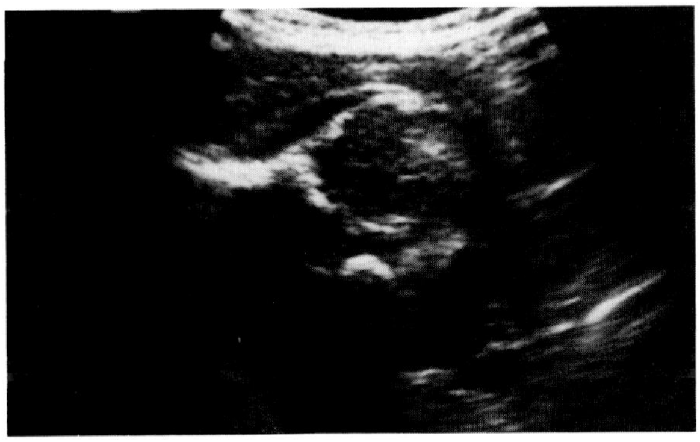

Figure III.3
La coupe est antérieure, le cotyle est peu profond. Le fond du cotyle est occupé par une image en C échogène correspondant au pubis.

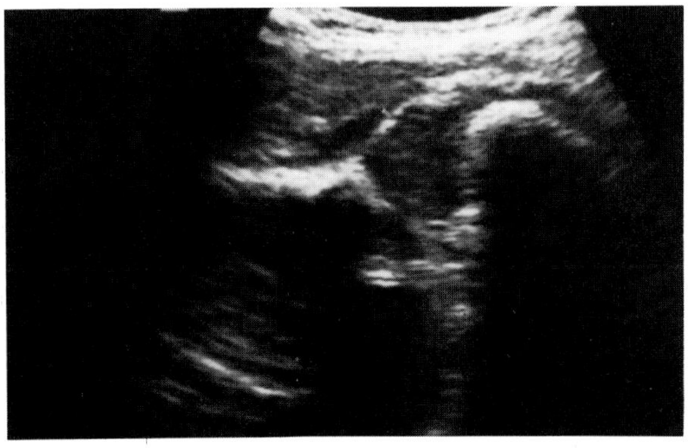

Figure III.4
La coupe est médiane, le fond du cotyle est occupé par la ligne de cartilage en Y vertical (zone en U hypoéchogène).

Le plan de coupe que nous utilisons passe par le plan du cartilage en Y (fig. III.4) vertical ou bien immédiatement en avant au niveau du *pubis* (fig. III.3).

Image de la hanche en coupe frontale

1. Os iliaque

Il représente la ligne de base de Graf dans sa position verticale et le toit du cotyle dans sa position horizontale. L'écho osseux permet à Graf (6) de mesurer l'angle α qui rappelle approximativement l'angle d'Hilgenreiner radiologique dont il est à peu près le complémentaire. La ligne de base doit être parallèle au bord de l'écran de l'échographie, pour ce faire il est souvent nécessaire d'incliner le plan de coupe en raison de la lordose ou cyphose éventuelle du bassin. La ligne de base est plus ou moins épaisse selon la configuration du bassin, mais surtout selon l'angle d'attaque du faisceau ultrasonore.

Le *« talus »* échographique peut être assimilé au point de transformation entre la verticale et l'horizontale et représente le point osseux le plus externe.

Le *« toit »* du cotyle s'étend du « talus » au cartilage en Y hypoéchogène. Sa morphologie est volontiers **concave** chez le sujet normal. Cependant cette concavité rassurante, car traduisant un appui en bonne position de la tête fémorale sur le toit, peut ne pas exister si la coupe est un peu **antérieure** (fig. III.5 et 6).

2. Tête fémorale

Celle-ci est totalement cartilagineuse jusqu'à l'âge de 3 mois (mais on connaît l'extrême

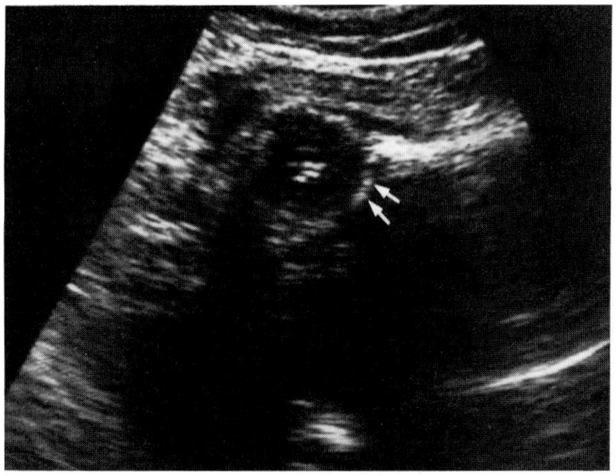

Figure III.5
Nourrisson de 2 mois. La coupe médiane montre un toit du cotyle bien concave traduisant un modelage normal du relief osseux (↗).

avec précision le degré de dysplasie. Ce labrum est situé en dehors et descend vers l'équateur de la tête. Il peut être soulevé, horizontalisé, écrasé ou même inversé ; on le mobilise facilement par des poussées dans l'axe du fémur en cours d'examen.

Souvent, son extrémité inférieure atteint un niveau identique à la partie inférieure du cotyle, mais il peut arriver que celle-ci soit plus haute sans conséquence réelle.

Au total, il est facile de déterminer rapidement si une hanche est normale : le prolongement vers le bas de la ligne osseuse de base selon Graf doit constituer la bissectrice de l'angle formé par le toit osseux du cotyle en dedans et l'axe formé par le toit cartilagineux en dehors. Cette droite doit couper environ l'équateur de la tête fémorale cartilagineuse (Schéma III.4).

Cependant, il faut savoir qu'il est parfois difficile de situer précisément la topographie du labrum chez le nourrisson. Constamment vu chez le nouveau-né, du fait de l'utilisation des sondes haute fréquence, il est à peine visible en dehors du trou échographique du périchondre d'après Graf. Il existe de nombreuses situations où sa visualisation est impossible.

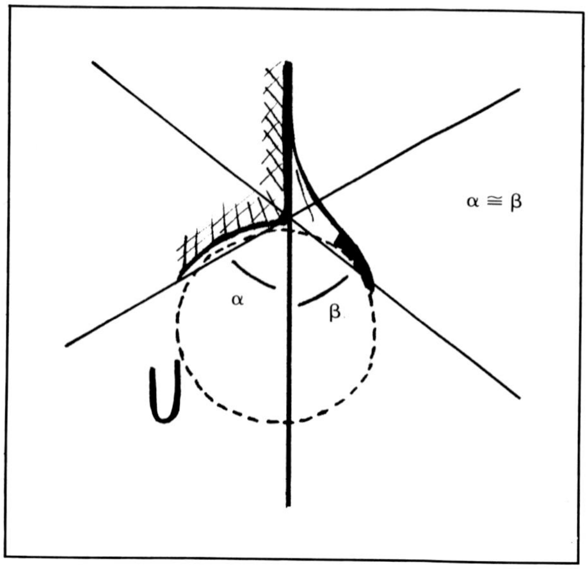

Schéma III.4
Schéma pour une lecture rapide d'une échographie de hanche normale

chercher l'inclinaison permettant de trouver le plan le plus profond du cotyle ; par ailleurs il est préférable de juger la pénétration de la hanche sur l'anatomie de fond de cotyle plutôt qu'en abaissant la verticale de l'aile iliaque par rapport à la tête fémorale : une tête fémorale bien pénétrée vient au contact immédiat des structures de cartilage en Y.

Difficultés techniques et pièges diagnostiques

Réalisation des coupes

L'échographie de la hanche prend en compte une multitude de coupes échographiques dans l'espace : cet examen échoscopique est irremplaçable. Le document fourni ne représente qu'une fraction de l'ensemble de l'étude réalisée. On a vu plus haut les critères retenus dérivés de la méthode de Graf qui permettent une certaine reproductibilité de la coupe frontale externe.

Par rapport au plan de coupe défini au chapitre de l'image échographique, la sonde peut se situer en avant ou en arrière, le résultat anatomique a été déjà étudié.

Par contre, la sonde peut être située en bonne place en ce qui concerne le point d'entrée, mais son inclinaison vers en avant ou en arrière dans le plan frontal est un risque d'erreur.

L'inclinaison en arrière provoque artificiellement un meilleur modelage acétabulaire, l'encorbellement postérieur forme un bourrelet. Par contre *l'inclinaison vers en avant* simule un faux défaut de la couverture osseuse avec toit cartilagineux élargi.

Il faut donc prendre soin de réaliser et de

Dysplasie échographique

Il est relativement aisé avec l'expérience d'affirmer qu'une hanche est normale ou qu'elle est luxée. Par contre, il est beaucoup plus difficile de parler de *dysplasie simple* ou d'immaturité.

Chez le nourrisson, il est fréquent de rencontrer des états dits « immatures » au plan osseux, plus ou moins bien compensés par une couverture cartilagineuse normale. Il est souvent difficile en outre d'en prévoir l'avenir à court et moyen terme. On peut avec Graf (6) considérer que toute hanche à 3 mois dont l'angle osseux est inférieur à 60° est une hanche dysplasique. Il faut rappeler qu'à l'état normal, le toit du cotyle va progressivement s'abaisser durant les 3 premiers mois. L'abaissement mensuel est d'environ 3°. A la naissance, l'inclinaison du toit est de 50° pour atteindre 60° à 3 mois. Il peut arriver que la maturation du cotyle se fasse plus lentement. Le problème existe aussi en radiologie conventionnelle : certains nourrissons présentent des immaturités des cotyles sur le cliché à 4 mois, ce qui rend très difficile toute décision thérapeutique. Cependant, l'échographie semble avoir le mérite de rassurer en raison de l'étude complémentaire du toit cartilagineux qui permet de compenser la mauvaise impression provoquée par le défaut du cotyle. L'échographie permet ainsi de limiter les faux diagnostics positifs source de thérapeutiques abusives.

Dysplasie vraie

La réalité d'un état dysplasique vrai des cotyles est difficile à affirmer : existe-t'il des dysplasies isolées des cotyles sans subluxation ? Certains auteurs pensent que la dysplasie n'est jamais primitive et qu'elle est toujours due à un défaut de modelage par mauvaise congruence articulaire à un stade précoce de développement de la hanche. Le cotyle ne pourrait se développer correctement en profondeur et en orientation que sous l'effet bénéfique des contraintes exercées harmonieusement par la tête fémorale.

D'autres auteurs pensent qu'il existe des états autonomes de dysplasie peut être d'origine génétique, caractérisés par un développement insuffisant du cotyle alors que la congruence articulaire est normale. On parle alors de « cotyle court ».

Cet état dysplasique est mieux étudié en radiologie standard que par échographie : la radiologie permettant une étude comparative plus rigoureuse si les conditions techniques élémentaires de prise du cliché ont été respectées.

En pratique, les nourrissons qui ont été traités pour une luxation ou une subluxation ont toujours besoin vers l'âge de 6 mois environ d'une radiographie initiale permettant de juger avec exactitude la *dysplasie résiduelle.*

Hanches pathologiques

L'échographie permet de distinguer rapidement les 4 états de base de la hanche du nouveau-né ou du nourrisson :

- normalité ;
- dysplasie simple ;
- subluxée ;
- luxée ou disloquée.

Etat dysplasique simple (Schéma III.5)

L'état de dysplasie non luxée est une entité abstraite et difficile à cerner. Elle repose sur l'idée qu'une attitude préventive permettrait

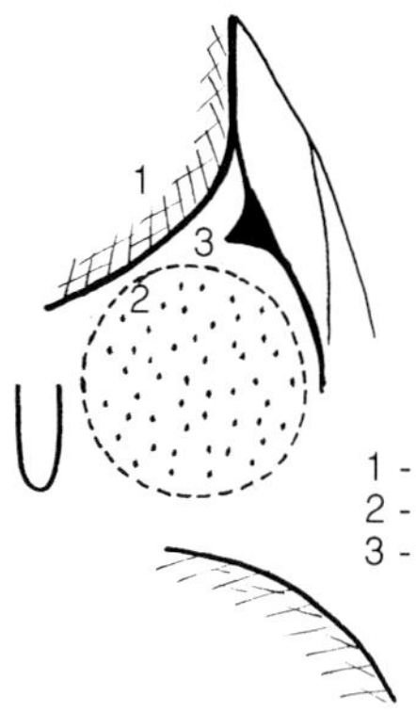

Ce type de hanche peut être normal chez le nouveau-né (hanche immature simple)

Schéma III.5
La dysplasie simple

d'éviter l'évolution défavorable vers un état de luxation.

Nous appellerons dysplasique toute hanche qui échographiquement ne répondra pas aux critères définis dans le chapitre précédent (fig. III.11). La notion de l'âge est essentielle car elle détermine le niveau de maturation auquel doit s'attacher l'examinateur. Cependant, nous connaissons les variations morphologiques considérables d'un sujet à l'autre au même âge. D'autre part, une classification basée sur des mesures *angulaires* paraît peu souhaitable en raison des extrêmes difficultés de reproductibilité des mesures.

Pour nous la notion de *dysplasie* n'implique pas forcément une attitude thérapeutique agressive (fig. III.12). Mais elle doit rentrer en ligne de compte dans la discussion de surveillance ou de traitement au même titre que l'*analyse clinique* et éventuellement radiologique.

Le cotyle dysplasique (ou immature) est un cotyle qui présente une pente excessive (angle $\alpha < 60^{o}$), la région du talus est arrondi, le coin cartilagineux du toit est agrandi. Le *toit n'est pas concave,* son aspect est volontiers rectiligne traduisant un défaut de modelage par la tête fémorale (Schéma III.5).

Le dépistage d'une telle anomalie requiert une attention très particulière car il est réellement difficile de déterminer avec exactitude les limites entre le normal et le pathologique. Pour éviter la répétition d'examens inutiles, il faut probablement prendre l'avis d'un bon chirurgien qui examinera l'enfant avec soin pour décider d'un éventuel traitement ou d'une simple surveillance.

Subluxation ou hanche subluxable
(Schéma III.6)

A l'état dysplasique osseux précédemment défini s'ajoute la notion de décentration débutante. La tête est insuffisamment couverte, il existe un espace permanent créé par l'adduction-flexion entre le fond osseux du cotyle et la partie interne de la tête. Le labrum est déformé, refoulé en haut, horizontalisé, parfois le coin hypoéchogène du toit cartilagineux est hyperéchogène en triangle (fig. III.13 et III.14). Ce

Aux éléments dysplasiques s'ajoutent les éléments suivants :

1 - Augmentation de la distance entre le U du cartilage en Y et la tête fémorale (zone hyperéchogène)
2 - Horizontalisation du labrum. La tête fémorale est encore au-dessous

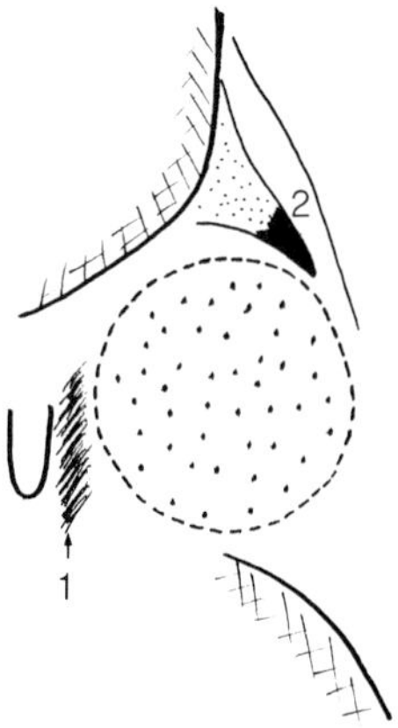

Schéma III.6
La subluxation

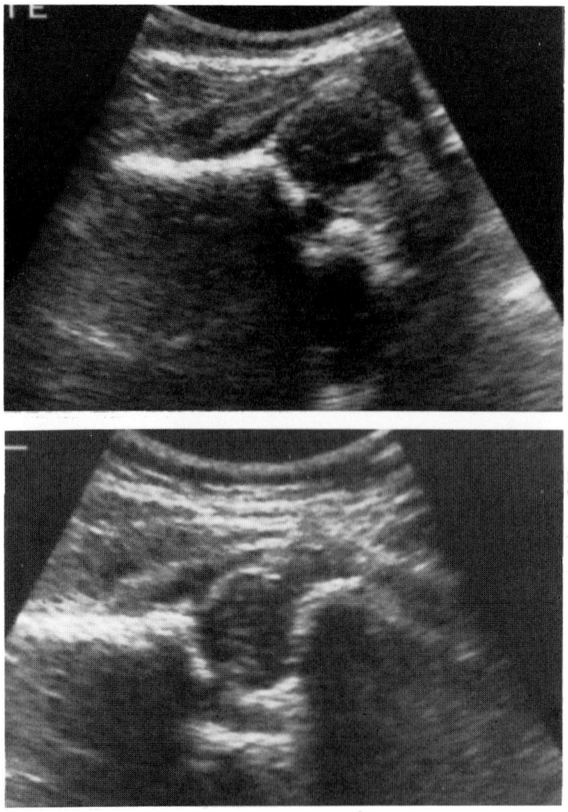

a

b

Figure III.11
a) Enfant de 1 mois. Examen clinique normal. Aspect rectiligne du toit, hyperéchogénicité du fond du cotyle avec tendance à la décentration : tête peu couverte : *dysplasie* simple ou début de *subluxation* ?
b) Enfant du même âge : comparer le degré de maturité. Talus aigu, tête pénétrée, contact étroit entre la tête et le fond du cotyle.

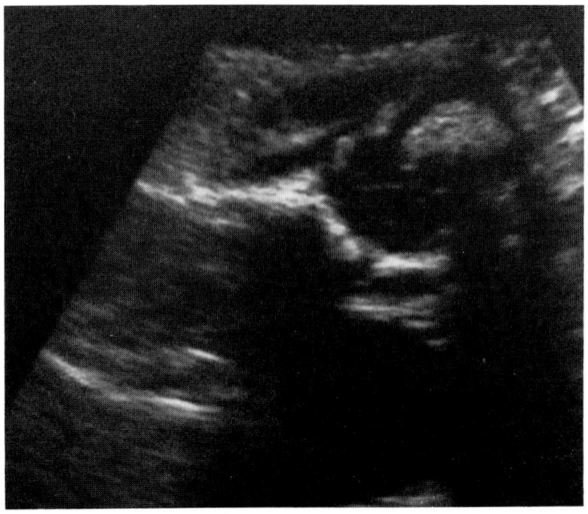

Figure III.12
Enfant de 2 mois et demi. Hanches cliniquement stables. Toit osseux concave mais incliné anormalement pour l'âge : immaturité simple ou dysplasie ? La pénétration paraît normale. Il n'y a pas d'hyperéchogénicité du fond du cotyle, mais le labrum est soulevé vers le haut et en dehors. Un contrôle échographique un moins plus tard a montré une hanche normale.

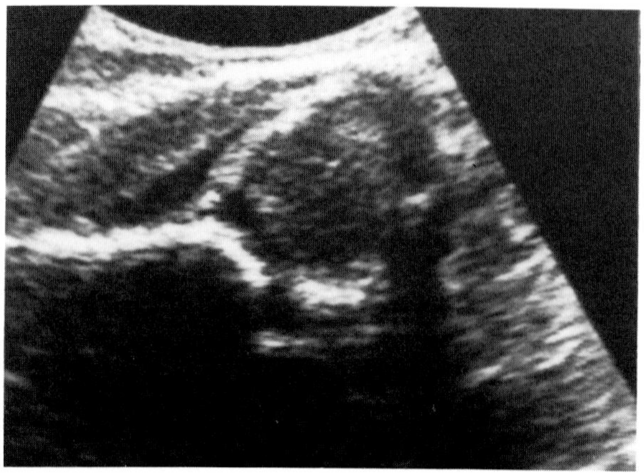

Figure III.13
Enfant de 2 mois. Subluxation gauche.
Examen clinique normal (discrète rétraction des adducteurs, mais hanche stable). Noter l'espace hypoéchogène entre la tête et le toit, le soulèvement du labrum et l'aspect plat du cotyle.

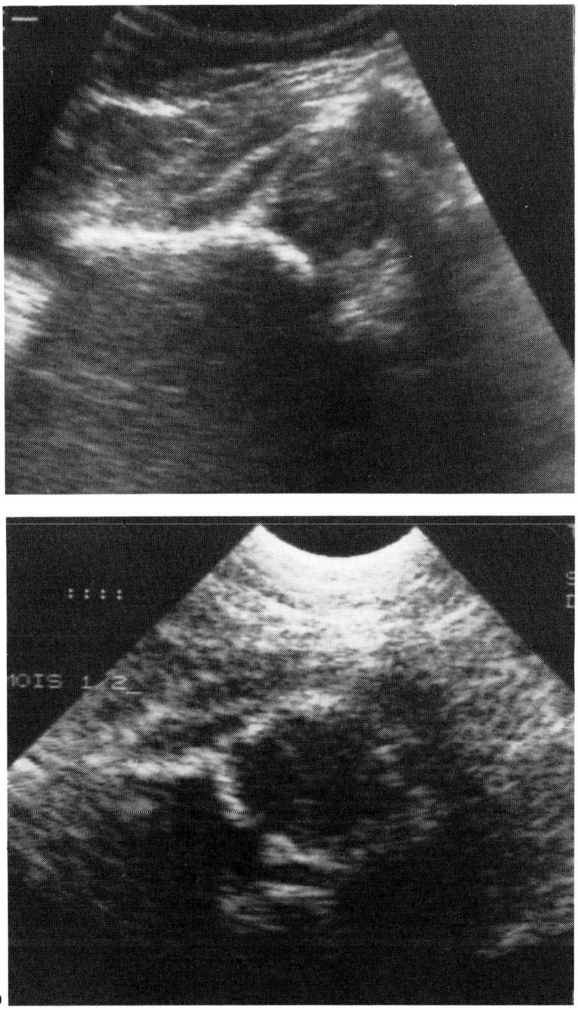

a

b

Figure III.14
Enfant de 2 mois.
a) Subluxation. Hanches stables cliniquement. Dysplasie osseuse avec toit rectiligne. Hyperéchogénicité du fond du cotyle traduisant la décentration. Labrum soulevé et coin cartilagineux du talus hyperéchogène.
b) Normalisation après harnais de Pavlik à 4 mois et demi.

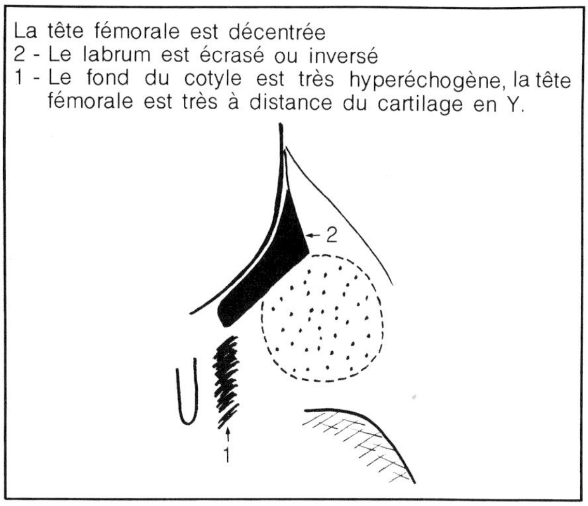

Schéma III.7
La luxation

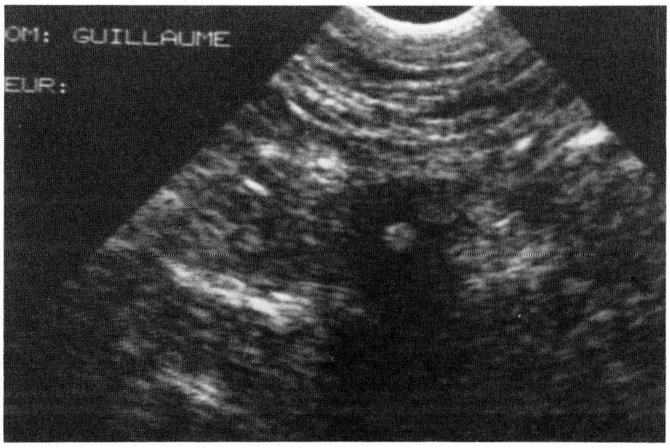

Figure III.15
Enfant de 3 mois. Découverte échographique d'une luxation de hanche gauche. La tête fémorale dont le centre est ossifié est totalement luxée en arrière et en haut. On ne reconnaît plus les structures habituelles du cotyle en regard de la tête fémorale.

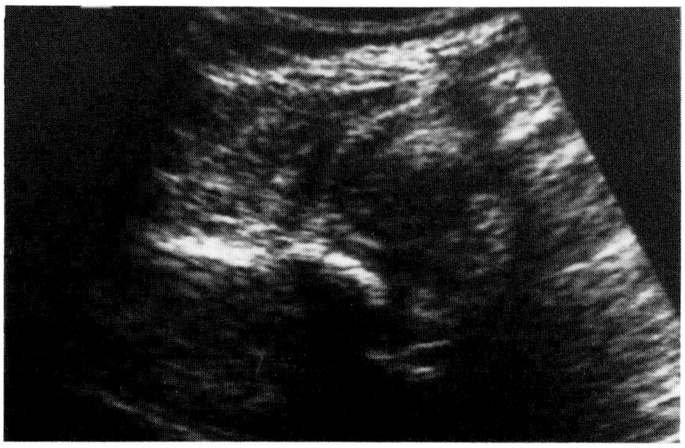

Figure III.16
4 semaines. Luxation avec interposition du limbus. Ressaut néonatal. Tentative de traitement par coussin de 12 cm. Echec. Traitement par Pavlik. Grande dysplasie osseuse. Le labrum est réduit à une fine lame hypoéchogène interposée entre la tête et le toit. Transformation hyperéchogène du toit cartilagineux au niveau du talus.

type de hanche doit immédiatement être montré à un orthopédiste qui choisira la méthode thérapeutique la plus adaptée.

Hanche luxée (Schéma III.7)

Le diagnostic est facile, la coupe de référence est difficile à réaliser ; on ne peut pas mettre dans une même place la ligne de base iliaque horizontale et le plan équatorial de la tête (fig. III.15). La région du toit est verticalisée, le labrum est écrasé ou parfois interposé (fig. III.16). Plusieurs types sont reconnaissables selon la situation du labrum (fig. III.17) par

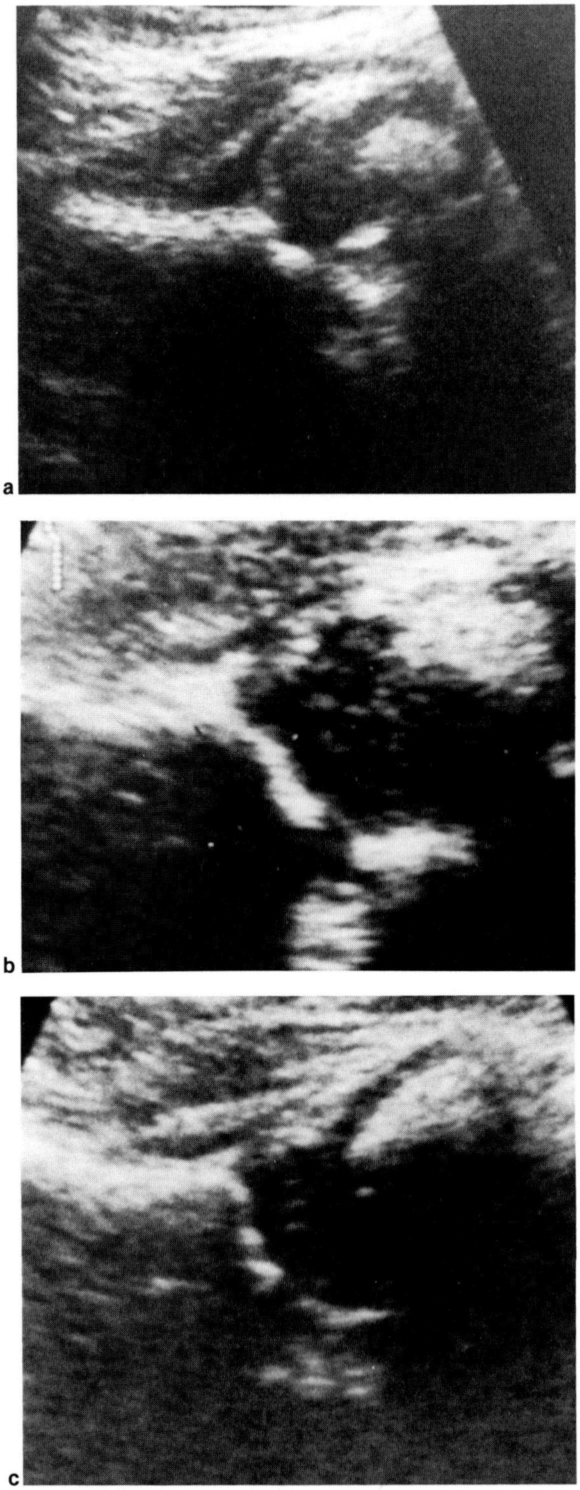

Figure III.17
a) Luxation. Enfant de 3 semaines. Ressaut clinique. Diastasis articulaire au niveau du fond. Labrum verticalisé et en partie franchi par la tête.
b) Après 1 mois de traitement, la tête est réintégrée : dysplasie osseuse simple.
c) Après 3 mois de harnais de Pavlik, guérison complète avec absence de dysplasie résiduelle.

rapport au plan supérieur de la tête. Enfin, on note un espace très agrandi comblé par un tissu hyperéchogène entre le fond du cotyle, le toit et la tête.

L'échoscopie réalisée plus volontiers en collaboration avec un clinicien permet de juger des possibilités de réduction. Parfois la hanche est réductible. Il s'agit de hanches souples, parfois la réduction est instable, l'échoscopie tente alors d'en comprendre les raisons, parfois elle est totalement irréductible du fait de rétraction ou d'interposition.

Surveillance thérapeutique

Surveillance d'une maturation du cotyle

En période néonatale, la maturité du cotyle n'est parfois pas atteinte. En l'absence de signes cliniques d'instabilité, il paraît difficile de proposer un examen de contrôle régulièrement en raison du coût économique. Cependant il est difficile aussi d'établir un compte rendu qui permettrait d'engager définitivement l'avenir. Il existe très certainement des luxations de hanche progressives. Il s'agit donc de trouver un compromis. Dans ce cas, les examens cliniques répétés par des praticiens compétents paraissent suffisants.

En cas de traitement

En cas de traitement (pavlik ou coussin), l'échographie doit être réalisée rapidement puis tous les mois pendant les 3 mois (fig. III.18) en général qui suivent l'instauration du traitement. On voit alors la hanche en place. Cependant, on est frappé de voir les grandes différences évolutives.

Certaines hanches se maturent très rapidement avec un cotyle rapidement profond en quelques semaines. On peut alors penser qu'il ne s'agissait que d'une simple immaturité. Parfois et c'est souvent le cas, la maturité ne s'obtient que très lentement : pour l'instant les résultats échographiques ne doivent pas influencer les grands principes thérapeutiques dans la durée et les indications.

Le contrôle dans le Pavlik est difficile à réaliser. Il doit s'attacher surtout à définir avec exactitude la congruence articulaire et définir la situation de la tête par rapport au cotyle en position spontanée dans le harnais ou le coussin d'abduction (fig. III.19 et III.20). Les coupes

a

b

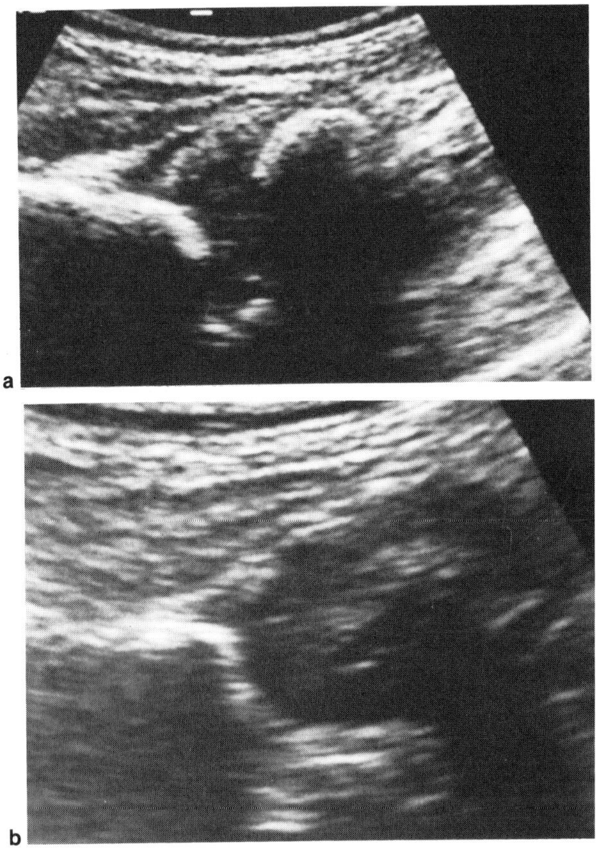

Figure III.18
a) Luxation. Enfant de 3 semaines. Ressaut clinique. Mise en place d'un harnais de Pavlik. La tête est haute, le labrum n'est pas visible.
b) Contrôle après 3 mois. Hanche échographiquement normale.

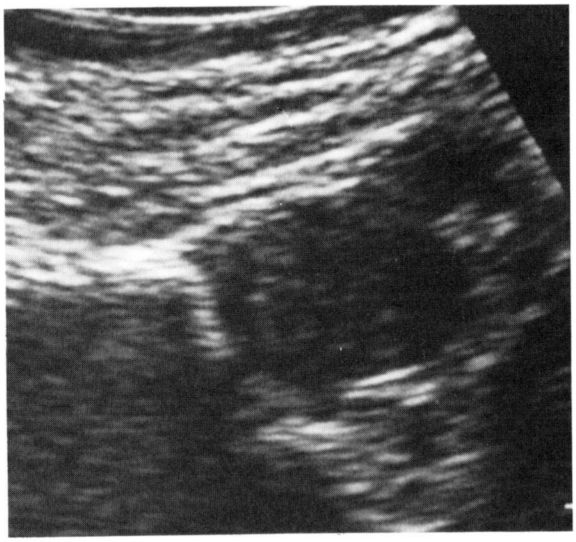

Figure III.19
Enfant de 3 mois.
Traitement par harnais de Pavlik. Déplacement vers le bas de la tête fémorale sans décentration (harnais trop tendu en flexion rotation interne).

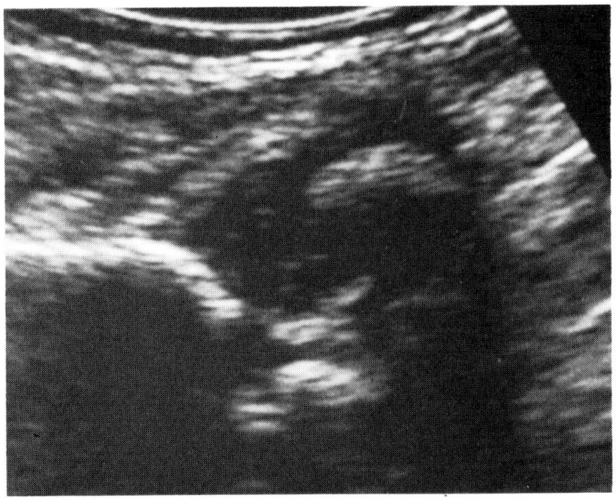

Figure III.20
Surveillance de Pavlik.
Hanches instables à la naissance avec *ressaut et piston.*
A 3 mois, persistance d'un état dysplasique avec talus arrondi et toit incliné sans décentration : *dysplasie résiduelle ?*

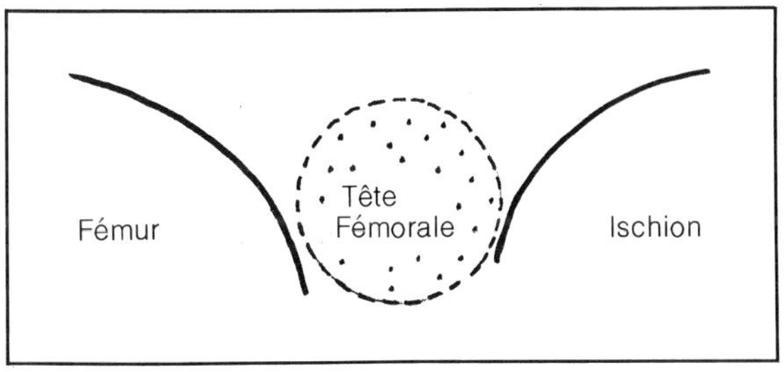

Schéma III.8

frontales externes sont délicates du fait de l'abduction des fémurs. Par contre, la coupe horizontale postérieure permet de juger de la congruence articulaire (Schéma III.8).

Dans cette coupe, la tête cartilagineuse est encastrée entre l'os ischiatique en dedans et l'image de la métaphyse fémorale. L'ischion et la métaphyse fémorale forment un U profond dans lequel s'engage la hanche.

Conclusion

L'échographie de la hanche représente d'ores et déjà un moyen précieux d'évaluation anatomique des hanches en cours de traitement en évitant des irradiations répétées. Elle apporte de nombreux éléments diagnostiques en précisant réellement les rapports entre la tête fémorale et le cotyle. Les manœuvres de réduction en échoscopie permettent aux chirurgiens d'adapter une thérapeutique et d'affiner les positions de réduction dans un harnais de Pavlik par exemple. L'échographie répétée a montré l'extrême diversité de comportement des hanches. Certaines se normalisent rapidement, d'autres au contraire paraissent résister à toutes les tentatives. Il est très vraisemblable que l'attitude des orthopédistes changera dans les années futures lorsque l'échographie aura atteint un grand niveau de fiabilité. Il faut dès à présent assurer une meilleure communication entre les radiologues et les thérapeutes en améliorant la présentation des documents en en adoptant une attitude coordonnée afin de produire des documents moins dépendants de l'opérateur.

Il est certain aussi, et de nombreuses observations l'ont montré, qu'il peut exister des discordances entre les données de l'examen clinique et les résultats échographiques. L'avenir dira qu'elle est la meilleure méthode. On connaît cependant les grandes difficultés de l'examen clinique même parfaitement réalisé par des mains entraînées.

Après la période néonatale l'examen est surtout statique car les manœuvres de subluxation sont plus délicates à réaliser que chez le nouveau-né. L'anatomie statique doit donc être réalisée avec le maximum de rigueur en cherchant à définir un plan de *coupe reproductible* facilement reconnu par l'opérateur et surtout lisible par le correspondant. L'instabilité d'une hanche est surtout du domaine clinique car il est très difficile par une coupe échographique de suivre les mouvements d'une tête fémorale dans un cotyle chez un enfant en perpétuel mouvement à l'exception de rares cas où l'on peut obtenir un endormissement.

L'échographie comme l'examen clinique et comme la radiologie ne représente que l'instantané d'un état anatomique et physiologique : il est toujours dangereux de prévoir l'avenir à partir d'un seul examen. Il ne faut jamais hésiter au moindre doute à recommencer un examen même si le premier a été normal. C'est pourquoi nous pensons qu'un examen systématique chez le nouveau-né est un examen dangereux s'il n'est pas suivi d'une surveillance répétée dans le cadre des consultations systématiques des nourrissons.

Enfin, après l'expérience de 3 années d'échographie, il ne fait aucun doute qu'il s'agit là d'une méthode de grand avenir et qui permet sans arthrographie d'étudier l'anatomie interne d'une hanche de 0 à 3 mois, période où la radiologie standard ne présente que très peu d'intérêt. Après 3 mois, pour des raisons évidentes, l'échographie remplacera peu à peu la radiologie avec des performances équivalentes à condition de respecter un certain nombre de critères :

- rigueur du plan de coupe ;
- analyse comparative ;
- bonne connaissance de l'anatomie échographique.

Bibliographie

1. CLARKE N. M. P., HARCKE H. T., McHUGH P., LEE M. S., BORNS P. F., MacEWEN G. D. — *Real time ultrasound in the diagnosis of congenital dislocation and dysplasia of the hip.* J. Bone Joint Surg., 1985, 67 4B, 406-412.
2. CLARKE N. M. P., HARCKE H. T., McHUGH P. — *Real time ultrasound as an aid to the diagnosis and treatment of congenital hip dislocation and dysplasia in the infant.* J. Bone Joint Surg., 1985, 67, 406-412.
3. CLARKE N. M. P. — *Sonographic clarification of the problems of neonatal hip instability.* J. Pediatr. Orthop., 1986, 6, 527-532.
4. GRAF R. — *New possibilities for the diagnosis of congenital hip joint dislocations by ultrasonography.* J. Pediatr. Orthop., 1983, 3, 354.
5. GRAF R. — *The diagnosis of congenital hip joint dislocation by ultrasonic compound treatment.* Arch. Orthop. Trauma. Surg., 1980, 97 : 117-133.
6. GRAF R. — *Classification of hip joint dysplasia by means of sonography.* Arch. Orthop. Trauma. Surg., 1984, 102 : 248-255.
7. HARCKE H. T., CLARKE N. M. P. SOO LEE M., BORNS P. F., MacEWEN G. D. — *Examination of the infant hip with real time ultrasonography.* J. Ultrasound Med., 1984, 3 : 131-137.
8. ZIEGLER M., SCHULZ R. D. — *Method and results of ultrasound in hip studies.* Ann. Radiol., 1988, 29 : 383-386.

CHAPITRE IV

CHIRURGIE ORTHOPÉDIQUE ET LUXATION DE LA HANCHE

POUS J.G.

Hanche pédiatrique et luxation congénitale

La luxation de la hanche change totalement de visage en quelques années. Le diagnostic de boiterie, l'âge de la marche, les histoires tardives sont aujourd'hui presque oubliées. La luxation congénitale concentre l'intérêt orthopédique dans la période néonatale ou à l'extrême, les premiers mois de vie. Ce changement de problème est si considérable que de nombreuses erreurs, défauts de compréhension, oublis de principes essentiels sont fréquemment réalisés et conduisent certains praticiens à des aberrations irréversibles.

Trois erreurs doivent être stigmatisées :

1. Oublier que le dépistage repose sur un examen clinique minutieux dont toutes les finesses de la séméiologie nécessitent un enseignement et un apprentissage quotidien à toutes les générations médicales et para-médicales, sans relâche, pour arriver à une parfaite maîtrise du problème.

En France, l'éradication précoce de la luxation congénitale repose toujours sur l'examen clinique néonatal répété en milieu de maternité, répété à chaque examen du nouveau-né et du nourrisson dans les mois qui suivent.

Il n'y a pas aujourd'hui et il n'y aura pas demain de méthode physique, instrumentale, automatique pour remplacer le clinicien et cela malgré les affirmations erronées et passagères de quelques fanatiques des imageries modernes.

Les équipes médicales qui se laissent abuser seront responsables d'erreurs regrettables. Les structures administratives qui se laissent séduire engagent des dépenses colossales et totalement injustifiées.

2. En aucun cas, l'anatomie pathologique de la croissance ne peut se traduire fidèlement sur des images statistiques. L'évolutivité de la hanche du nouveau-né est à la base de toute compréhension anatomique. L'anatomie moderne du fœtus ou du nouveau-né est une chronobiologie évolutive à grande vitesse. L'imagerie doit être interprétée dans cette dynamique. Cela veut dire qu'un seul examen est sans valeur lorsqu'il interprète des images statistiques et mesure des angles.

Par contre, l'analyse des modifications observées entre deux examens dans un temps donné, dans des circonstances données, est la chose essentielle qui permet d'extrapoler le phénomène de croissance normale ou pathologique et d'établir avec le moins d'erreur possible, un pronostic d'aggravation ou de tendance normalisante.

3. La troisième erreur consiste à confondre dans une même démarche intellectuelle les étapes de diagnostic et de traitement. Pour beaucoup, diagnostic imprécis signifie épreuve thérapeutique ou traitement préventif de sécurité. C'est l'erreur la plus grave, la plus inadmissible car elle est porteuse de conséquences sévères et souvent irréversibles. A diagnostic imprécis il faut imposer recherche diagnostique et examen complémentaire. Comme pour l'antibiothérapie, le traitement ne doit intervenir que lorsque le diagnostic de pathologie, de variété, de sensibilité est établi. Les nuances d'indication thérapeutique dépendant des nuances de l'analyse diagnostique.

L'étape diagnostic appartient à tout clinicien ou radiologiste qui approche le nouveau-né, en connaît la singularité et les problèmes. L'étape thérapeutique n'appartient qu'à l'orthopédiste pédiatre qui connaît toutes les difficultés de la hanche, toutes les nuances d'indication d'autant plus grandes que l'organisme est petit. C'est lui, et lui seul, qui met au point et sélectionne les méthodes, assure le suivi, élabore les statistiques et prend en charge les échecs ou complications ... sur plus de 20 années. Une prescription au hasard conduit à toutes les aventures médicales ... et bientôt médico-légales.

Le traitement dans le flou n'aboutit qu'à des résultats floués !

L'essentiel de la luxation de hanche néonatale

En période néonatale, la luxation de hanche est dominée par la notion d'instabilité, c'est-à-dire de distension capsulo-ligamentaire aboutissant à un élargissement de l'interligne articulaire, élargissement concentrique ou excentré, avec ou sans perte de contact total ou partiel entre les surfaces cartilagineuses articulaires en regard.

- Le plus minime élargissement de l'interligne correspond aux premières étapes de l'instabilité ;
- la luxation invétérée, bloquée, appuyée sur l'aile iliaque, irréductible, correspond à l'étape majeure de la luxation fœtale, anténatale, ancienne, invétérée ;
- entre les deux, tous les intermédiaires existent.

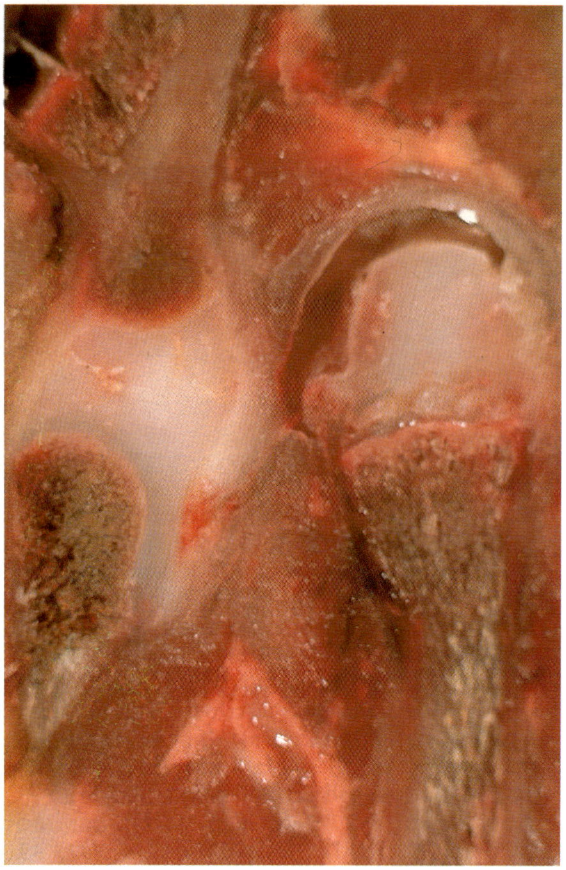

Figure IV.5
Coupe passant par le cartilage en Y mais à la partie antérieure du cotyle avec en haut l'aile iliaque, en bas la pièce ischiatique. En dehors, l'épiphyse fémorale déformée recouverte par la capsule est reliée vers le cotyle. Les déformations pathologiques sont intenses.

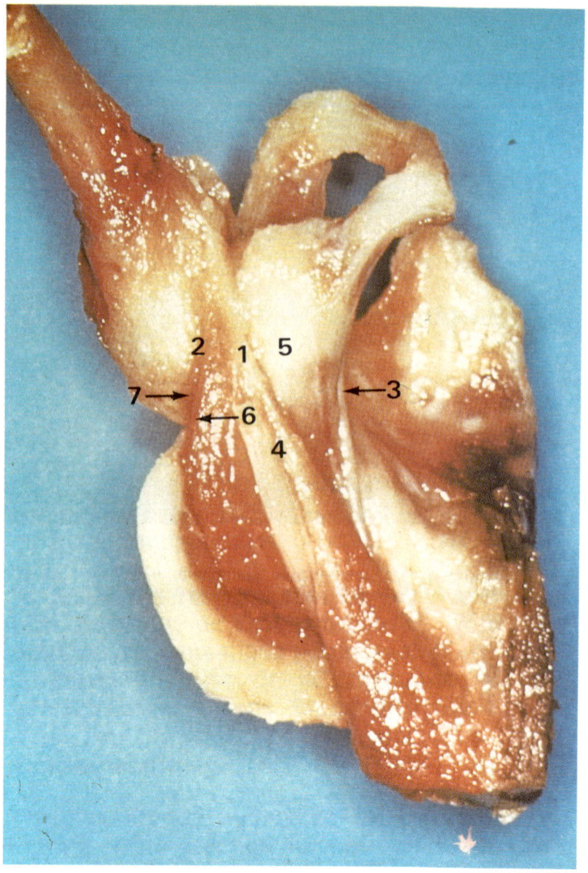

Figure IV.6
Luxation fœtale de la hanche droite. La tête fémorale et le cotyle recouverts et enveloppés de la capsule sont séparés par le tendon du psoas descendant du rachis, croisant l'aile iliaque et réalisant une véritable interposition entre les deux composants articulaires (Dr. A. Campos Da Paz).

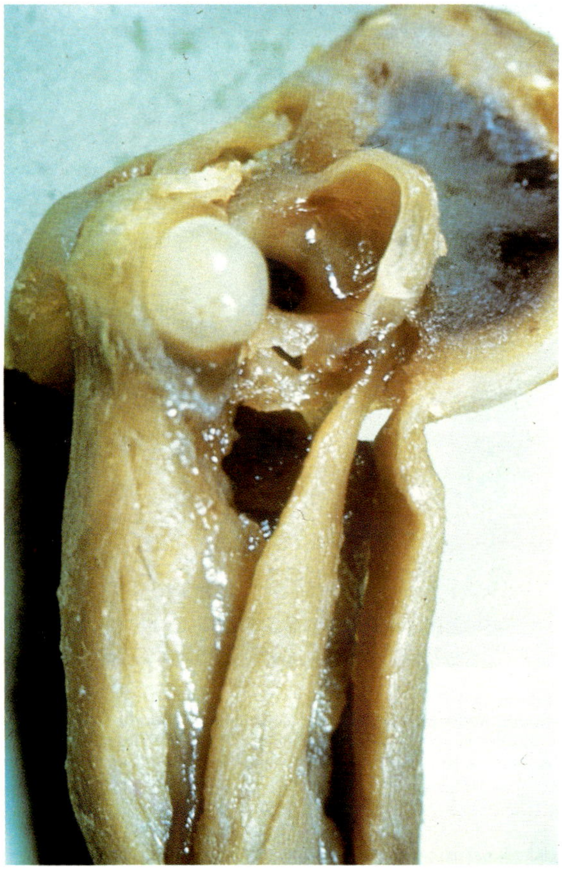

Figure IV.7
Ouverture capsulaire d'une hanche luxée à la naissance, déformation du bord supérieur du cotyle et du limbus, ovalisation de la partie supérieure. Chambre capsulaire prolongeant le cotyle vers le haut dans l'aile iliaque. La tête fémorale est encore ronde, le cotyle osseux et cartilagineux est déformé.

Luxation congénitale post-natale montrant les déformations du cotyle, les déformations du limbus, le volumineux ligament rond, la distension de la capsule et le noyau épiphysaire fémoral cartilagineux avec modification légère du front d'ossification.

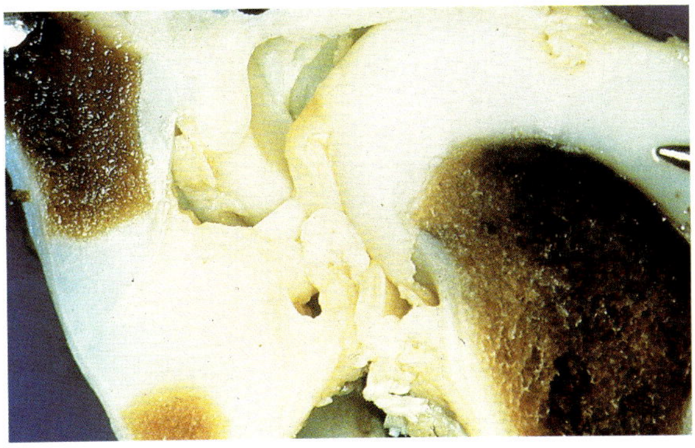

La figure IV.8 montre les structures anatomiques en place, l'épiphyse contre le cotyle mais dans l'impossibilité de pénétrer dans une cavité trop étroite.

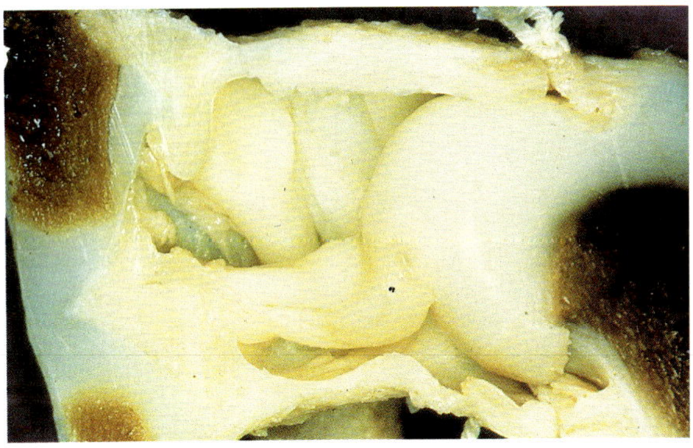

La figure IV.9 après distension vers l'extérieur du fémur et de la capsule, montre l'étirement et l'amplitude des parties molles.

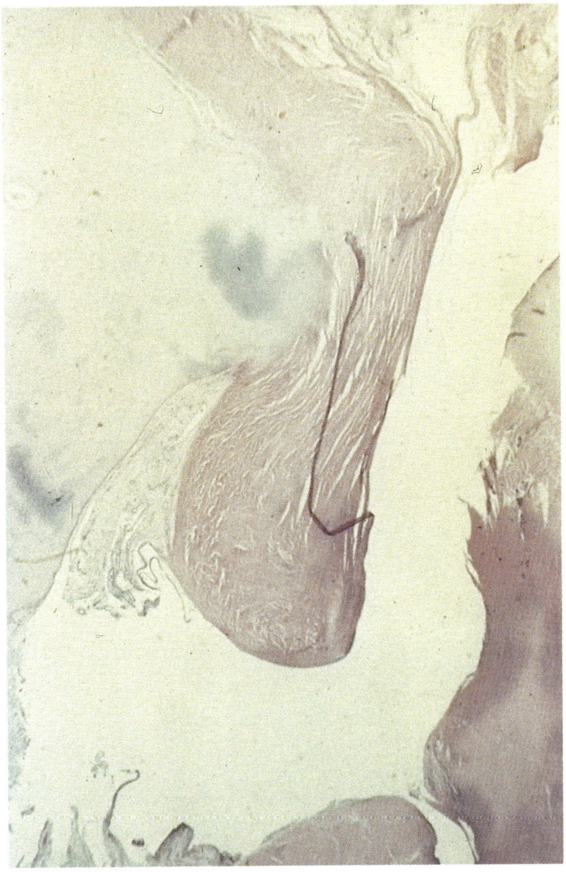

Figure IV.10
Coupe semi-macro montrant les déformations du limbus fibreux et cartilagineux à la partie supérieure du cotyle.
NB : Les coupes 6, 7, 8, 9 et 10 correspondent aux travaux du Dr. Aloysio Campos Da Paz Jr. (Hôpital Sarah Kubitchek. Département de l'Appareil Locomoteur. Brasilia. Reproductions avec l'autorisation de l'auteur).

CHAPITRE V

ÉPANCHEMENT INTRA-ARTICULAIRE DE LA HANCHE

COUTURE A., PRACROS J.P., TRONC F.

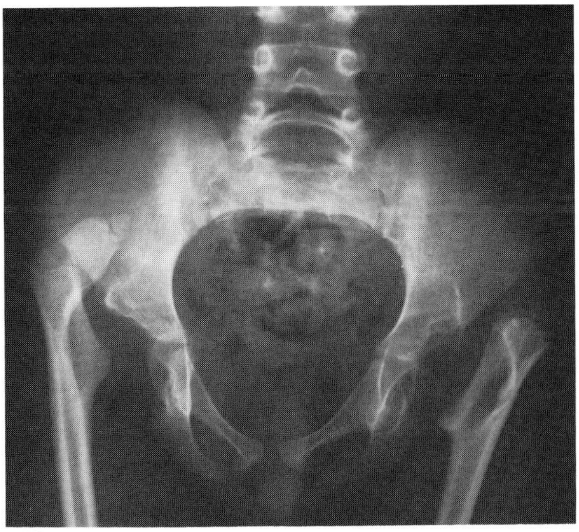

Figure V.1
Enfant de 8 ans. Séquelles d'une ostéoarthrite bilatérale à Staphylocoque Doré.

PLUS JAMAIS ÇA...

Dans le domaine de l'épanchement intraarticulaire, la hanche est au carrefour de pathologies variées (59) : ostéoarthrite aiguë, arthrite rhumatoïde, rhumatisme aigu fébrile, manifestations articulaires de l'hémophilie, maladie de Legg Perthes Calvé, synovite aiguë transitoire...

La plupart de ces affections ont en commun un diagnostic clinique difficile et un pronostic de gravité variable. C'est ainsi que :

- l'atteinte septique de la hanche du nourrisson a une symptomatologie souvent pauvre et retardée. Son pronostic fonctionnel est gravissime lorsqu'il existe une fonte purulente du cartilage céphalique (11, 29) ;
- la hanche douloureuse de l'enfant se caractérise par un polymorphisme étiologique dont la cause la plus fréquente, la synovite aiguë transitoire, est un diagnostic d'élimination. C'est une affection de pronostic toujours favorable (8, 34, 48, 58) ;
- il n'est jamais possible de porter précocement le diagnostic d'arthrite inflammatoire de la hanche (2, 3, 67). Comme la maladie de Legg-Perthes-Calvé, cette affection est caractérisée par une évolution chronique et invalidante.

Depuis très longtemps, les rayons X et la scintigraphie constituent les deux piliers essentiels de l'orientation diagnostique. Cependant, depuis peu, l'exploration de la hanche bénéficie grandement des techniques modernes d'imagerie : on connaît par exemple la grande valeur de la résonance magnétique (76) et de la tomodensitométrie dans le diagnostic initial et le bilan séquellaire d'une ostéochondrite de la hanche.

Au sein de cet apport technologique moderne, l'échographie, d'utilisation récente, trouve tout naturellement sa place car elle permet d'affirmer constamment et avec grande précision l'existence d'un épanchement intra-articulaire quelles que soient sa cause et son importance.

Arthrite purulente de la hanche du nourrisson (11, 16, 61, 66, 82)

Bien qu'en constante diminution, l'arthrite néonatale reste au premier plan des préoccupations orthopédiques du fait de sa gravité potentielle sur une articulation en plein devenir.

C'est une affection grave (11, 16, 61, 66, 82)

La gravité de l'arthrite bactérienne de la hanche d'origine synoviale, et a fortiori de l'ostéoarthrite, ostéomyélite métaphysaire supérieure intra-articulaire, n'est plus à souligner. Tout concourt en effet à cette gravité : fréquence accrue de l'ostéomyélite néonatale du fait des modifications de l'état immunitaire, défaut de stabilité articulaire, vulnérabilité du réseau vasculaire et enfin, situation intra-articulaire de la métaphyse.

1. La métaphyse fémorale supérieure chez le nourrisson et le nouveau-né est toujours intra-articulaire

Deux types de contamination articulaire peuvent être individualisés :

- l'atteinte de la synoviale à l'origine d'une arthrite pure sans lésion osseuse où le pronostic est bon. Cette atteinte se fait habituellement par voie hématogène ; le germe ensemence la synoviale par voie sanguine à partir d'une infection périphérique : furoncle, atteinte infectieuse ORL ou respiratoire ;
- en réalité, cette arthrite pure est rare et la contamination de l'articulation se fait le plus fréquemment à partir d'une ostéomyélite métaphysaire. En effet, la métaphyse spongieuse a une situation intra-articulaire du fait de l'insertion distale de la capsule qui avoisine la base du col et la région trochantérienne (Schéma V.I). C'est dire que tout concourt à faire d'une infection osseuse une lésion rapidement intra-articulaire.

2. La barrière métaphyso-épiphysaire n'est pas fonctionnelle chez le nourrisson

Le cartilage de conjugaison qui forme une barrière isolant l'épiphyse cartilagineuse n'est pas encore individualisée (78). Avant l'apparition du noyau épiphysaire, la tête cartilagineuse

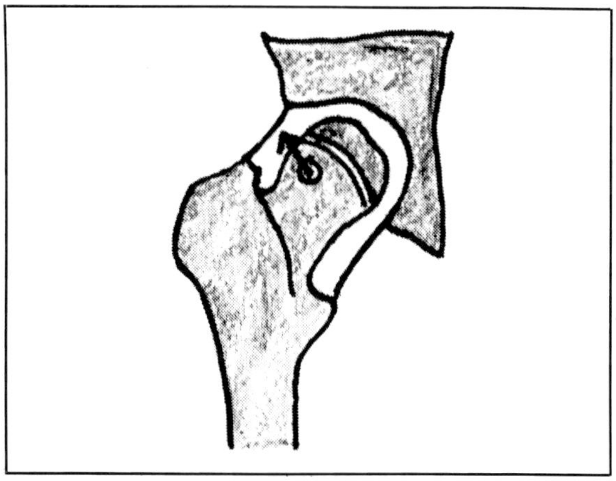

Schéma V.I
Ostéoarthrite néonatale

est irriguée par deux sources qui communiquent largement entre elles : la première apportée par les vaisseaux métaphysaires et la seconde fournie par les vaisseaux épiphysaires. Ce type de vascularisation, précaire et fragile, explique la contamination articulaire du fait des larges anastomoses épiphyso-métaphysaires.

3. Un des éléments importants de la destruction osseuse et cartilagineuse est de nature vasculaire
L'atteinte infectieuse intra-articulaire provoque très rapidement l'apparition d'un épanchement inflammatoire qui distend la capsule et expulse la tête. Toutes les conditions sont remplies pour créer rapidement une luxation de hanche : la laxité capsulaire favorise l'excentration céphalique, les vaisseaux agressés par cette distension globale se collabent, se rompent ou se thrombosent par mécanisme infectieux et diffusion des endotoxines staphylococciques. A ce stade, la nécrose osseuse et cartilagineuse sont inévitables. C'est dire que l'arthrite de hanche constitue une **urgence chirurgicale** du fait des particularités de la nutrition vasculaire qui rend le cartilage sans possibilité réparatrice.

4. Le massif cartilagineux épiphyso-métaphysaire est fragile (19, 20, 21, 52)
Il ne sait pas, ou mal, se défendre contre les enzymes protéolytiques. En effet, les exsudats purulents, les enzymes et lysozymes des globules blancs et des bactéries (staphylocoque en particulier), deviennent rapidement chondrolytiques. De plus, la présence de pus dans l'articulation arrête les fonctions nutritives habituelles du liquide synovial. Ces faits sont démontrés sur le plan expérimental et on sait que l'incubation du cartilage articulaire avec du pus d'origine staphylococcique entraîne une destruction cartilagineuse en 3 à 24 heures.

Ainsi donc, en l'espace de 24 à 48 heures, l'activité chondrolytique du pus associée aux répercussions circulatoires de l'hyperpression articulaire, peut induire une destruction du cartilage céphalique et de la plaque de croissance du nourrisson ou du nouveau-né infecté (Schéma V.II).

C'est un diagnostic difficile (69, 85)

1. L'hypothèse diagnostique d'une arthrite de hanche est simple et facile à porter chez un nouveau-né ou un nourrisson soumis à des soins intensifs et qui présente une attitude asymétrique des membres inférieurs. Ce sont en effet les

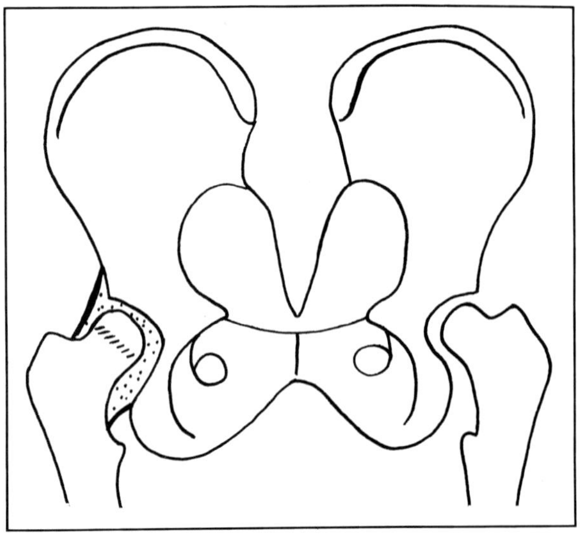

Schéma V.II
Danger : Le pus est chondrolytique

troubles fonctionnels qui attirent l'attention car ils sont précoces : attitude antalgique du membre en flexion abduction et rotation externe, très légère mobilisation active ou limitation des amplitudes passives en abduction et rotation, difficultés d'extension complète, aspect pseudo-paralytique avec membre inerte et impotent. La présence de cette symptomatologie fonctionnelle (Schéma V.III), même discrète, chez un petit enfant à risque doit rapidement faire pratiquer une radiographie de la hanche et une ponction de l'articulation.

En réalité, le diagnostic précoce est difficile car la séméiologie clinique est souvent pauvre : les signes fonctionnels sont absents et si les signes locaux sont évocateurs (œdème de la racine de la cuisse, rougeur des téguments, sensation d'empâtement dans la région obturatrice ou inguinale), ils sont fréquemment trop tardifs.

De plus les signes généraux sont souvent modérés ou absents : peu ou pas de fièvre, signes inflammatoires biologiques inconstants.

Enfin, le contexte fréquemment grave ne favorise pas le diagnostic d'une affection localisée face à un problème vital.

2. L'expression radiologique de l'arthrite est habituellement remarquablement précoce : la radiographie du bassin de face bien centrée est l'examen fondamental. Conformément à l'évolution rapide des destructions articulaires, l'image est le plus souvent celle d'une ostéoarthrite : à une luxation évidente, du fait de la laxité

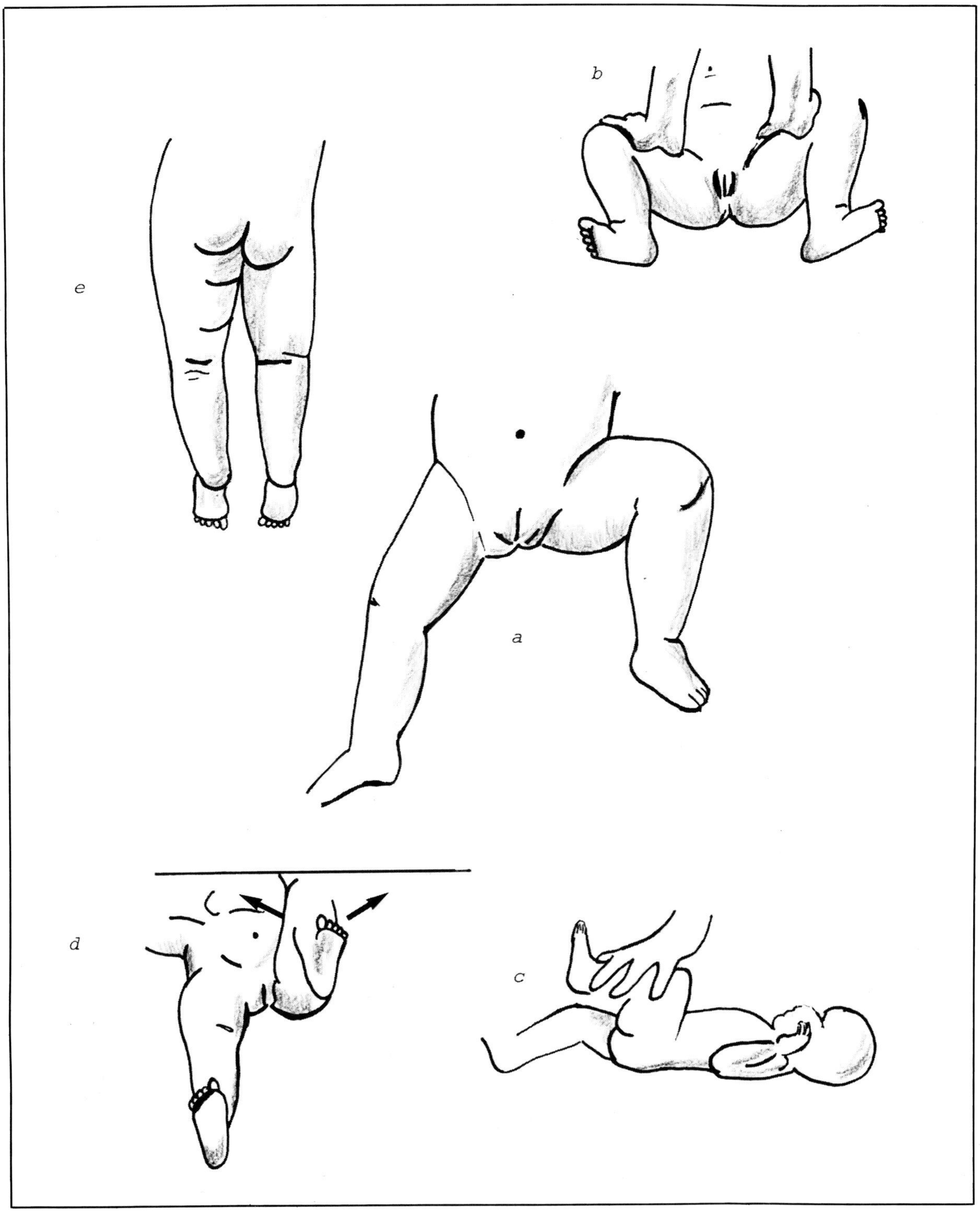

Schéma V.III
Examen clinique de l'arthrite purulente néonatale

a) Attitude antalgique en flexion abduction. Œdème du creux inguinal.
b) Limitation de l'abduction.
c) Limitation de l'extension.
d) Rotation en flexion limitée.
e) Asymétrie des régions fessières. Excentration de la hanche.

particulière des tissus néonataux, traduite par l'ascension et l'excentration de l'extrémité supérieure du fémur par rapport au cotyle (fig. V.2), s'ajoutent les signes radiologiques d'une ostéomyélite métaphysaire : augmentation de la densité des parties molles, ostéolyse avec raréfaction de la trame osseuse, irrégularité de la région métaphysaire supérieure (fig. V.3).

Cependant, il existe des difficultés évidentes : une interprétation radiologique de qualité nécessite une position symétrique des membres inférieurs, rendue difficile par l'attitude antalgique. On sait ainsi que d'authentiques arthrites de hanche peuvent avoir un bilan radiologique normal : Lefort (49) note une absence d'excentration 8 fois dans 47 cas d'ostéoarthrites néonatales.

3. Les autres investigations sont plus contingentes dans ce contexte grave et urgent

- l'hyperleucocytose, l'augmentation de la vitesse de sédimentation sont des signes inflammatoires peu spécifiques ;
- la recherche du germe causal est évidemment capitale pour orienter l'antibiothérapie. Si tous les prélèvements doivent être réalisés (hémoculture, uroculture, coproculture), c'est en réalité la ponction articulaire qui constitue la meilleure source de renseignements : elle apporte la preuve bactériologique (habituellement le staphylocoque doré et plus rarement le Streptocoque, le Colibacille ou le Proteus) et elle soulage la cavité articulaire (22) ;
- la scintigraphie (39, 40, 74) a suscité de grands espoirs dans l'amélioration à la fois de la précocité du diagnostic et de la qualité de la surveillance (5, 83). Sa place et son intérêt se sont en réalité révélés restreints : parmi les traceurs utilisés, le Technetium 99 (37) est caractérisé par une trop grande fréquence en faux négatifs, le Gallium (10) et l'Indium 111 (18) entraînent une irradiation inacceptable pour un jeune nourrisson.

C'est dire que toutes les explorations cliniques ou para-cliniques peuvent être prise en défaut dans l'arthrite de hanche du nourrisson.

4. Les séquelles de l'ostéoarthrite de hanche sont souvent gravissimes (fig. V.1) :

Le fréquent retard diagnostique (du fait de la possible normalité des explorations cliniques ou paracliniques) explique l'importance des séquelles et pour tous les auteurs (11, 60, 64, 66, 69, 84), l'atteinte cartilagineuse puis le pronostic fonctionnel sont directement proportionnels à la précocité du diagnostic (fig. V.4) :

- soit il n'existe aucune séquelle et c'est le plus souvent le cas des arthrites pures ;

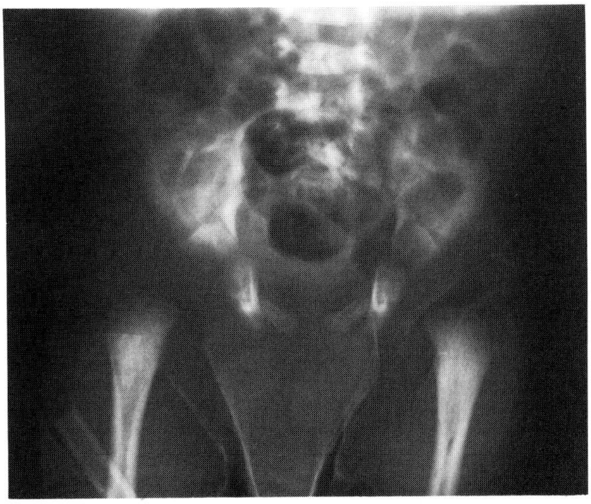

Figure V.2
Nourrisson de 15 jours. Septicémie à Streptocoque.
Hanche droite douloureuse et attitude en flexion.
Radiologiquement, l'épanchement intra-articulaire est évident : il existe une augmentation de la densité des parties molles et une excentration de la hanche droite.
Arthrotomie en urgence : hanche sous tension, contenu purulent, isolement d'un streptocoque B.

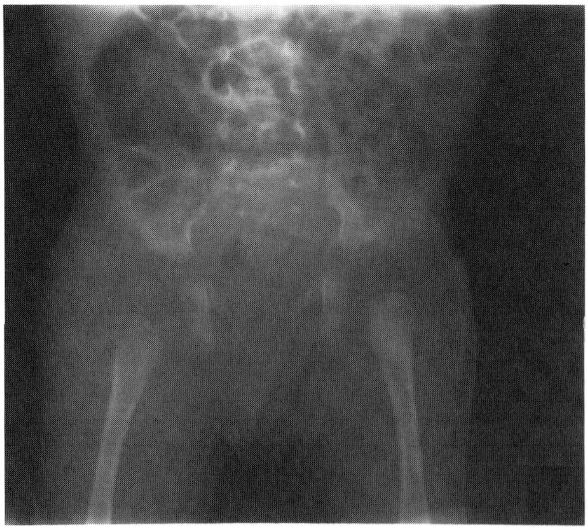

Figure V.3
Nourrisson de 20 jours. Staphylococcie cutanée.
A l'examen clinique, il existe une asymétrie des mouvements au niveau des membres inférieurs.
La radiographie évoque une ostéoarthrite de hanche droite : l'articulation est opaque et subluxée, la métaphyse est le siège de lésions ostéolytiques.

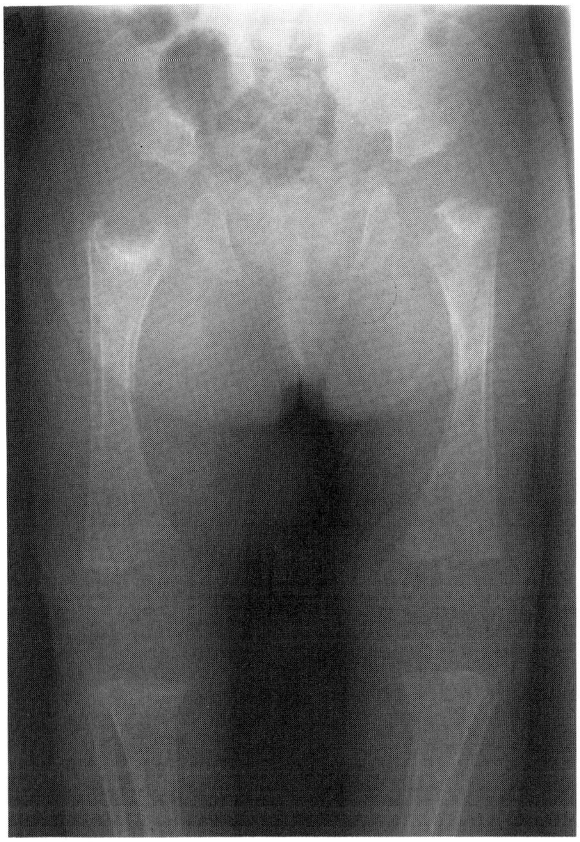

Figure V.4
Nourrisson de 1 mois.
Septicémie à staphylocoque à 15 jours de vie.
Bilan radiologique systématique : il existe une ostéoarthrite multifocale associant des lésions ostéolytiques massives des deux massifs métaphysaires fémoraux et une réaction périostée engainante. L'atteinte des genoux est également évidente.

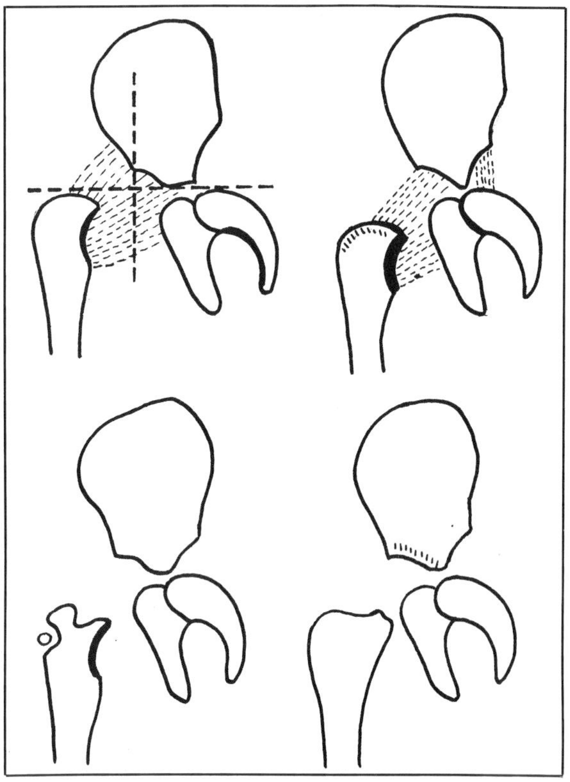

Schéma V.IV
Stades anatomo-pathologiques d'une ostéoarthrite néonatale (d'après Dimeglio (64))
a) Opacité intra et extra-articulaire avec des signes de déplacement externe et supérieur du squelette fémoral.
b) Flou opaque intra-articulaire et intrapelvien sur le fond du cotyle. Début de réaction métaphysaire.
c) Destruction osseuse sur la métaphyse fémorale.
d) Les destructions osseuses fémorales se cicatrisent et se remodèlent. Le noyau céphalique est absent. Subluxation ou luxation fémorale. Déformation du cotyle.

- soit les lésions de l'extrémité fémorale supérieure sont peu sévères (64) : hypertrophie harmonieuse du massif épiphysométaphysaire réalisant une coxa-magna responsable d'une subluxation par défaut de congruence ; altération partielle du cartilage conjugal céphalique associé à une conservation du massif trochantérien réalisant une dysharmonie de croissance responsable d'une coxa-vara ;
- soit enfin, l'avenir orthopédique est extrêmement sombre du fait de l'irréversibilité des dégâts ostéocartilagineux (Schéma V.IV). Les séquelles sont majeures et représentées par la luxation pathologique (fig. V.1) et le raccourcissement (64).

La luxation pathologique de la phase initiale devient progressivement irrécupérable par comblement du cotyle et sclérose des parties molles. Le fémur, privé du moignon céphalique et d'une partie plus ou moins importante du col, n'est plus retenu dans le cotyle et se luxe dans la fosse iliaque externe. Cette luxation crée à elle seule une perte de hauteur définitive à l'âge adulte, allant de cinq à dix centimètres et qui s'ajoute au raccourcissement véritable.

On sait que le cartilage conjugal supérieur assure 30 % de la croissance en longueur de l'os. C'est dire que lors d'une atteinte infectieuse survenant en période néonatale, le raccourcissement par altération fémorale supérieure peut atteindre huit à dix centimètres.

5. Au total, on doit toujours avoir présent à l'esprit que le staphylocoque est capable d'anéantir la hanche en croissance en quelques heures. Seule la ponction articulaire en urgence ou l'arthrotomie réglée ultraprécoce peut diminuer l'intensité des lésions ostéocartilagineuses. Il faut donc se donner les moyens d'intensifier la prévention des arthrites et ostéoarthrites de hanche du nouveau-né et du nourrisson. C'est dire que d'une part, il faut « traquer » les causes iatrogéniques sans relâche : nouveau-né ou prématuré polyperfusé et hospitalisé en réanimation ; septicémie à staphylocoque ; cathéter ombilical (50) ou ponction fémorale (6, 44), d'autre part, il faut développer une imagerie fiable permettant un diagnostic précoce : l'examen échographique peut y répondre.

Le rôle des ultrasons est primordial

Deux idées essentielles cernent d'emblée la place de l'exploration échographique :

- si dans la majorité des cas le diagnostic d'une arthrite purulente est posé sur une association radio-clinique évocatrice, il faut savoir que chez quelques nourrissons, toutes les explorations cliniques ou paracliniques peuvent être prises en défaut ;
- tout retard diagnostic grève d'autant le pronostic fonctionnel ultérieur (29).

La grande sensibilité de l'examen échographique dans la mise en évidence d'un épanchement intra-articulaire rend dorénavant ce type d'imagerie indispensable dans le dépistage de tout épanchement intraarticulaire, a fortiori lorsqu'il est d'origine infectieuse.

1. La réalisation de l'examen est simple

Le nourrisson est en décubitus dorsal et la hanche douloureuse est placée avec beaucoup de douceur en flexion et adduction. L'utilisation de sondes à haute fréquence est justifiée (7,5 mHz ou 10 mHz) car il s'agit le plus souvent de nourrissons jeunes et parfois même de nouveau-nés.

2. La séméiologie échographique de l'épanchement est pathognomique

Qu'elle que soit l'importance de l'épanchement le liquide purulent se collecte de façon préférentielle dans l'arrière fond du cotyle. Cette répartition particulière s'explique par les particularités anatomiques propres à cet âge : fragilité de la stabilité articulaire, excentration rapide du fait de l'hyperlaxité des tissus périarticulaires néonataux.

Les signes échographiques sont spécifiques : les éléments morphologiques de l'arrière fond du cotyle, ligament rond et pulvinar, habituellement constamment présents et bien distincts dans une hanche normale, disparaissent au cours d'une arthrite purulente : leurs contours sont noyés et gommés par l'épanchement purulent sous forme d'une large bande hypoéchogène occupant le fond cotyloïdien (fig. V.5).

Bien que parfois incomplet (le ligament rond peut rester visible) (fig. V.6), ce signe échographique au cours de l'arthrite purulente du nourrisson est toujours présent et très évocateur.

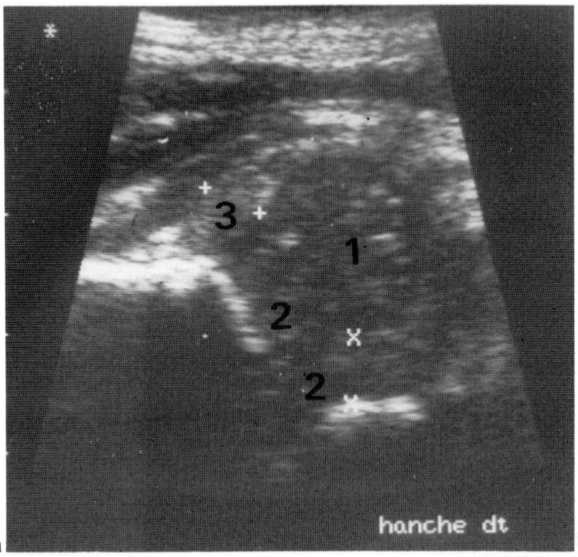

a

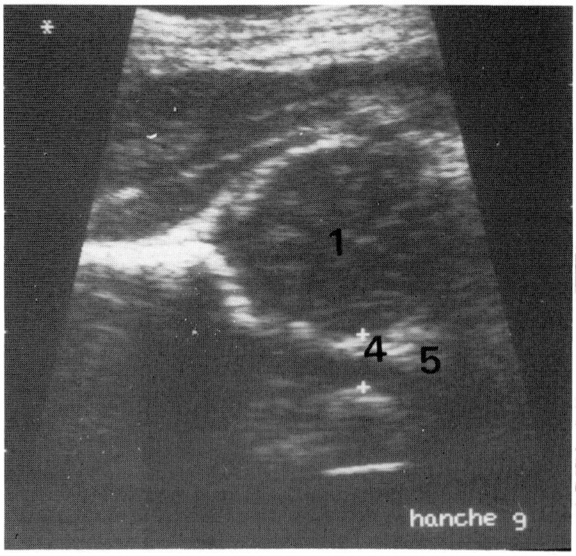

b

Figure V.5
Nouveau-né de 48 heures. Septicémie à Staphylocoques.
a) Tous les éléments séméiologiques d'une ostéoarthrite de hanche sont présents : disparition de l'échostructure du ligament rond et du pulvinar noyée par l'épanchement purulent hypoéchogène. Excentration. Epaississement de la synoviale qui mesure 5,6 millimètres.
b) Echographie normale de la hanche gauche controlatérale.
1- Tête fémorale. 2 - Epanchement purulent. 3 - Synoviale. 4 - Ligament rond. 5 - Pulvinar.

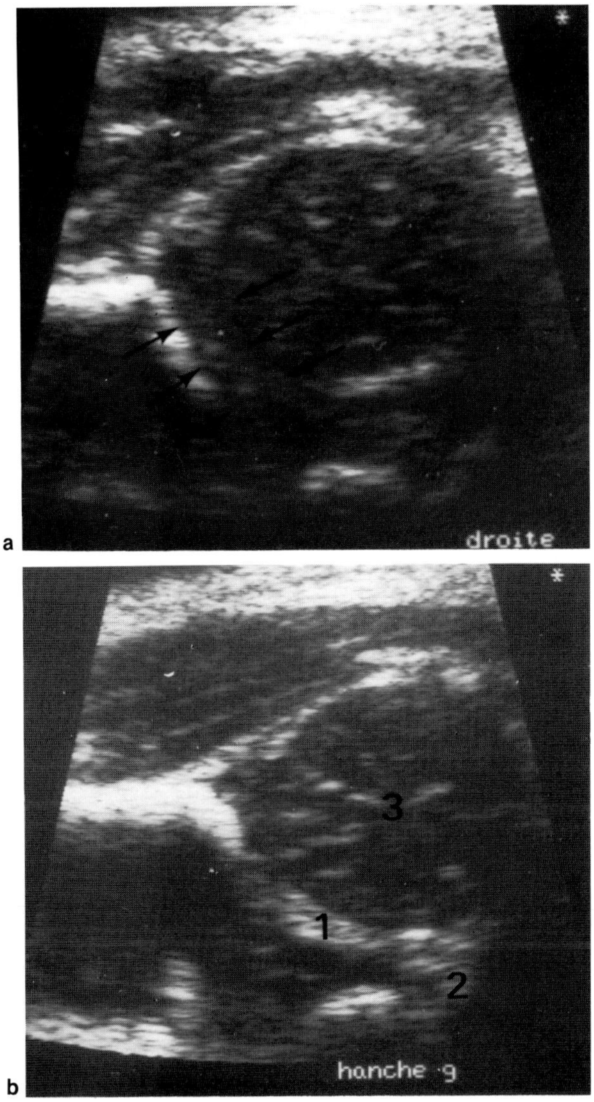

a

b

Figure V.6
Nouveau-né de 4 jours. Septicémie à Staphylocoque Doré.
Hanche droite douloureuse.
a) L'échostructure du pulvinar a disparu, noyée par l'épanchement hypoéchogène purulent. Notez la visibilité du ligament rond collé contre la tête cartilagineuse. Cette collection (↗) excentre la tête fémorale.
b) La hanche gauche est normale : la hanche est en place et les structures anatomiques du fond du cotyle sont parfaitement visibles.
1 - Pulvinar. 2 - Ligament rond. 3 - Tête fémorale.

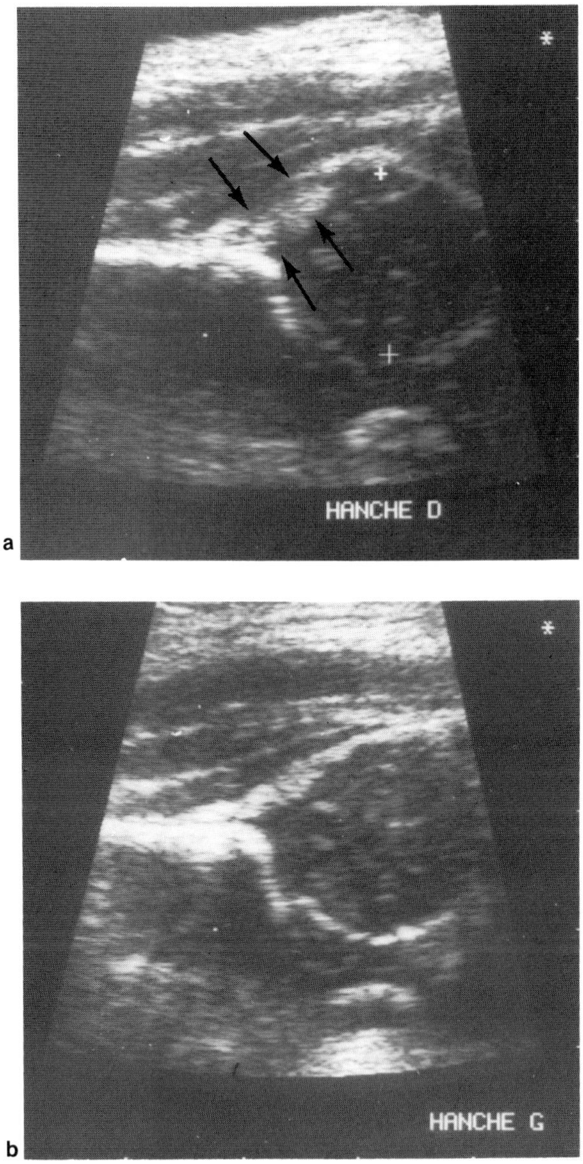

a

b

Figure V.7
Arthrite de hanche à Staphylocoque Doré.
a) Il existe un épanchement qui efface le pulvinar et le ligament rond ; cet épanchement est modéré puisqu'il n'existe pas d'excentration de la tête fémorale. Notez l'épaississement de la capsule et de la synoviale (↗).
b) Hanche controlatérale gauche.

La localisation préférentielle dans le fond du cotyle est constante et l'épanchement dans le récessus antérieur intra-articulaire reste toujours modeste.

La morphologie de l'articulation se modifie en fonction de la taille de l'épanchement.

- lorsque l'épanchement est modeste, il n'existe pas d'excentration de la tête fémorale et le diagnostic est affirmé sur la disparition de l'échostructure normale du pulvinar et du ligament rond (fig. V.7) ;
- soit plus fréquemment la collection purulente est de grande abondance. Le liquide infecté occupe non seulement le fond du cotyle mais entoure la tête cartilagineuse en l'expulsant (fig. V.8 et V.9). Cette excentration souvent

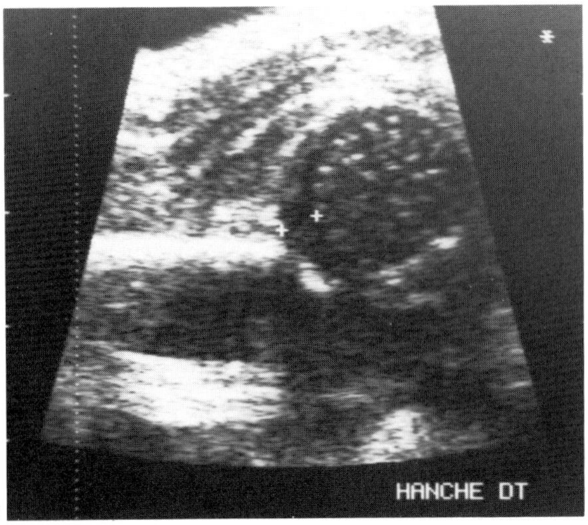

a

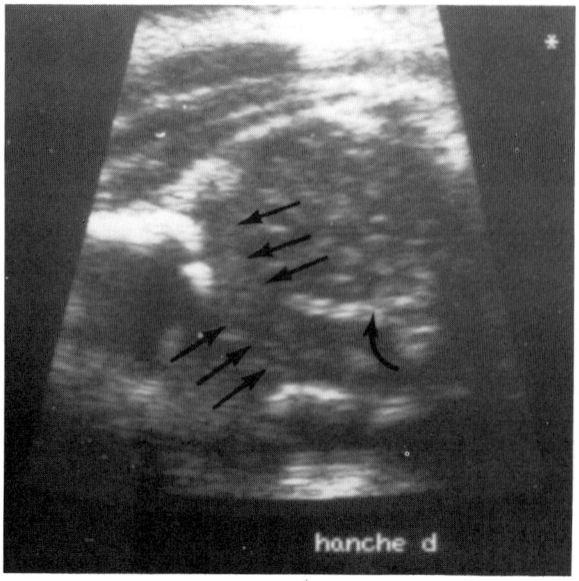

b

Figure V.8
a) Nouveau-né de 10 jours. Septicémie à Streptocoque B.
Il existe un épanchement hypoéchogène qui entoure la tête et efface le pulvinar et le ligament rond. Son épaisseur est de trois millimètres. L'épiphyse cartilagineuse est luxée et la couverture osseuse pratiquement nulle.
Confirmation de l'excentration osseuse par la radiographie du bassin.

b) Nouveau-né de 3 jours. Septicémie à Staphylocoque Doré.
Notez l'importance de l'épanchement hypoéchogène péricéphalique (↗). La tête est excentrée et la couverture osseuse est inférieure à 50 %. Seul le ligament rond n'est pas effacé par l'épanchement purulent (↰).

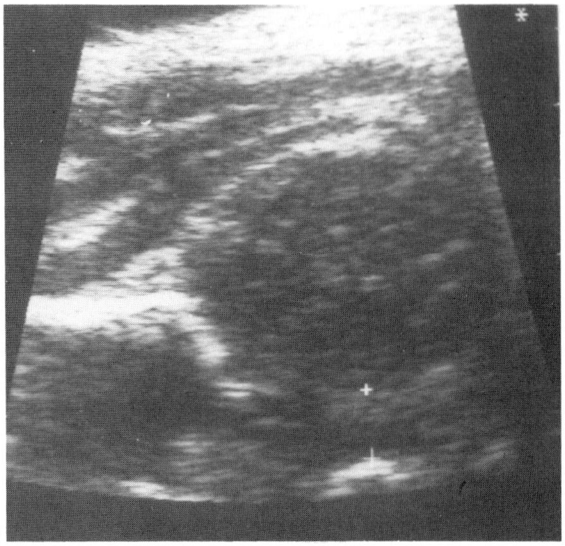

a

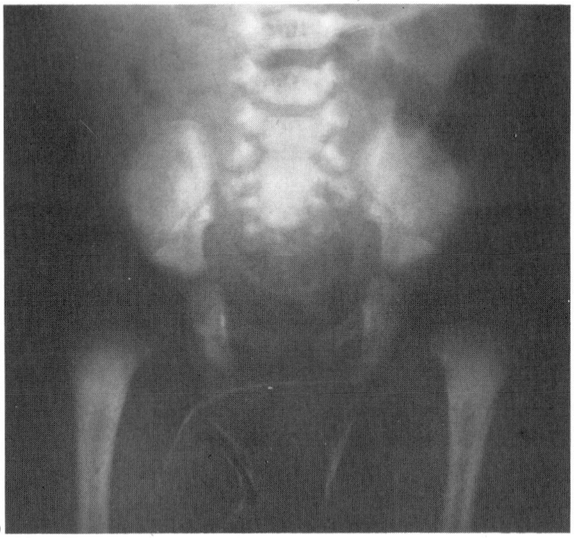

b

Figure V.9
Nouveau-né de 48 heures. Echographie de la hanche droite. Arthrite néonatale à Staphylocoque Doré.
a) Epanchement purulent de moyenne abondance entourant l'épiphyse cartilagineuse. La tête est modérément expulsée. La couverture osseuse est discrètement inférieure à 50 %. Le pulvinar et le ligament rond ne sont pas visibles.
b) Confirmation radiologique.

très précoce s'explique par les particularités anatomiques de la hanche néonatale : un cotyle peu profond et un ligament rond peu tonique expliquent la précarité de la stabilité articulaire. Cette mise en tension luxante échographique rejoint la classique et précoce excentration radiologique.

Au cours de l'ostéoarthrite de hanche, l'examen échographique permet d'apprécier fréquemment l'existence d'un important épaississement de la synoviale (fig. V.10). Dans une infection articulaire, la réaction synoviale est toujours intense avec un tissu épais œdémateux et congestif et dont la surface est fréquemment recouverte par des enduits grisâtres de fibrine.

3. Cette séméiologie échographique spécifique, permet d'envisager le diagnostic d'arthrite de hanche avec une quasi certitude. En 18 mois, ont été explorés 20 nourrissons suspects d'infection articulaire. L'examen échographique a affirmé une arthrite purulente 4 fois ; ce diagnostic a été éliminé dans 16 cas sur les éléments ultrasonores suivants : parfaite visualisation du ligament rond et du pulvinar, absence d'excentration de la tête fémorale, pas de collection hypoéchogène dans le fond cotyloïdien (fig. V.11). Le bilan radio-clinique, l'évolution et dans 6 cas une ponction articulaire ont toujours confirmé l'orientation échographique.

4. L'examen échographique offre également le grand intérêt de surveiller le devenir articulaire et d'apprécier l'efficacité thérapeutique

La ponction articulaire ou le drainage par arthrotomie fait rapidement disparaître l'excentration de la hanche (fig. V.12). A l'inverse la tête cartilagineuse réintègre plus lentement le fond du cotyle (fig. V.13), sans ponction évacuatrice.

Lorsque la guérison s'amorce, le ligament rond et le pulvinar vont progressivement réapparaître. D'une manière générale, la durée de la

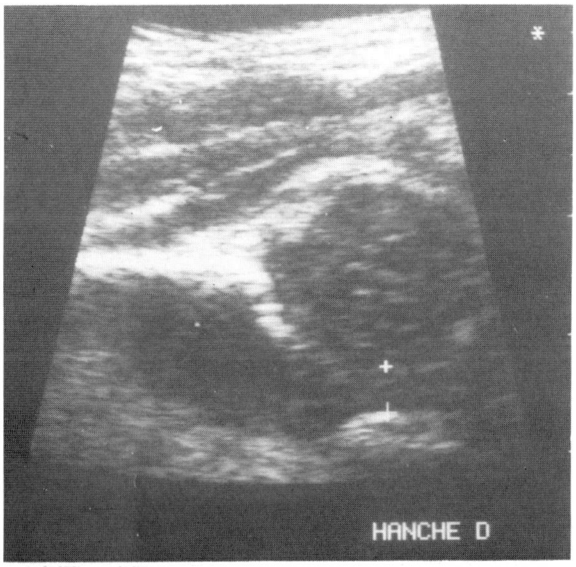

a

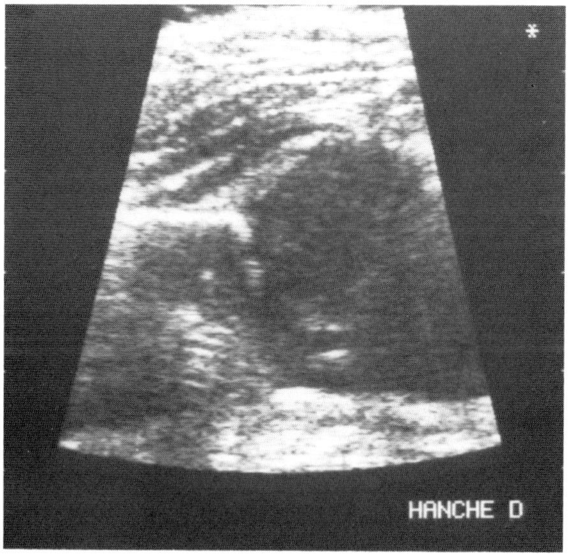

b

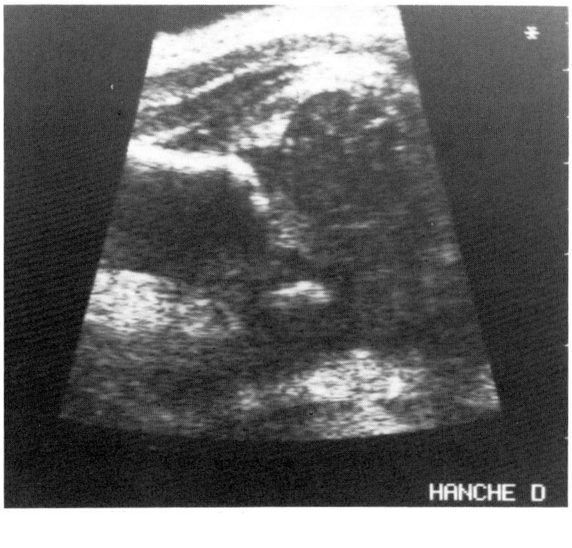

c

Figure V.10
3 aspect d'épaississement de la synoviale au cours d'une arthrite purulente de hanche.
a) Nouveau-né de 3 jours. Septicémie à Staphylocoque Doré.
b) Nourrisson de 15 jours. Septicémie à Staphylocoque Doré.
c) Nourrisson de 10 jours. Septicémie à Streptocoque B. Il existe une excentration évidente de l'articulation.
Notez dans les 3 cas la disparition de la morphologie habituelle du pulvinar et du ligament rond.

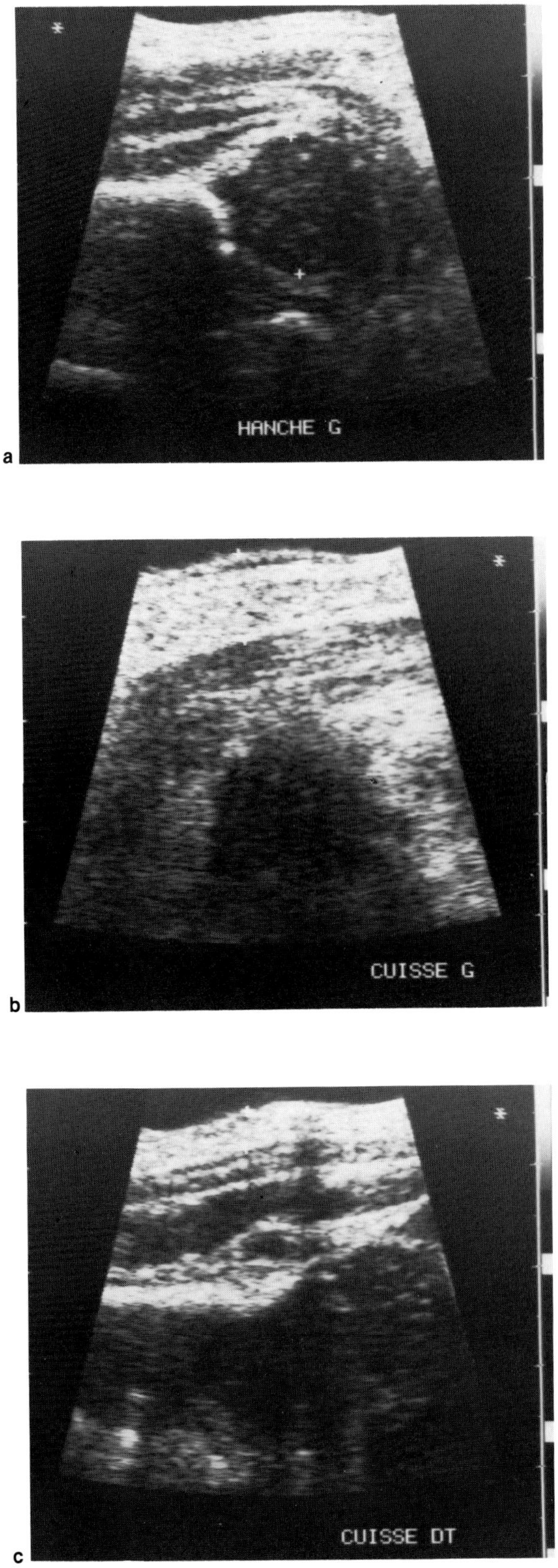

Figure V.11
Nourrisson de 1 mois.
Fièvre. Œdème et rougeur à la racine de la cuisse gauche. Suspicion d'arthrite de hanche.
a) Intégrité de la hanche gauche.
b) Il existe un net épaississement du tissu sous cutané de la racine de la cuisse gauche chiffré à 8,2 millimètres. L'épaisseur du tissu sous cutané de la hanche controlatérale est de 3,5 millimètres. *Il s'agit d'une cellulite sous cutanée.*

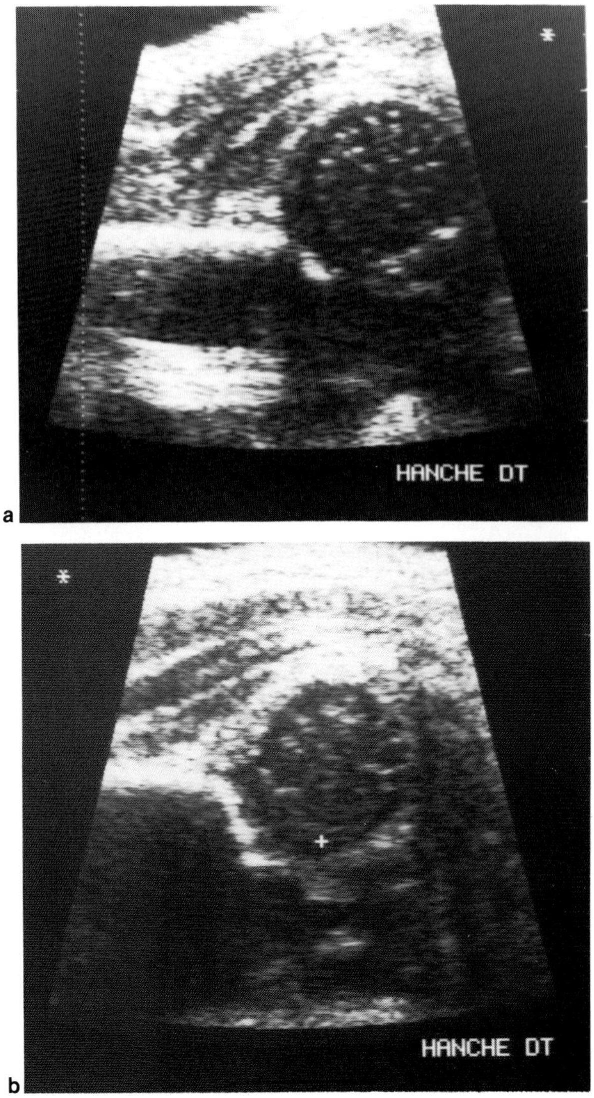

Figure V.12
Nourrisson de 10 jours. Septicémie.
a) Arthrite purulente de la hanche droite.
Luxation. Disparition de l'échostructure de l'arrière fond du cotyle.
Arthrotomie en urgence. Cavité articulaire purulente. Arthrite à Streptocoque B.
b) Après lavage articulaire et antibiotiques, l'excentration céphalique a disparu. Notez la présence d'un net épaississement de la synoviale.

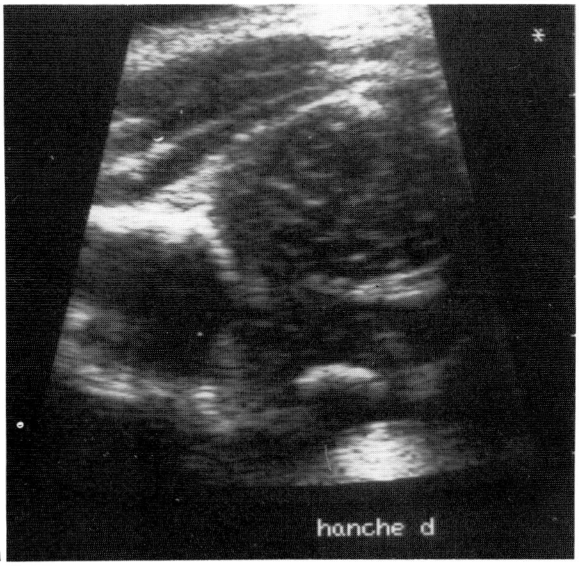

a

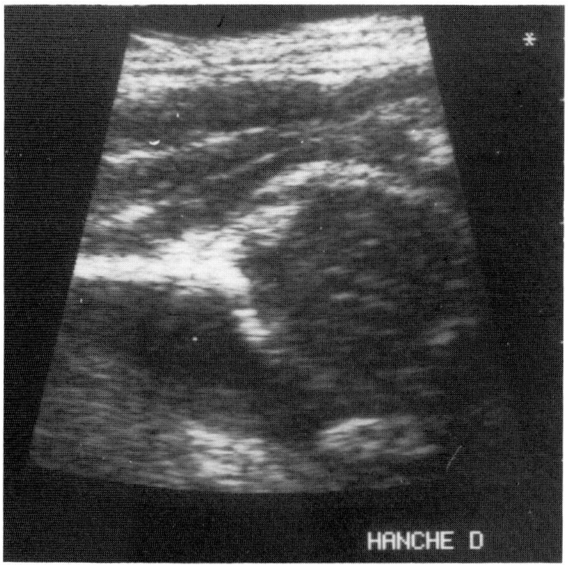

b

Figure V.13
Arthrite néonatale à Staphylocoque Doré.
a) Expulsion céphalique.
Epanchement hypoéchogène périarticulaire.
Traitement par antibiothérapie. Ponction blanche. Le ligament rond est seul visible.
b) La réintégration céphalique ne se fait que quinze jours plus tard. Notez l'important épaississement synovial.

normalisation complète des structures anatomiques de l'arrière fond et de la disparition de l'épaississement de la capsule et de la synoviale est assez longue (fig. V.14 et V.15). Il faut également plusieurs jours pour que disparaisse l'épaississement de la synoviale.

5. Au total

Si le diagnostic d'arthrite purulente de la hanche du nourrisson est le plus souvent évoqué sur des éléments cliniques et radiologiques, il faut dorénavant apprendre à raisonner sur des données échographiques pour pallier aux éventuelles insuffisances des explorations habituelles. Grâce aux ultrasons on dispose d'une méthode d'imagerie constamment fiable dont les avantages sont évidents :

L'examen échographique doit être utilisé systématiquement (et éventuellement renouvelé) devant tout nourrisson à risque ou devant toute suspicion d'infection : le diagnostic sera plus précoce et la ponction évacuatrice réalisée à coup sûr. Une ponction articulaire dangereuse parce que réalisée dans une atmosphère septique, peut ainsi être évitée en l'absence de tout signe échographique d'arthrite de hanche.

Les potentialités pronostiques de l'exploration échographique sont également évidentes. Toute arthrite de hanche en période néonatale est susceptible de retentir gravement sur les éléments ostéocartilagineux de la hanche. Les séquelles ne peuvent être appréciées objectivement que lors de l'apparition du noyau céphalique lésé ou au cours d'un examen arthrographique. Dorénavant, les ultrasons vont pouvoir préciser très précocement le pronostic séquellaire d'une hanche infectée par la mise en évidence directe des lésions cartilagineuses (fig. V.16).

La boiterie douloureuse de l'enfant (31, 59, 65)

La boiterie est un problème diagnostique quotidien. Les causes en sont très diverses et dominées par la synovite aiguë transitoire (59).

Un examen clinique minutieux, un bilan biologique adapté et une analyse radiologique de la structure osseuse, de l'interligne articulaire et des parties molles périarticulaires permettent fréquemment un diagnostic précis et un traitement d'urgence (65) : c'est le cas par exemple de l'épiphysiolyse aiguë ou de l'arthrite purulente. Dans d'autres circonstances, les données cliniques et paracliniques sont insuffisantes et aboutissent à une incertitude diagnostique qui motive la mise en observation de l'enfant et la mise au repos de la hanche.

D'une manière générale, la radiographie du bassin, souvent aidée par la scintigraphie, la tomodensitométrie et maintenant la résonance

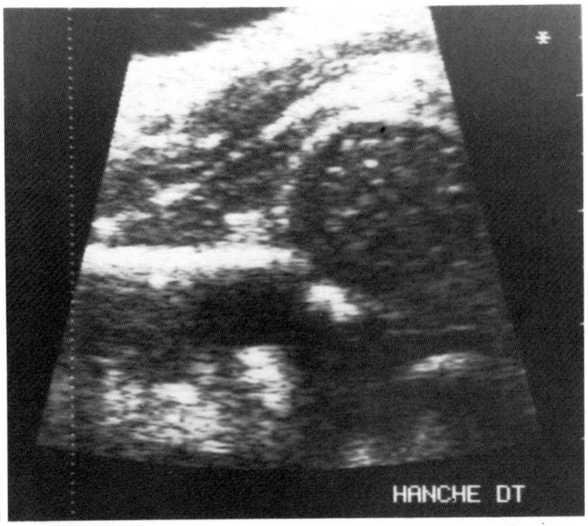

a

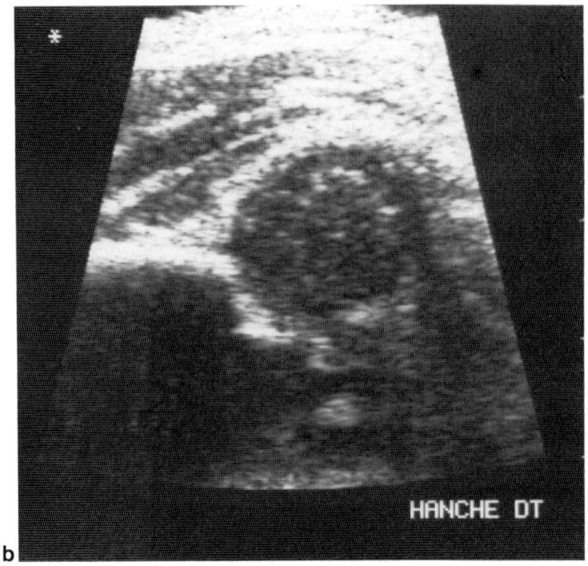

b

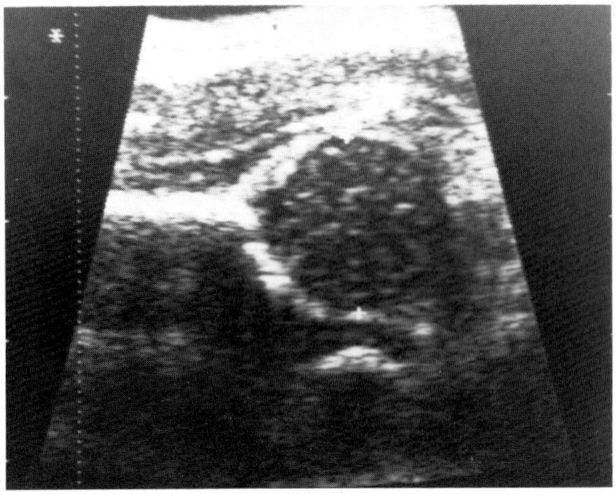
c

Figure V.14
Nouveau-né de 10 jours. Septicémie à Streptocoque B. Hanche droite douloureuse.
a) J1. Echographie typique d'arthrite de hanche associant une excentration nette de la tête et un épanchement hypoéchogène effaçant le ligament rond et le pulvinar.
Arthrotomie en urgence. Présence de 3 CC de pus jaunâtre. Streptocoque B. Lavage minutieux au sérum et au dakin de la cavité articulaire.
b) J4. L'excentration a disparu. Le ligament rond et le pulvinar ne sont pas visibles.
c) J15. Normalisation échographique. Tête cartilagineuse en place. Pas d'épaississement de la capsule. Visualisation des éléments anatomiques du fond du cotyle.

magnétique, est irremplaçable dans l'étude de la morphologie et de la structure osseuse : c'est le cas de la petite tête fémorale ou de la fracture sous-chondrale de la maladie de Legg-Perthes-Calvé ; c'est également le cas de l'ostéoporose sous-chondrale de l'arthrite inflammatoire ; c'est enfin le cas du défect épiphysaire dans l'ostéochondrite disséquante.

De même, si la modification radiologique de l'interligne articulaire constitue un signe essentiel dans l'orientation étiologique d'une hanche douloureuse, il faut savoir que seul un épanchement volumineux peut déterminer une excentration articulaire. Ceci contraste avec la grande sensibilité de l'exploration échographique dans la mise en évidence d'une collection articulaire. C'est dire que les ultrasons peuvent jouer un grand rôle dans la détection diagnostique et le bilan pronostique de nombreuses affections ou existe une atteinte articulaire : la synovite aiguë transitoire, la maladie de Legg-Perthes-Calvé, l'arthrite purulente, l'arthrite inflammatoire, l'arthropathie hémophylique, la pathologie traumatique de la hanche.

Anatomie échographique normale de l'articulation de la hanche de l'enfant (28, 47, 87, 88, 89)

1. L'anatomie capsulaire et synoviale est indispensable à préciser pour comprendre la localisation d'un épanchement intra-articulaire (Schéma V.V). La capsule, manchon fibreux, se fixe au niveau de l'os coxal sur la face externe des bourrelets cotyloïdiens. Au niveau du fémur, les insertions s'étendent en avant jusqu'à la ligne intertrochantérienne ; à l'inverse, en

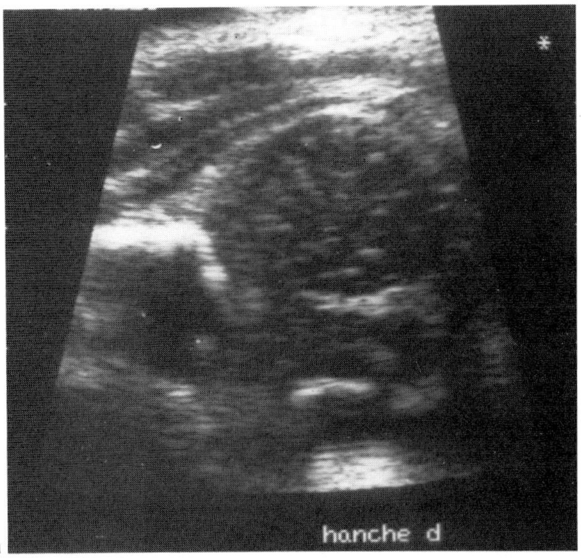

a

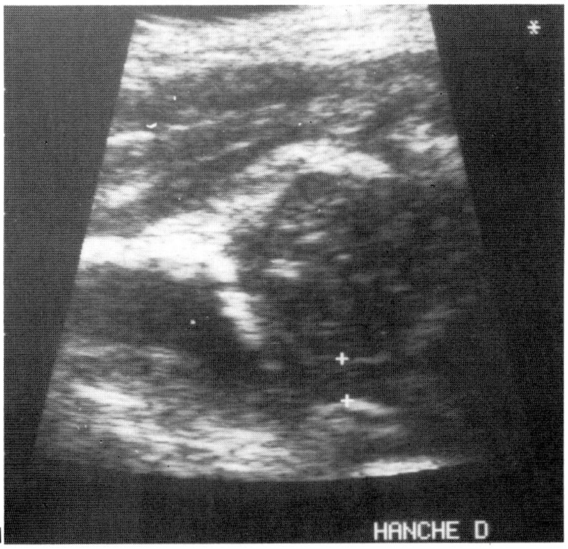

d

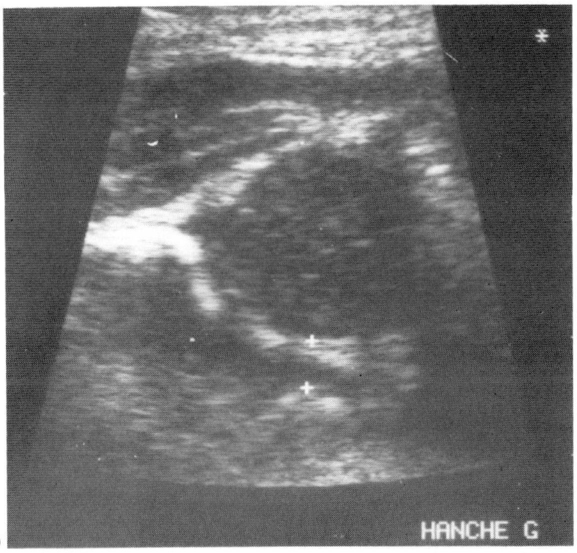

b

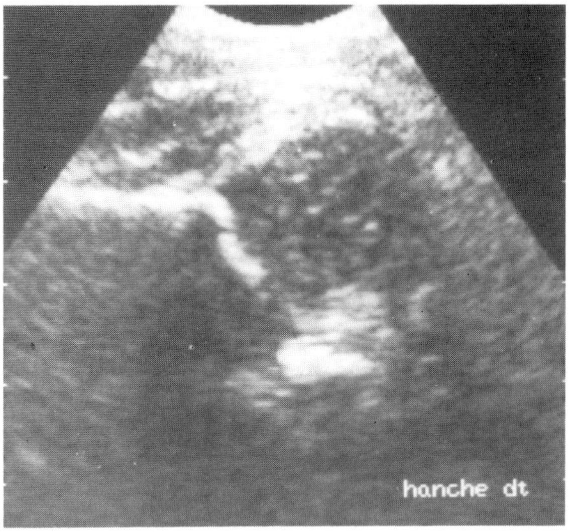

e

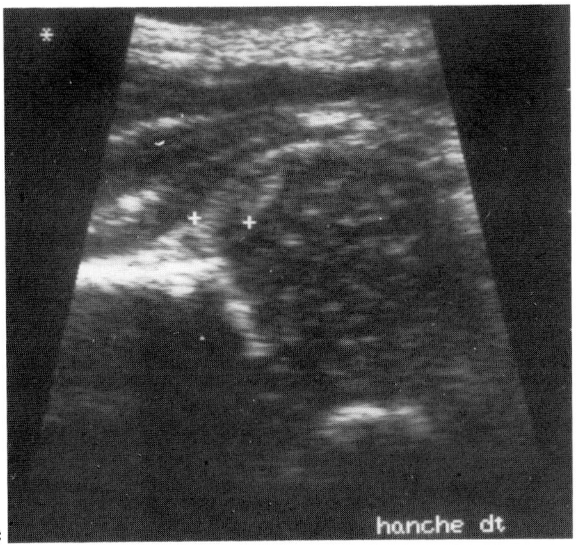

c

Figure V.15

Nouveau-né de 48 heures. Septicémie à Staphylocoque Doré. Hanche droite douloureuse.

a, b) Le bilan échographique affirme une arthrite de hanche droite : la tête est excentrée par une collection hypoéchogène. Le pulvinar n'est plus visible. Seul le ligament rond est repéré plaqué contre la partie interne de la tête fémorale.

Notez l'aspect morphologique normal de la hanche controlatérale (b).

Le bilan radiologique montre une excentration de l'épiphyse cartilagineuse et une ostéoarthrite du genou droit.

Traitement antibiotique immédiat. Mise en traction. Ponction articulaire « blanche ».

c) Evolution au septième jour.

Il existe toujours une excentration échographique et radiologique de la tête fémorale.

L'épaississement synovial est très important (4,6 millimètres).

L'échostructure habituelle du pulvinar et du ligament rond a disparu.

d) Evolution au quinzième jour.

La hanche est en place dans le fond du cotyle. L'épaississement synovial persiste.

Pas de visualisation du pulvinar et du ligament rond.

e) A 1 mois de vie, guérison échographique.

Notez la parfaite visualisation des éléments anatomiques du fond du cotyle

Seul persiste un discret épaississement de la synoviale.

a
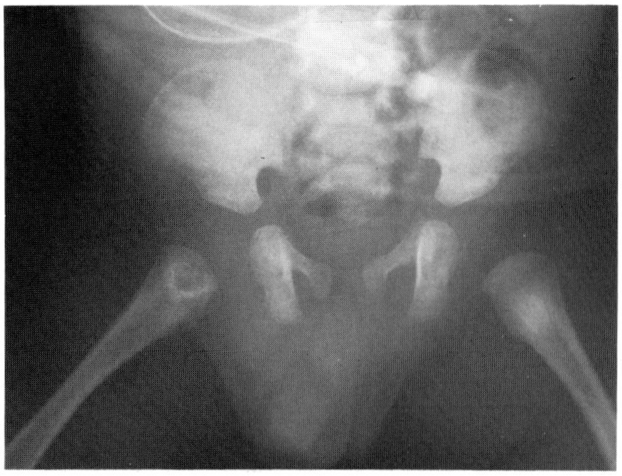

b
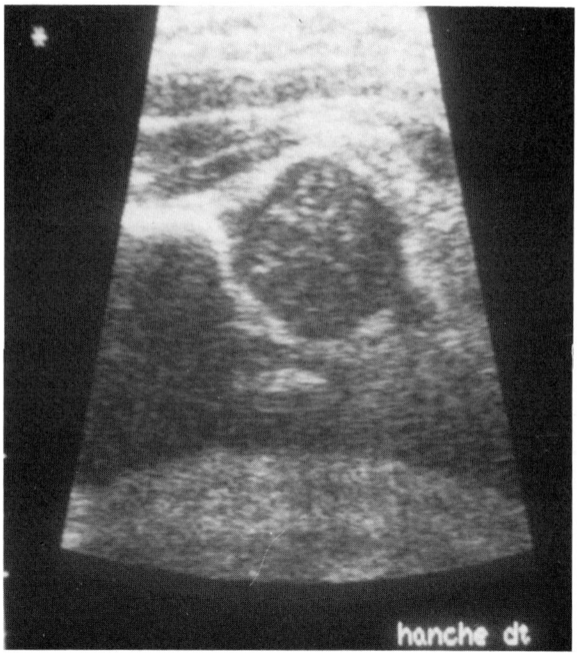

Figure V.16
Septicémie à Staphylocoque Doré à 8 jours de vie.
Localisation au niveau de la hanche gauche.
a) L'examen radiologique montre une excentration et une image lytique de la métaphyse. Traitement par ponction articulaire et antibiothérapie.
b) Le contrôle échographique à l'âge de 2 mois est tout à fait rassurant puisqu'il existe une intégrité totale de la tête cartilagineuse.

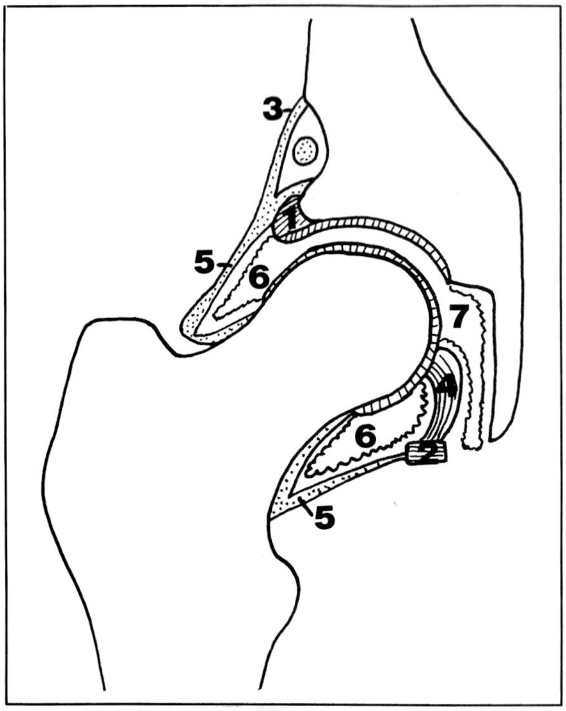

Schéma V.V
Appareil capsulo-synovial
Anatomie normale
1 - Bourrelet cotyloïdien,
2 - Ligament transverse de l'acétabulum.
3 - Prolongement de la capsule sur la gouttière du tendon réfléchi du droit antérieur.
4 - Ligament rond.
5 - Capsule.
6 - Synoviale.
7 - Arrière fond du cotyle.

arrière, la ligne d'insertion capsulaire reste à 20 millimètres en dedans de la ligne intertrochantérienne postérieure. La synoviale tapisse la face profonde de la capsule. Elle s'insère sur le bord libre du bourrelet, descend à la face profonde de la capsule, se réfléchit sur ellemême et remonte autour du col fémoral pour venir se fixer au pourtour du cartilage céphalique.

2. La collection intra-articulaire, quel que soit son volume, se localise préférentiellement dans le récessus antérieur, c'est-à-dire à l'endroit où les possibilités de distension capsulaire sont les plus importantes (fig. V.17). Cette répartition intra-articulaire a été bien précisée par Marchal (54) qui a montré que des quantités minimes de liquide (1 à 2 CC) injectées dans une articulation de cadavre étaient parfaitement individualisées au niveau du récessus antérieur de l'articulation. Ce type de localisation conditionne la technique de l'exploration ultrasonore.

L'enfant est couché sur le dos, la hanche en position de repos. Les articulations coxo-fémorales sont examinées par voie antérieure selon deux plans de coupe : l'un transversal passant par le col fémoral ; l'autre longitudinal oblique dans l'axe du col fémoral (Schéma V.VI) : c'est le plan de coupe essentiel.

La fréquence des sondes utilisées est large. En principe ce sont les sondes à haute fréquence (7,5 mHz ou 10 mHz) qui sont les mieux adap-

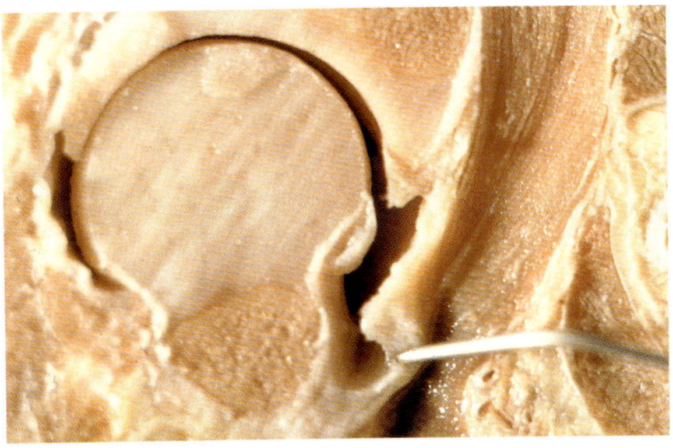

Figure V.17
Coupe anatomique sagittale de la hanche. La capsule, reclinée en avant, laisse percevoir le récessus antérieur de l'articulation. Le muscle psoas iliaque est en avant.

tées mais la sonde de 5 mHz peut être employée chez l'adolescent.

L'aspect échographique normal est parfaitement bien défini (fig. V.18) :

- les zones osseuses visibles sous forme d'images échogènes distinguent l'arrondi de la tête fémorale puis la concavité antérieure du col fémoral. Ces structures osseuses échogènes sont séparées l'une de l'autre par le cartilage de croissance sous forme d'une interruption anéchogène de petite taille ;
- en avant du col fémoral se situe le ligament ilio-fémoral (Schéma V.VII) hyperéchogène, qui forme la limite externe de l'interligne articulaire. Le ligament ilio-fémoral est en contact avec la musculature antérieure du bassin : essentiellement le muscle psoas iliaque, mais également le muscle droit antérieur ;
- l'intimité articulaire du récessus antérieur est parfaitement bien définie sous forme d'une zone hypoéchogène, ou capsule synoviale et espace articulaire sont indissociables. Leur épaisseur, calculée entre le col fémoral et le ligament ilio-fémoral, se situe entre deux et quatre millimètres (fig. V.19). Cette mesure se réalise en un point situé au milieu de l'espace cartilage de croissance-limite distale du récessus antérieur (Schéma V.VIII).

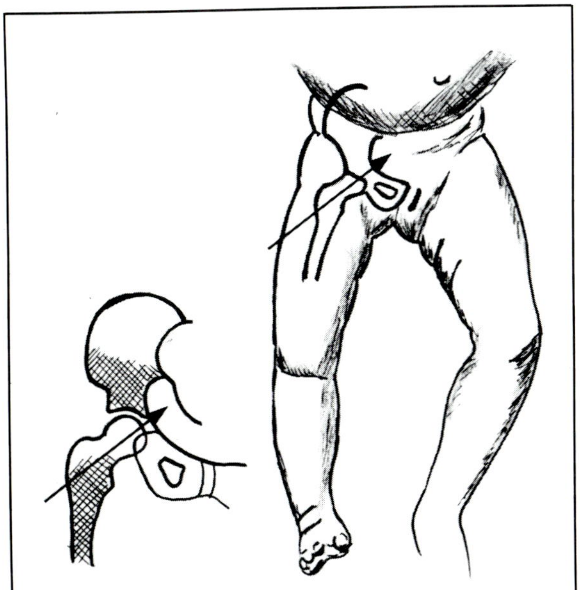

Schéma V.VI
Coupe longitudinale oblique.
Exploration du récessus articulaire antérieur

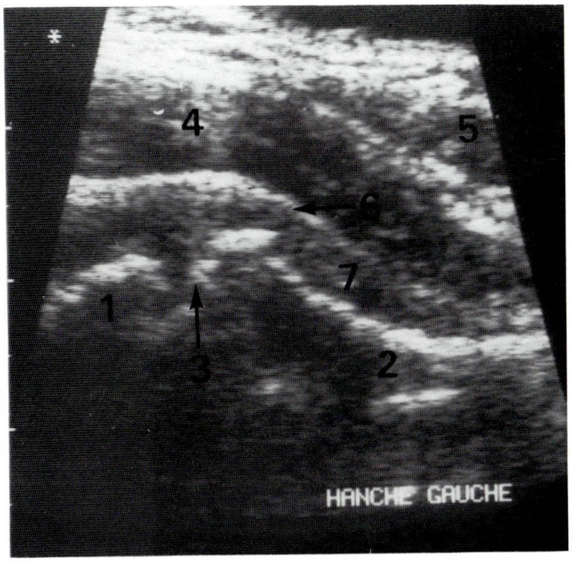

Figure V.18
Coupe longitudinale oblique du col fémoral.
Enfant de 7 ans.
1 - Tête fémorale. 2 - Col fémoral. 3 - Cartilage de croissance. 4 - Muscle psoas iliaque. 5 - Muscle droit antérieur. 6 - Ligament ilio-fémoral et capsule. 7 - Synoviale.

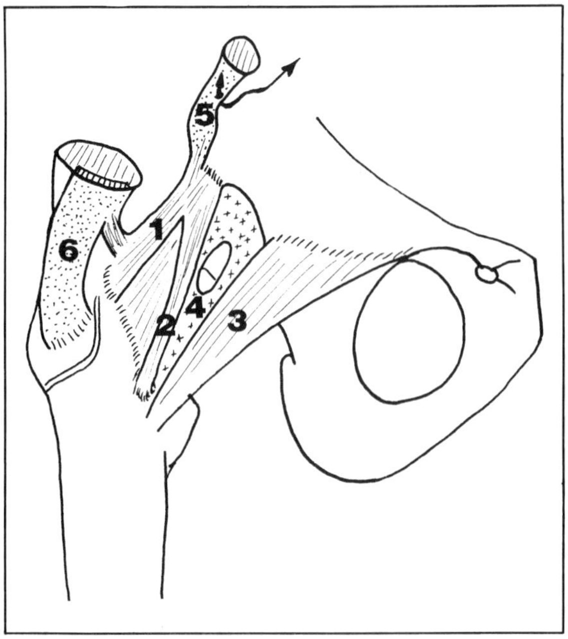

Schéma V.VII
Ligament ilio-fémoral (ligament de Bertin)

1-2 - Ligament ilio-fémoral. Faisceau ilio-prétrochantérien.
3 - Ligament pubo-fémoral.
4 - Capsule.
5 - Tendon du muscle droit antérieur.
6 - Tendon du muscle petit fessier.

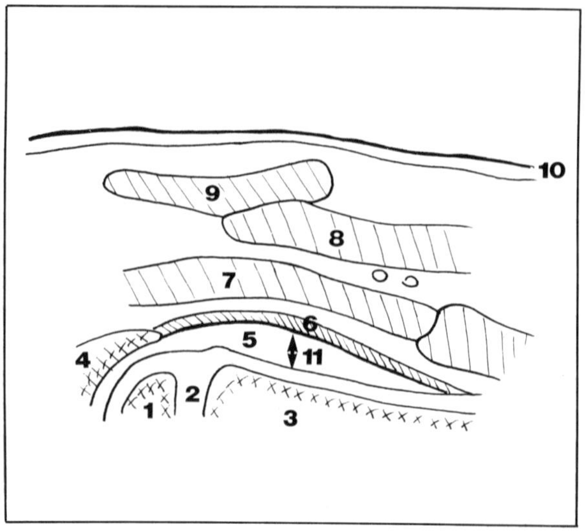

Schéma V.VIII
Coupe longitudinale oblique de la hanche

1 - Tête fémorale.
2 - Cartilage de croissance.
3 - Col fémoral.
4 - Cotyle.
5 - Interligne articulaire.
6 - Ligament ilio-fémoral.
7 - Muscle psoas iliaque.
8 - Muscle droit antérieur.
9 - Muscle couturier.
10 - Peau.
11 - Epaisseur du récessus antérieur (entre 2 et 4 millimètres).

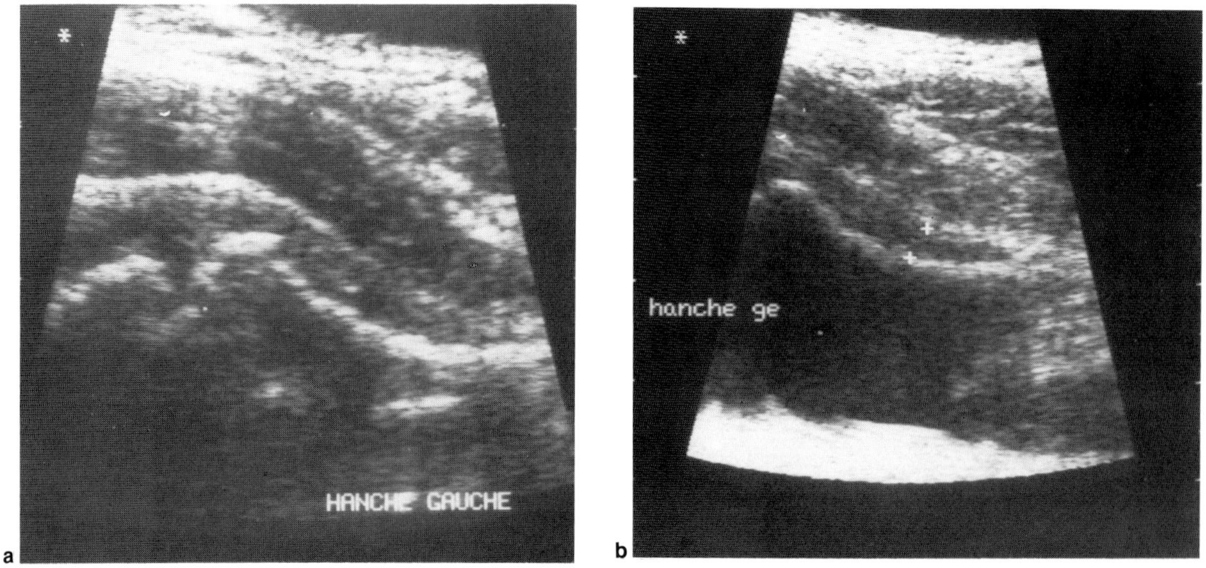

Figure V.19
Echographie du récessus antérieur. Son épaisseur se situe entre 2 et 4 millimètres quel que soit l'âge de l'enfant.

a) Enfant de 7 ans. Le récessus antérieur mesure 2,8 millimètres.
b) Enfant de 12 ans. Le récessus antérieur mesure 3,3 millimètres.

Recherche ultrasonore d'un épanchement intra-articulaire

Le contexte clinique et les caractéristiques échographiques de l'épanchement permettent dorénavant une orientation étiologique dans de nombreuses affections.

1. La synovite aiguë transitoire

La synovite aiguë transitoire est une affection fréquente qui représente la principale cause de boiterie chez l'enfant. Sa pathogénie est inconnue comme en témoignent les nombreuses dénominations de la littérature : synovite transitoire (8, 27, 35, 58), « rhume de hanche » (53), coxite séreuse simple (30), arthrite aiguë bénigne, épiphysite aiguë transitoire, « irritable hip » (71), « observation hip » (79, 80)...

Deux étiologies essentielles sont discutées, dans la survenue du « rhume de hanche » : Spock (73) évoque une infection virale et c'est ainsi qu'il remarque que 60 % des synovites transitoires ont été précédées d'une infection des voies respiratoires hautes. Cette orientation est également discutée par d'autres auteurs (25, 34, 35). Un autre auteur, Edwards (27), suggère plutôt la possibilité d'une réaction allergique secondaire à la présence d'un agent infectieux. Quoi qu'il en soit aucune preuve pathogénique formelle n'a été jusqu'à présent établie.

a) Le tableau clinique n'est guère spécifique : il s'agit d'un jeune enfant, entre trois et huit ans, qui présente de façon brutale et unilatérale une douleur localisée à la hanche. Un début progressif paraît plus rare. Cet élément douloureux s'accompagne habituellement d'une boiterie et parfois même d'une impotence absolue. A l'examen, la diminution des mouvements actifs et passifs de l'articulation fémorale est le plus souvent évidente. Le reste de l'examen est normal et la température est aux alentours de 37 degrés. On retrouve fréquemment dans les antécédents la notion d'une rhinopharyngite récente.

La ponction évacuatrice, lorsqu'elle est réalisée, retire un liquide citrin, sérofibrineux, sans polynucléaires altérés : elle calme la douleur et améliore rapidement la mobilité de l'articulation.

Quel que soit le caractère spectaculaire des signes cliniques initiaux, la mise au repos de l'enfant fait disparaître la symptomatologie en trois à dix jours ; les signes douloureux s'estompent spontanément.

En réalité, c'est l'incertitude diagnostique qui domine le tableau clinique et évolutif : tout le problème est d'éliminer une maladie de Legg-Perthes-Calvé. *« L'ostéochondrite d'une hanche est une maladie de toute une vie, la synovite aiguë transitoire est une maladie de quelques jours ».* C'est la raison pour laquelle une scintigraphie précoce ou une radiographie systématique réalisée quarante-cinq jours après l'accident initial est indispensable tant ces deux affections ont un pronostic diamétralement opposé. Cependant, pour certains (53, 73), il existe des relations entre la synovite transitoire et l'ostéochondrite de hanche : l'épanchement articulaire serait l'un des responsables de la nécrose avasculaire de la tête fémorale. Pour ces auteurs, le diagnostic ultraprécoce de ce trouble permettant la mise en repos et la ponction favorisant une récupération rapide et totale du mouvement, serait un facteur de prévention de l'ostéochondrite. En réalité, cette orientation pathogénique n'a pas encore reçu de confirmation suffisante (17).

b) La radiographie du bassin est décevante : toutes les études confirment (31, 59) qu'il faut un épanchement important pour provoquer une excentration de la hanche. C'est ainsi que Marchal (54) dans une étude ultrasonore sur la synovite de hanche, dépiste des anomalies radiologiques dans 30 % des cas. Notre expérience confirme les données de la littérature puisque sur 20 cas de synovite aiguë transitoire, une excentration était présente six fois (fig. V.20).

c) L'examen échographique permet un diagnostic immédiat par la mise en évidence d'une effusion anéchogène dans le récessus antérieur. La séméiologie échographique est caractéristique, marquée par (fig. V.21) :

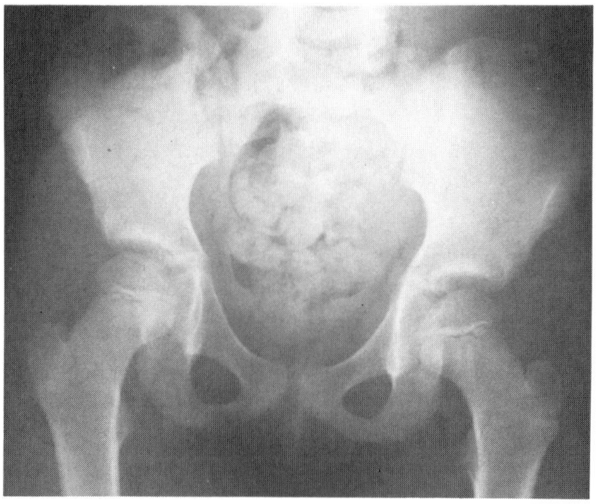

Figure V.20
Enfant de 11 ans. Synovite aiguë transitoire.
Impotence totale de la hanche gauche.
Notez l'élargissement de l'interligne au niveau de la hanche gauche : la distance entre le U radiologique et le bec métaphysaire est de 9 millimètres alors qu'il est de 4 millimètres du côté droit.

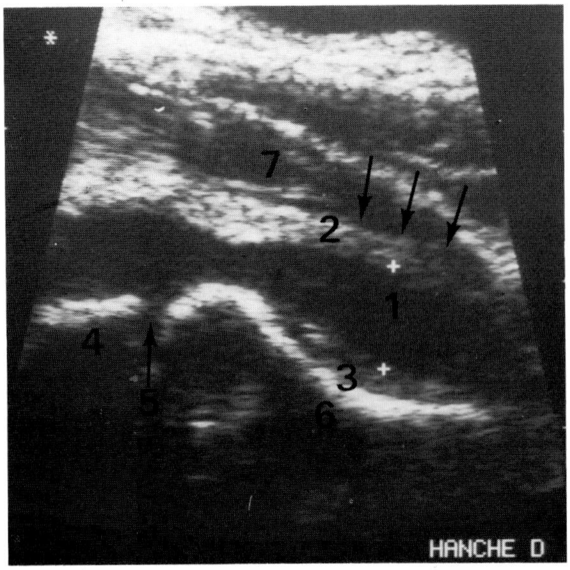

Figure V.21
Enfant de 10 ans. Boiterie droite depuis 24 heures.
Toutes les caractéristiques séméiologiques de la synovite aiguë transitoire sont présentes : convexité du ligament ilio-fémoral (↗), épanchement anéchogène de 7 millimètres (1), épaississement de la synoviale externe (2) et interne (3).
4 - Tête fémorale. 5 - Cartilage de croissance. 6 - Col fémoral. 7 - Muscle psoas iliaque.

a
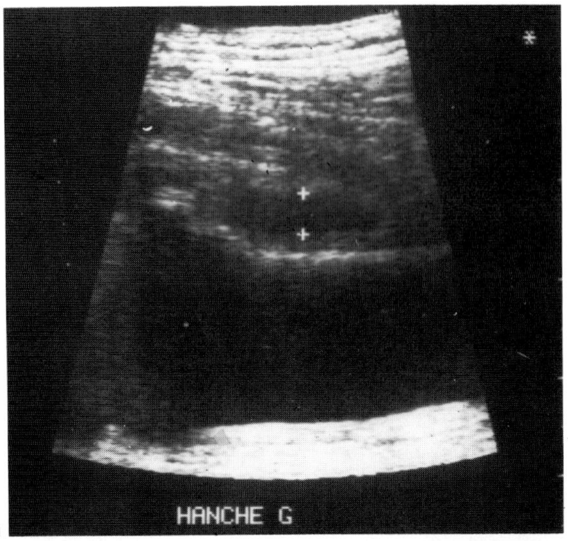

c
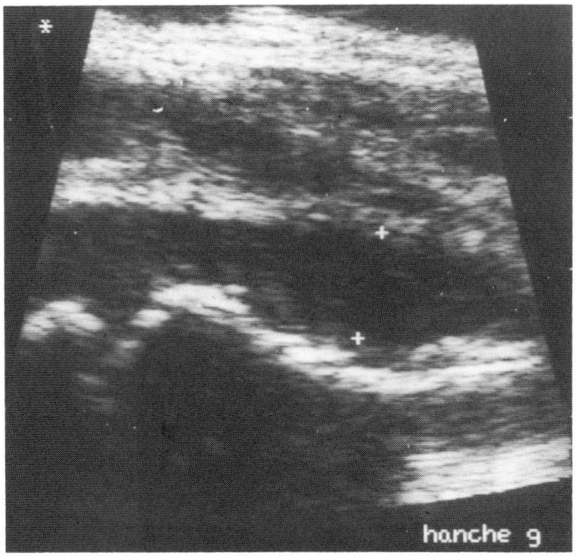

b
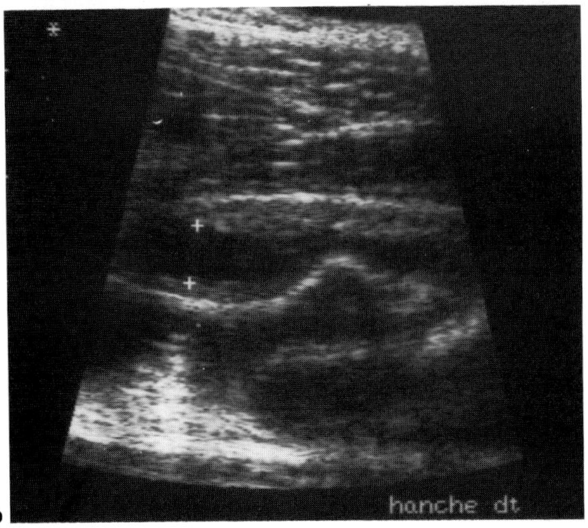

Figure V.22
3 cas de synovite aiguë transitoire.
Il n'existe aucun parallélisme entre le tableau clinique observé (souvent stéréotypé) et l'importance de la collection anéchogène.
a) 6 ans. Boiterie gauche. Collection de 4 millimètres de diamètre.
b) 10 ans. Impotence totale du membre inférieur droit. Collection de 5,5 millimètres de diamètre.
c) 7 ans. Boiterie gauche. Collection de 7,2 millimètres de diamètre.

- typiquement, il s'agit d'un épanchement anéchogène au niveau du récessus antérieur et prédominant en avant du col fémoral. La collection est habituellement moins importante à la partie supérieure de l'articulation coxo-fémorale où les possibilités d'expansion liquidienne sont plus limitées ;
- le ligament ilio-fémoral soulevé par le liquide intra-synovial devient convexe en avant ;
- il existe de façon plus ou moins prononcée, un épaississement synovial global.

L'étude détaillée de 20 cas de synovite transitoire autorise aux conclusions suivantes :

- l'épanchement ultrasonore est d'abondance variable (fig. V.22) et il n'existe pas de corrélation nette entre l'importance de la collection et l'intensité de la douleur. La taille de l'épanchement dans le récessus antérieur oscille entre 3 et 7,2 millimètres ;
- l'épaisseur de la synoviale est toujours accentuée par rapport au côté controlatéral dans les 10 cas où elle a été mesurée. D'autre part, l'importance de l'épaississement synovial est très variable (fig. V.23) et il n'existe pas de corrélation entre l'épaississement pathologique et l'intensité de la douleur ;

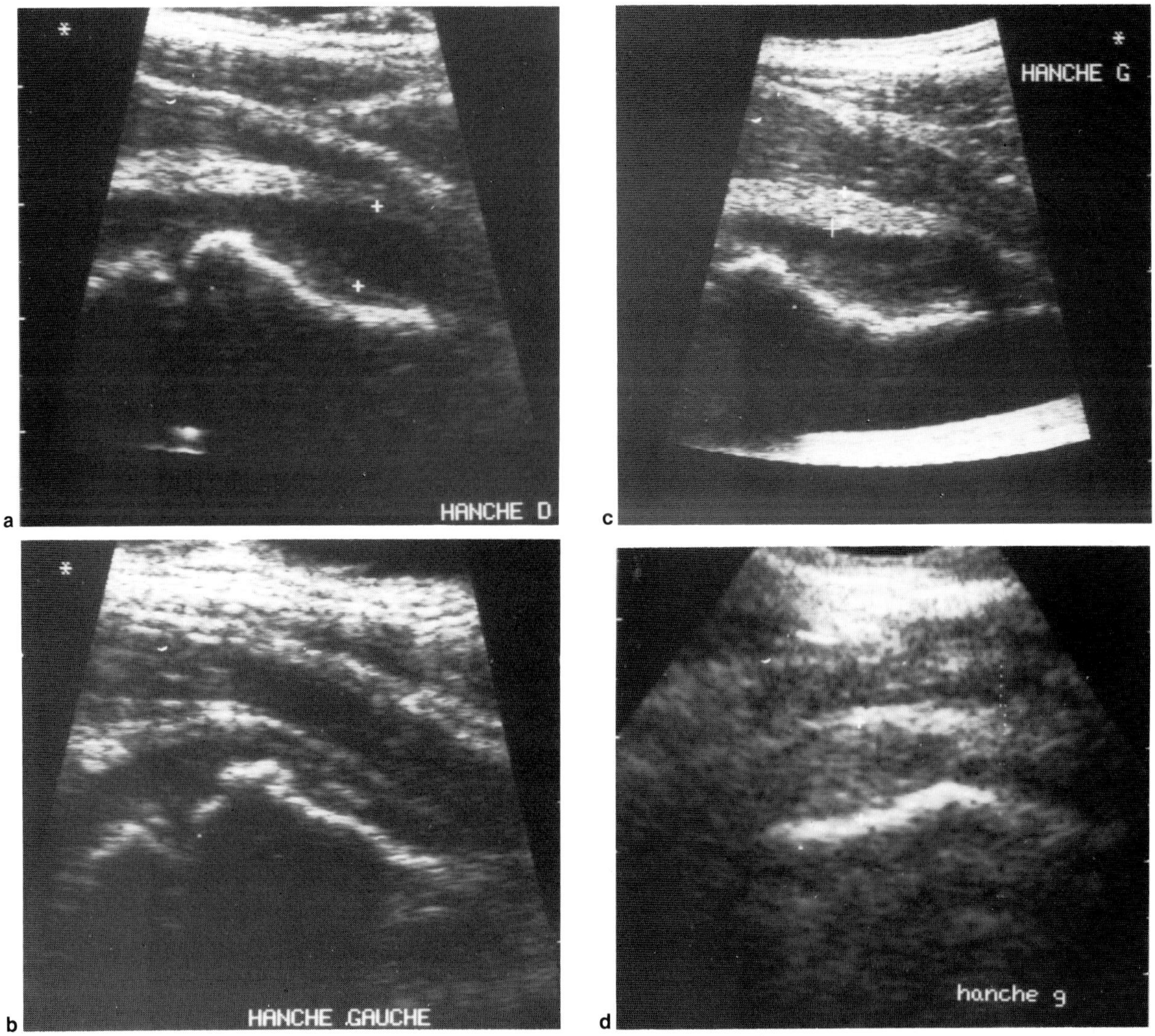

Figure V.23
3 exemples d'épaississement croissant dans une synovite transitoire.

a) Boiterie droite depuis 48 heures chez un enfant de 6 ans. Il existe un épanchement anéchogène important de 7 millimètres. Notez l'épaississement de la synoviale en particulier celle qui jouxte le ligament ilio-fémoral. Au niveau de la hanche gauche, la synoviale est d'épaisseur normale (b).

c) Impotence du membre inférieur gauche. Enfant de 5 ans. Notez l'importance de l'épaississement de la synoviale externe dont l'épaisseur est de 4 millimètres.

d) Enfant de 8 ans. Boiterie gauche. Il n'existe pas d'épanchement intra-articulaire mais l'épaississement de la synoviale est très net avec un diamètre de 8,4 millimètres. A droite, le récessus antérieur mesure 4 millimètres.

- l'évolution de la collection anéchogène est stéréotypée : elle disparaît échographiquement dans les dix jours après le début de l'affection (fig. V.24) ;
- dans les vingt cas de synovite aiguë transitoire, l'épanchement s'est toujours révélé totalement anéchogène. Néanmoins, Marchal (54) signale que les ultrasons ne sont pas toujours spécifiques puisqu'il trouve dans deux cas de synovite transitoire une collection échogène et un cas de collection anéchogène se révélant être une arthrite de hanche ;

Au total, toutes les études (1, 7, 36, 38, 63, 86, 87) confirment que les ultrasons constituent la technique non invasive la plus fiable dans la détection des collections intra-articulaires.

Si le diagnostic de synovite aiguë transitoire est un diagnostic d'élimination, les données échographiques sont habituellement évocatrices : il s'agit d'un épanchement, le plus souvent volumineux, toujours anéchogène, et associé à un épaississement synovial. Ces données séméiologiques sont importantes car il semble bien que dans la maladie de Legg-Perthes-Calvé, l'épanchement, lorsqu'il est présent, soit peu abondant et associé à une synoviale non épaissie. Cependant, l'absence de recul suffisant n'autorise pas à se passer de l'examen radiographique qui doit

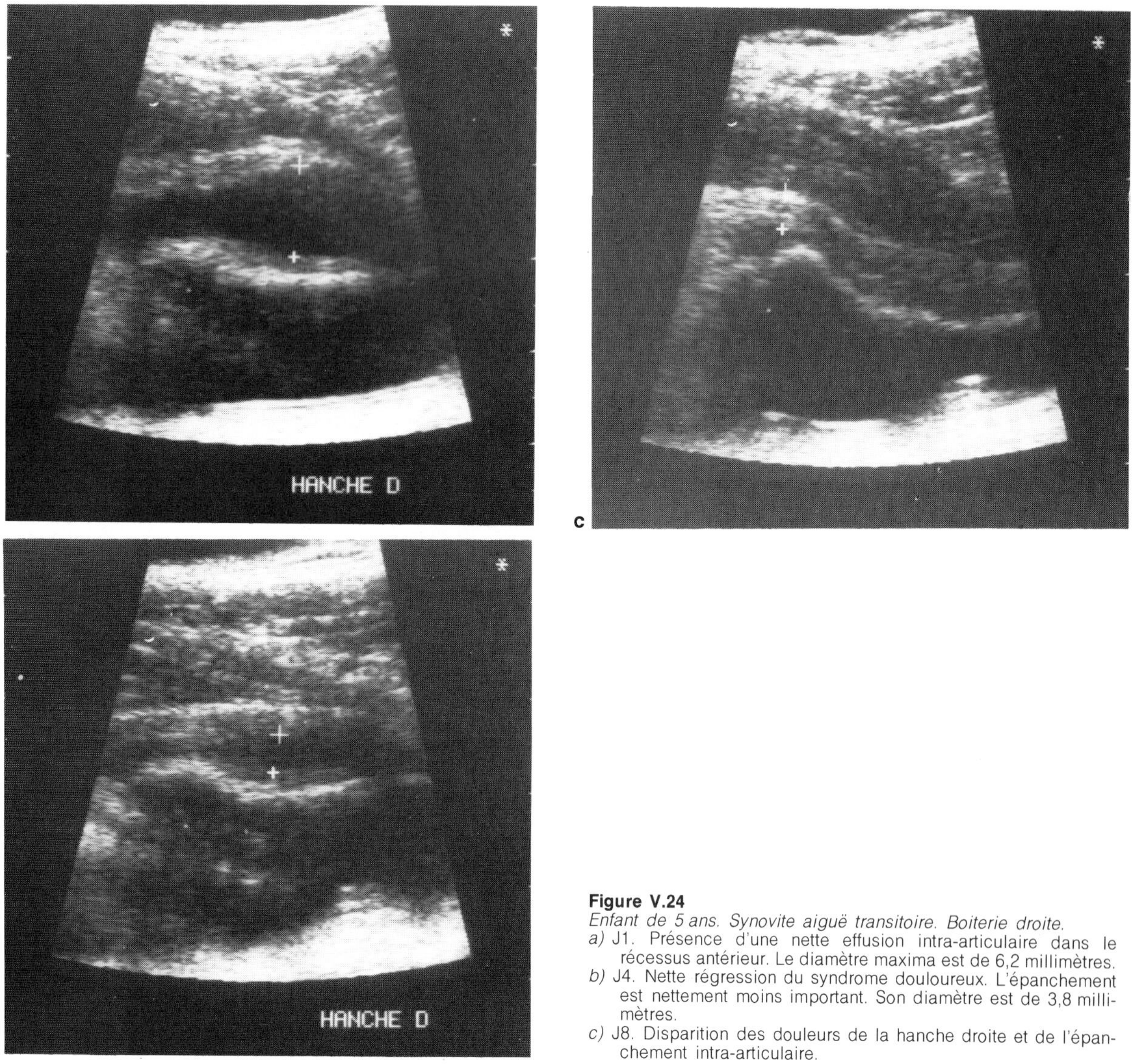

a b c

Figure V.24
Enfant de 5 ans. Synovite aiguë transitoire. Boiterie droite.
a) J1. Présence d'une nette effusion intra-articulaire dans le récessus antérieur. Le diamètre maxima est de 6,2 millimètres.
b) J4. Nette régression du syndrome douloureux. L'épanchement est nettement moins important. Son diamètre est de 3,8 millimètres.
c) J8. Disparition des douleurs de la hanche droite et de l'épanchement intra-articulaire.

toujours être réalisé deux mois après l'accident initial de façon à éliminer définitivement une ostéochondrite.

2. L'ostéochondrite de hanche (24, 41, 42, 68)

La maladie de Legg-Perthes-Calvé, nécrose ischémique de l'épiphyse fémorale supérieure, constitue un merveilleux terrain d'application des techniques d'imagerie moderne.

Il est donc important de dégager ce qui est véritablement utile au clinicien et ce qui relève encore plutôt de la recherche.

Il est incontestable que la radiographie du bassin joue dans cette affection un rôle fondamental : le diagnostic est en pratique le plus souvent porté sur la radiographie du bassin qui montre précocement une diminution de taille de la tête fémorale et une fracture sous-chondrale. L'établissement du pronostic dépend également du bilan radiologique : étendue de la nécrose, importance de l'aplatissement de la tête cartilagineuse et de l'épiphyse fémorale facteur d'incongruence articulaire, degré d'excentration de la tête, croissance perturbée du cartilage conjugal. Enfin, les actes thérapeutiques sont souvent orientés par les signes radiologiques : c'est ainsi qu'un facteur de risque tel que l'excentration de la tête fémorale justifie pour la très grande majorité des auteurs un geste chirurgical de recentrage.

C'est dire que la radiographie du bassin constitue le fil directeur du diagnostic, de la surveillance, du pronostic et de l'éventuel acte thérapeutique.

Les insuffisances de la radiographie du bassin dans le domaine de l'ostéochondrite de hanche sont également bien connues : la radiologie méconnaît totalement la phase précoce de la maladie ou tout se joue : *« les rayons X prennent le train en marche »*. Elle ne constitue actuellement qu'un reflet grossier d'un processus en réalité très complexe de destruction et de reconstruction de la tête fémorale. L'examen radiologique ne montre que les modifications de l'os nécrosé, ce qui n'est pas l'élément essentiel, ou la forme de l'os nouveau, ce qui paraît trop tardif. De plus, la multiplicité des classifications, diagnostiques ou pronostiques, un vocabulaire inadapté et des affirmations fausses — os condensé : os nécrosé, os fragmenté : os vascularisé — traduisent bien les réelles difficultés de l'approche radiologique de cette maladie.

Grâce au Technetium 99 et par l'intermédiaire d'un collimateur « pinhole », la scintigraphie permet un diagnostic précoce par la mise en évidence d'un défaut de fixation ou trou scintigraphique (15). En théorie cette exploration est également capable de poser un pronostic en fonction de l'étendue du défect scintigraphique, de surveiller l'évolution et de guider un traitement en répétant l'examen. En réalité, cette exploration reste de définition grossière et on doit la réserver aux cas douteux, traînants ou récidivants (43).

Depuis les travaux de Theron (75), on connaît l'intérêt de l'artériographie hypersélective dans la mise en évidence de l'étendue de l'amputation vasculaire. L'avenir est à l'angiographie digitalisée dont les travaux en cours semblent montrer que la confrontation de deux examens à trois ou quatre mois d'intervalle faits en phase initiale auraient une certaine valeur pronostique ; celle-ci serait fonction de la qualité et de la rapidité de constitution du réseau de revascularisation.

La tomodensitométrie est décevante car elle n'apporte guère d'éléments intéressants dans la phase d'évolution de la maladie et l'ensemble du volume cartilagineux lui échappe complètement. Si on dispose d'un équipement performant (57), on peut étudier d'une part la densité osseuse permettant de préciser le stade évolutif, et d'autre part apprécier l'aspect morphologique de la hanche et plus particulièrement les rapports entre la tête et le cotyle.

Dans cette technique, l'avenir est aux possibilités de reconstruction tridimensionnelle.

Enfin, l'imagerie par résonance (9), examen à la fois morphologique et fonctionnel, permet un diagnostic très précoce en mettant en évidence un hyposignal au niveau de l'épiphyse fémorale. De plus, dans les années à venir, l'arthrographie va probablement disparaître au profit de la résonance magnétique qui permet dès à présent d'apprécier parfaitement les modifications cartilagineuses d'une ostéochondrite.

Qu'en est-il du rôle de l'échographie dans le domaine de la maladie de Legg-Perthes-Calvé ? Il est actuellement faible mais ses potentialités sont intéressantes à tous les stades diagnostiques :

La séméiologie clinique de la maladie de Legg-Perthes-Calvé est souvent discrète : il s'agit d'une boiterie progressive, rarement aiguë, associée à des douleurs. L'examen clinique est pauvre et il existe le plus souvent une limitation des mouvements et une discrète amyotrophie. Si la poussée est initiale, l'examen radiographique indispensable est normal et rien ne permet de différencier cliniquement et radiologiquement au début une ostéochondrite d'une synovite aiguë transitoire. L'examen échographique montre parfois un épanchement modéré sans épaississement synovial (fig. V.25). On sait que l'élargissement de l'interligne articulaire constitue un des premiers signes de la maladie de Legg-Perthes-Calvé au même titre que la petite tête fémorale où la fracture sous-chon-

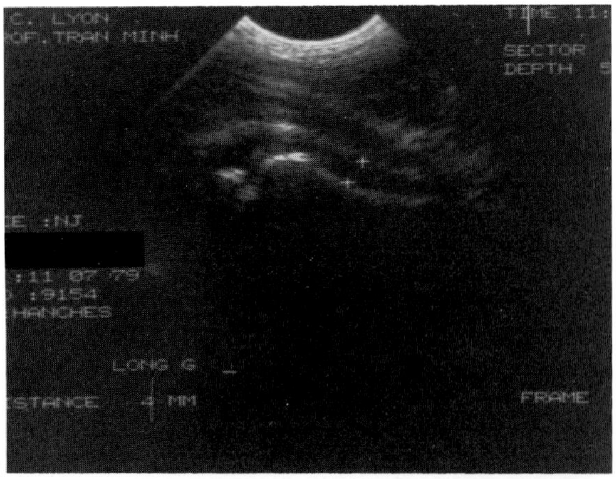

a

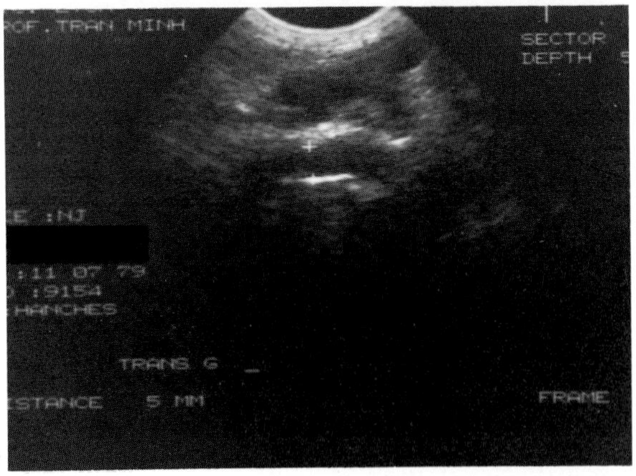

b

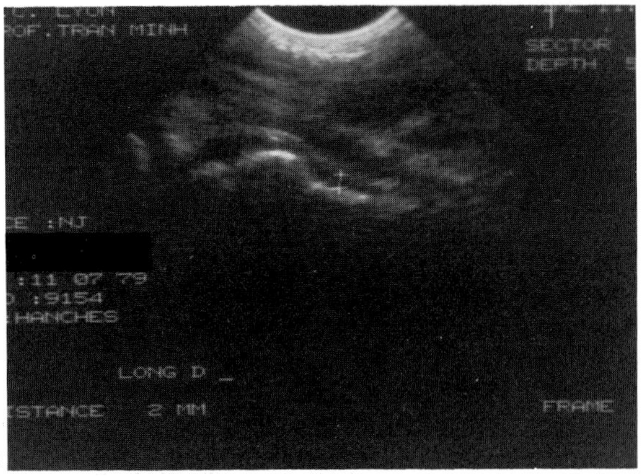

c

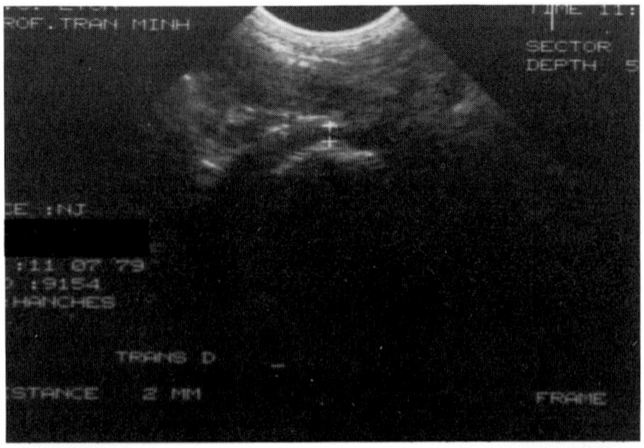

d

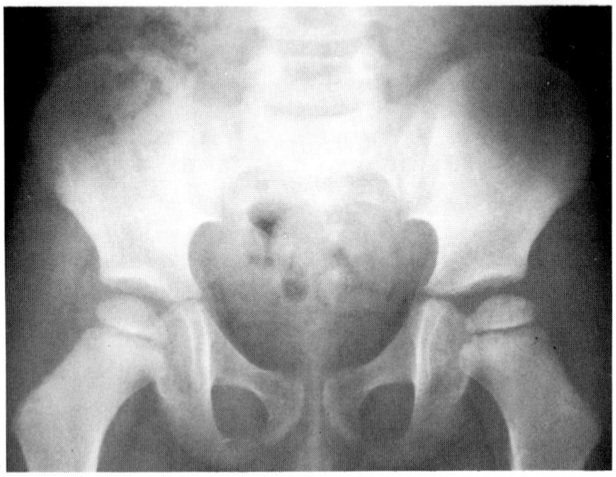
e

Figure V.25
Enfant de 7 ans. Ostéochondrite de hanche.
a, b) Coupe transversale et longitudinale oblique sur le col. Notez l'existence d'un très discret épanchement dans le récessus antérieur sans épaississement capsulaire.
c, d) Hanche controlatérale normale.
e) Radiographie du bassin. Petite tête fémorale gauche. L'élargissement de l'interligne interne, signe classique dans la maladie de Legg-Perthès-Calvé, ne peut s'expliquer par le seul et modeste épanchement ; il existe probablement de façon associée une augmentation de l'épaisseur des cartilages articulaires comme cela a été démontré par des études arthrographiques.

drale. L'élargissement de l'interligne interne correspond radiologiquement à un élargissement de la distance qui sépare la tête fémorale de la branche externe du « U » radiologique. Sa signification est discutée mais la plupart des auteurs, s'appuyant sur des études arthrographiques retiennent l'augmentation de l'épaisseur des cartilages articulaires, fémoral et cotyloïdien. D'autres évoquent un épanchement ou un œdème articulaire comme en témoignent les modifications des liserés graisseux péri-articulaires. En réalité, les premières expériences échographiques (38) montrent que l'épanchement est toujours faible dans l'ostéochondrite et que très probablement, lorsqu'il existe, il n'explique pas à lui seul l'élargissement de l'interligne interne.

La phase active de la maladie est une phase d'intense activité cellulaire qui témoigne non pas d'un processus de nécrose mais d'une revascularisation avec apposition d'os nouveau. Puis apparaît le stade de fragmentation mieux appelé stade de reconstruction de la tête fémorale ou, sur le plan radiologique, il existe une séparation apparente de l'épiphyse en un mélange de trois aspects différents : os dense, os normal et images claires.

Les signes radiologiques sont expliqués par le trépied anatomique que constituent la revascularisation, la résorption et l'apposition d'os néoformé : les ostéoclastes résorbent les trabécules nécrotiques qui sont remplacés par un tissu fibrocartilagineux responsable des images radiotransparentes au sein de l'épiphyse fémorale. Celles-ci sont entourées d'os normal non atteint par les lésions ischémiques et d'os nécrosé d'aspect dense. Parallèlement, la revascularisation permet le remplacement progressif de l'os nécrosé par le tissu osseux immature.

L'atteinte de la plaque conjugale et de la métaphyse traduit des lésions graves secondaires à une ischémie durable et probablement répétitive car les cellules cartilagineuses sont très résistantes aux phénomènes ischémiques. Au niveau de la métaphyse, les signes radiologiques sont ceux d'une déminéralisation métaphysaire. Celle-ci est le plus souvent localisée et se présente alors comme une plage d'ostéolyse conjugale. La signification de ces images kystiques est très discutée et les études histologiques sont contradictoires : il peut s'agir d'un contenu conjonctif avec des cellules géantes entourées d'une paroi osseuse scléreuse, il peut s'agir de languettes de cartilage dégénéré provenant de la plaque conjugale et s'enfonçant dans le spongieux métaphysaire ; il peut également s'agir d'un tissu fibreux provenant de l'épiphyse à travers la plaque conjugale détruite.

Enfin, la reconstruction apparaît et se caractérise par la reprise de la croissance grâce à la ligne germinale périphérique du noyau céphalique. Celle-ci est restée intacte car sa nutrition dépend du liquide synovial. Le mécanisme de croissance relance les zones cartilagineuses qui aboutissent à la production d'os nouveau. Ce stade débute lorsque toutes les zones denses de l'épiphyse ont disparu et lorsque réapparaît, la réossification périphérique du noyau. Ce stade de début avec l'apparition d'un liseré sous-chondral périphérique est une étape importante car elle témoigne d'une solidité suffisante pour la reprise de l'appui.

Quel que soit le stade radiologique étudié, l'examen échographique se révèle être une piètre méthode morphologique. Certes l'examen ultrasonore est assez caractéristique au stade d'ostéocondensation ou de fragmentation céphalique, mais l'étude lésionnelle reste très partielle

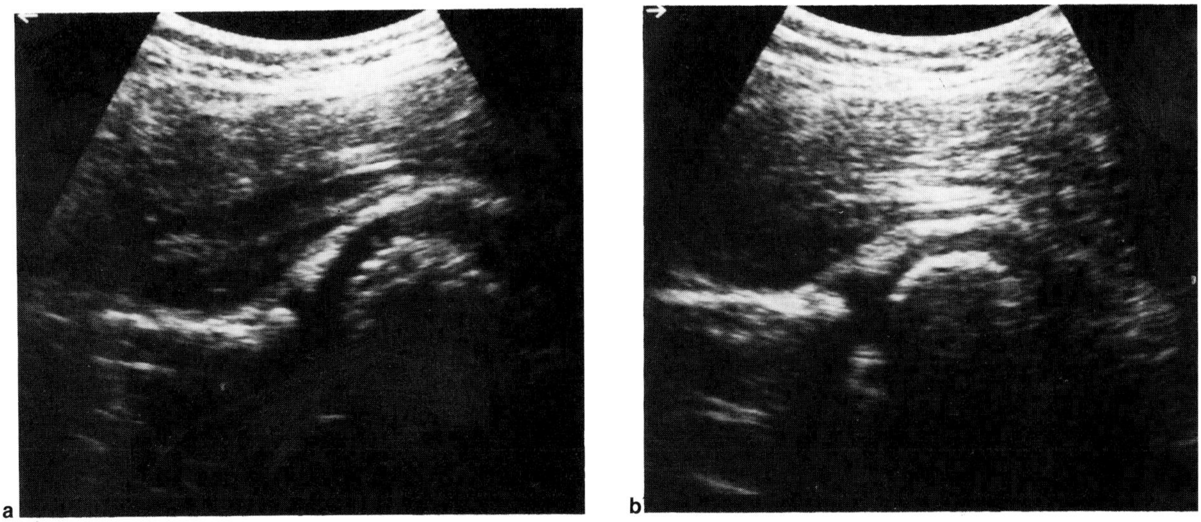

a b

Figure V.26
Enfant de 4 ans. Ostéochondrite de hanche gauche, stade de fragmentation.

a) Il existe une nette augmentation de l'épaisseur du cartilage périphérique de la tête fémorale : le processus de croissance enchondrale est stoppé et il n'existe plus de conversion osseuse des cellules cartilagineuses. Notez comme la limite externe de l'épiphyse ossifiée est irrégulière, épaissie et d'échostructure hétérogène : cet aspect est la traduction des phénomènes complexes de revascularisation de résorption et d'apposition d'os néoformé au niveau de l'épiphyse.

b) Hanche controlatérale normale. Notez l'aspect parfaitement régulier et arrondi de la limite externe de l'épiphyse ossifiée.

du fait de l'ossification épiphysaire : *seule la partie supéro-externe de la tête ossifiée et du cartilage est appréciable.*

L'examen échographique de la hanche lésée montre un élargissement du cartilage périphérique associé à une irrégularité très nette du contour externe osseux de l'épiphyse fémorale (fig. V.26, V.27 et V.28).

Si l'examen échographique permet une étude très précise de l'enveloppe cartilagineuse et de son arrondi (la couche cartilagineuse superficielle du cartilage épiphysaire est nourrie par inhibition à partir du liquide synovial et n'est pas touchée par l'ischémie), les modifications

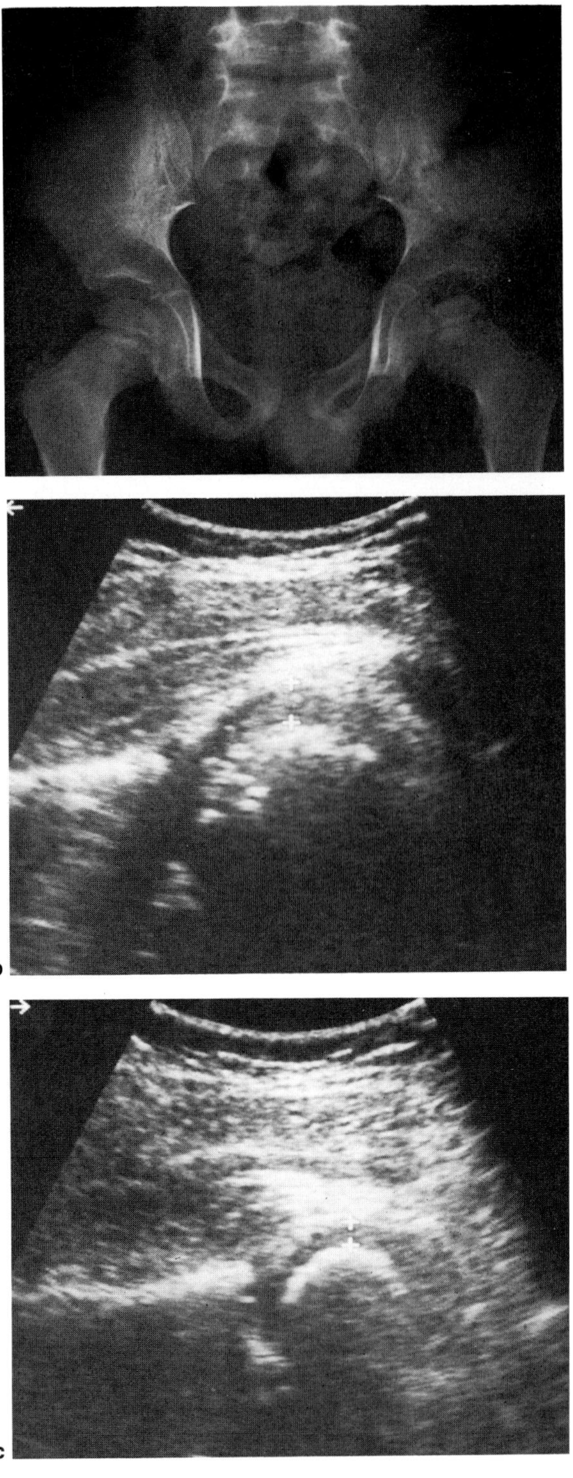

a b c

Figure V.27
Enfant de 5 ans. Maladie de Legg-Perthès-Calvé de la hanche gauche. Stade de condensation céphalique.
a) Radiographie du bassin.
b) Echographie de la hanche gauche en flexion et abduction forcée. L'augmentation d'épaisseur du cartilage périphérique par rapport au côté controlatéral *(c)* est évidente. Il existe un aspect grossier et hétérogène de la région supéro-externe de l'épiphyse ossifiée.

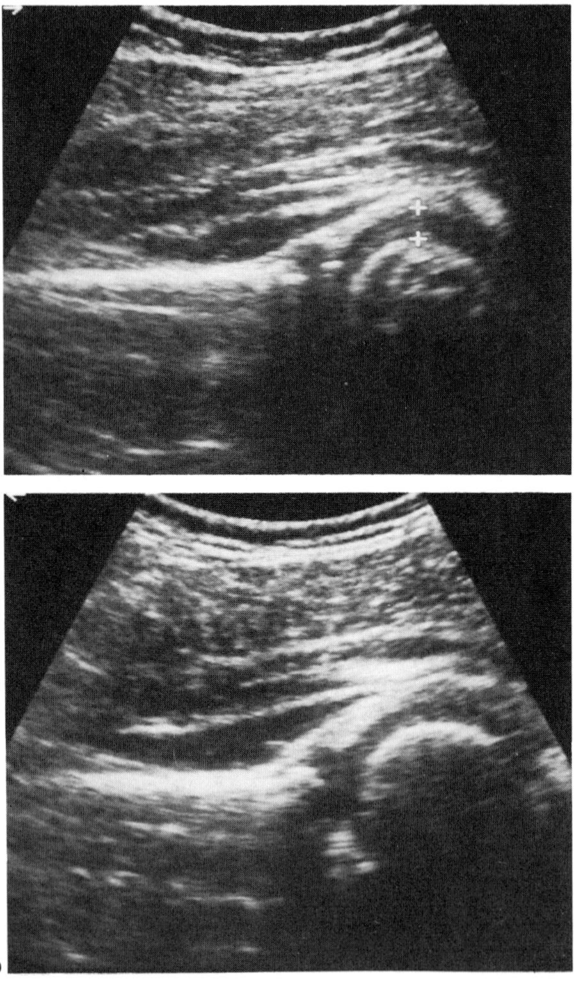

a b

Figure V.28
Garçon de 5 ans. Ostéochondrite de hanche droite.
Stade de fragmentation.
a) Il n'existe pas de facteur de risque actuel : la couverture limbique est parfaite, l'arrondi cartilagineux est conservé. Les points échogènes au sein de la tête calcifiée correspondent très vraisemblablement aux zones osseuses normales et les régions anéchogènes aux éléments osseux résorbés.
b) Hanche controlatérale normale.

osseuses tout au long de l'évolution de la maladie ne sont que médiocrement appréciées : c'est ainsi que les images d'ostéolyse métaphysaire peuvent passer inaperçues aux ultrasons (fig. V.29).

Si la valeur de l'échographie dans la surveillance évolutive de la maladie de Legg-Perthes-Calvé est médiocre, elle semble avoir un rôle potentiel dans l'aide à une discussion thérapeutique et en particulier, au même titre que l'arthrographie, au cours d'une éventuelle chirurgie de recentrage : ces deux techniques visualisent le contour cartilagineux, son degré d'aplatissement et son excentration éventuelle (fig. V.30). L'examen arthrographique a cependant le gros avantage d'être dynamique car il permet au chirurgien d'apprécier quel effet aura un geste de recentrage sur l'emboîtement tête cotyle, élément important du choix de l'indication. Cet élément dynamique n'est pas possible par l'examen échographique car celui-ci ne peut apprécier le fond du cotyle masqué par le cône d'ombre acoustique de la tête ossifiée. Il est néanmoins clair que la visualisation du cartilage se fera au mieux par la résonance magnétique (fig. V.31).

3. L'ostéoarthrite de hanche du grand enfant

C'est une affection rare dont la gravité n'est pas comparable avec celle de l'ostéoarthrite du nouveau-né car l'épiphyse ossifiée résiste mieux à l'infection.

La porte d'entrée est le plus souvent cutanée et le germe causal le plus souvent le Staphylocoque Doré.

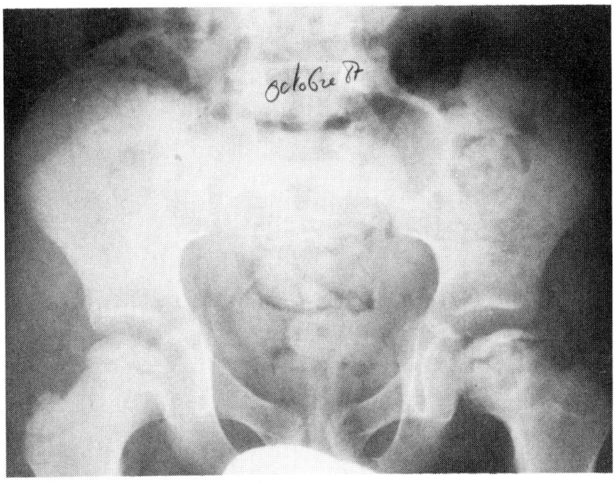

Figure V.29
Garçon de 7 ans. Ostéochondrite de hanche droite.
Plage d'ostéolyse de contours irréguliers située à la face métaphysaire du cartilage conjugal. Pas de lésion visible à l'examen échographique par une coupe oblique dans l'axe du col.

Le tableau clinique oriente très rapidement vers une atteinte de la hanche ou sont présents une boiterie, un flexum de hanche et une attitude en rotation externe. L'hémoculture est de grande valeur lorsqu'elle est positive et l'accélération de la vitesse de sédimentation traduit l'intensité du processus infectieux.

La radiographie du bassin n'est pas toujours évocatrice car la distension articulaire ou l'œdème des parties molles peuvent être absents.

L'examen échographique se révèle tout à fait intéressant par la mise en évidence d'un épanchement dans le récessus antérieur. Son aspect échogène confronté aux données cliniques permet d'affirmer l'atteinte infectieuse de l'articulation (fig. V.32).

4. Arthrite rhumatoïde (45, 72, 77)

« Le jeune Jérôme (Service d'Orthopédie Pédiatrique. Pr. Pous J. G.) présente à l'âge de 10 ans un épisode douloureux de la hanche gauche faisant évoquer une synovite transitoire ou une maladie de Legg-Perthes-Calvé. La radiographie du bassin est normale. Le traitement consiste en une mise en décharge pendant 4 mois.

Les contrôles radiologiques successifs ne montrent aucune évolution vers une ostéonécrose. Cependant, l'aggravation clinique est sensible : il apparaît progressivement une attitude vicieuse de la hanche et un enraidissement de tous les mouvements. Six mois après le début des signes cliniques, il existe une boiterie intense et douloureuse. Le bilan radiologique contemporain est également très anormal : on note une ostéoporose diffuse de l'ensemble de l'articulation associée à une coxa-magna importante, un retentissement sur le cotyle et une légère excentration (fig. V.33). Cette évolution clinique et radiologique évoque en premier lieu une coxite inflammatoire et un bilan paraclinique précis est décidé :

L'examen échographique de la hanche réalisé dans l'axe du col fémoral est très instructif puisqu'il montre un épaississement considérable de la synoviale de la hanche gauche dont l'épaisseur est de 15 millimètres. Parallèlement, il existe une amyotrophie péri-articulaire touchant tout particulièrement le muscle psoas (fig. V.34). Il n'existe pas d'épanchement intra-articulaire.

L'examen tomodensitométrique (fig. V.35) précise la subluxation et la coxa-magna. L'atrophie musculaire est évidente.

L'imagerie par résonance magnétique montre un épaississement périphérique entourant la tête fémorale et au niveau du récessus antérieur de l'articulation. L'hyposignal en T1 et l'hypersignal en T2 ne permettent pas de différencier un épaississement synovial d'un épanchement intra-articulaire (fig. V.36).

Parallèlement, le bilan biologique est négatif. Une intervention exploratrice est décidée et l'abord chirurgical met en évidence une prolifération majeure de la synoviale.

L'examen histologique précise l'existence d'une synovite lymphocytaire très œdémateuse faisant évoquer le diagnostic d'une arthrite chronique juvénile.

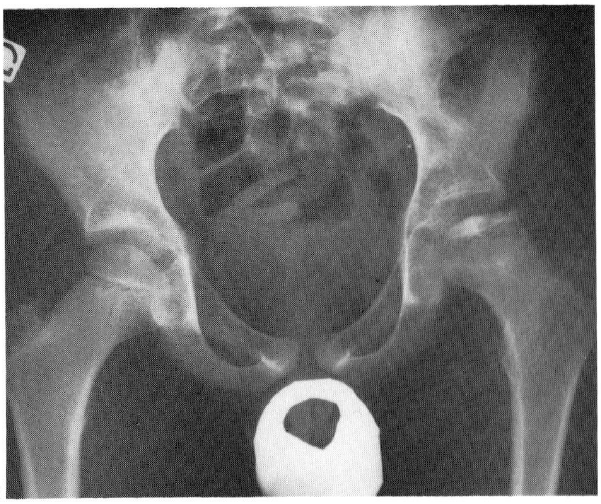
a

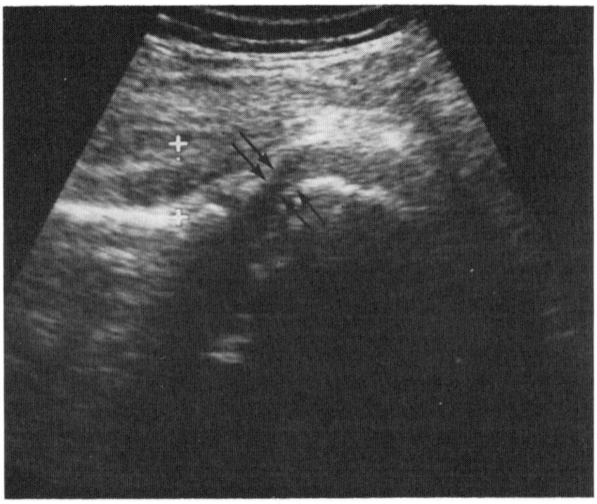
b

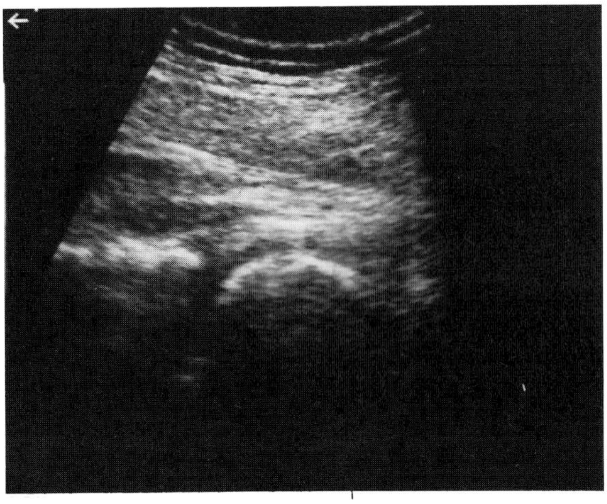
c

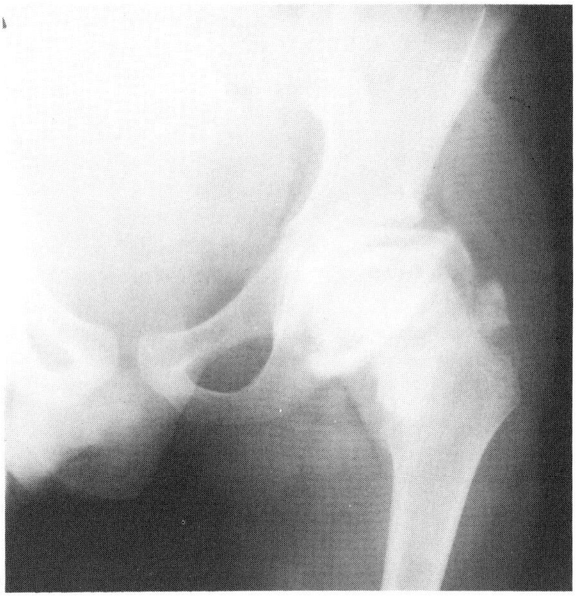
d

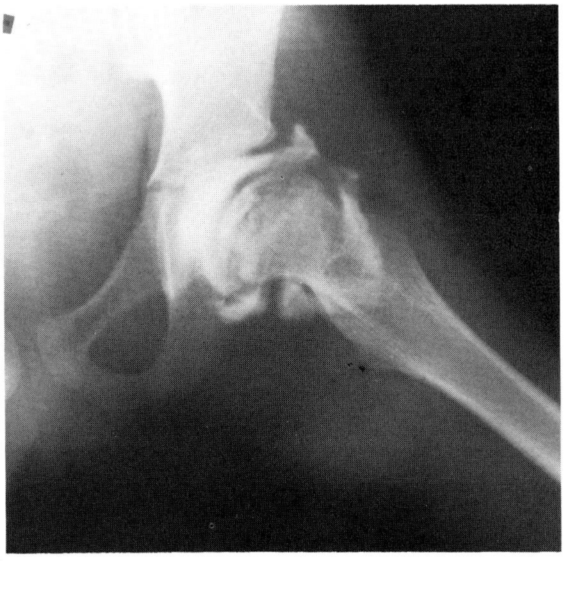
e

Figure V.30
Garçon de 9 ans. Ostéochondrite de hanche gauche.
(Observation Pr. Pous J. G. Service de Chirurgie Infantile).

a) La radiographie du bassin montre un aplatissement important du noyau et une petite rupture du ceintre cervico-obturateur. Il existe surtout une excentration avec un début de débord de la tête.

b) L'examen échographique de la hanche gauche en flexion et adduction forcée montre un aplatissement de la partie supérieure de la tête matérialisé par une évidente diminution de l'épaisseur du cartilage (↗). Notez comme la tête ossifiée a perdu son arrondi par rapport à l'épiphyse controlatérale (c).

d, e) L'arthrographie montre un collapsus de la partie supérieure et un débord important hors du cotyle du noyau fémoral.

En abduction *(e)*, la déformation s'appuie sous le limbus et on fait apparaître une flaque dans le fond du cotyle traduisant le défaut de sphéricité.

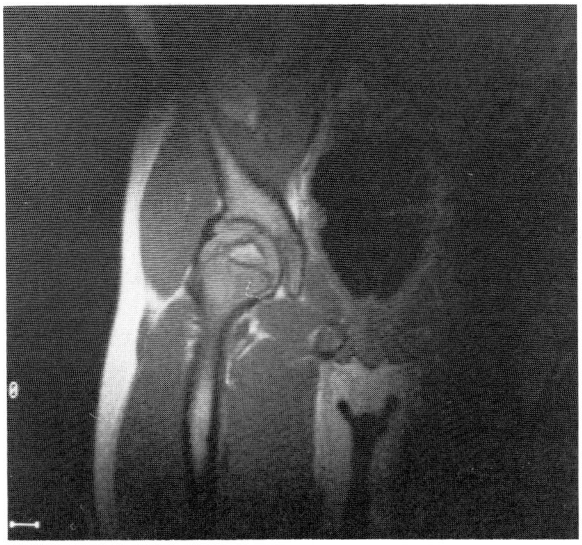

Figure V.31
4 ans. Ostéochondrite de hanche.
Petite tête discrètement condensée et de contours irréguliers.
L'étude par résonance magnétique par l'intermédiaire d'une antenne de surface permet d'affirmer l'intégrité cartilagineuse de la tête fémorale.

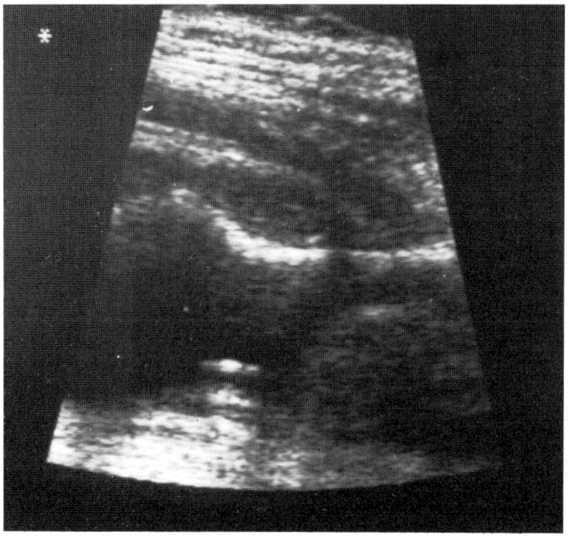

Figure V.32
Adolescent de 12 ans. Syndrome fébrile. Boiterie gauche. Radiographie du bassin normale.
L'examen échographique du récessus antérieur met en évidence une collection modérée dans laquelle on retrouve de multiples échos.
Ponction : mise en évidence d'un staphylocoque doré.

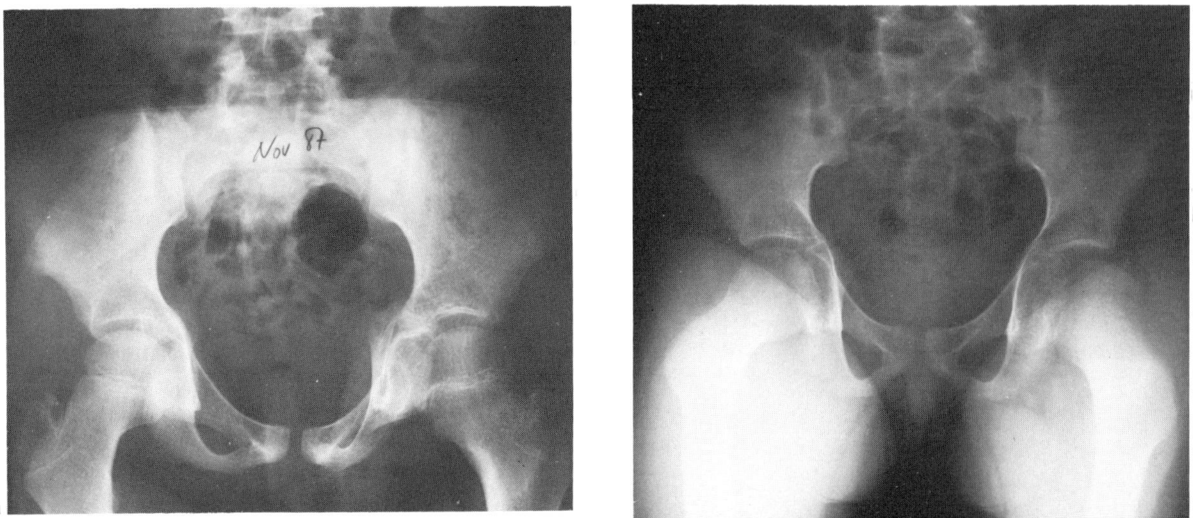

a b

Figure V.33
a) L'ostéoporose du cotyle de la tête et du col fémoral est majeure.
La coxa-magna gauche est manifeste et il existe *(b)* une évidente excentration.

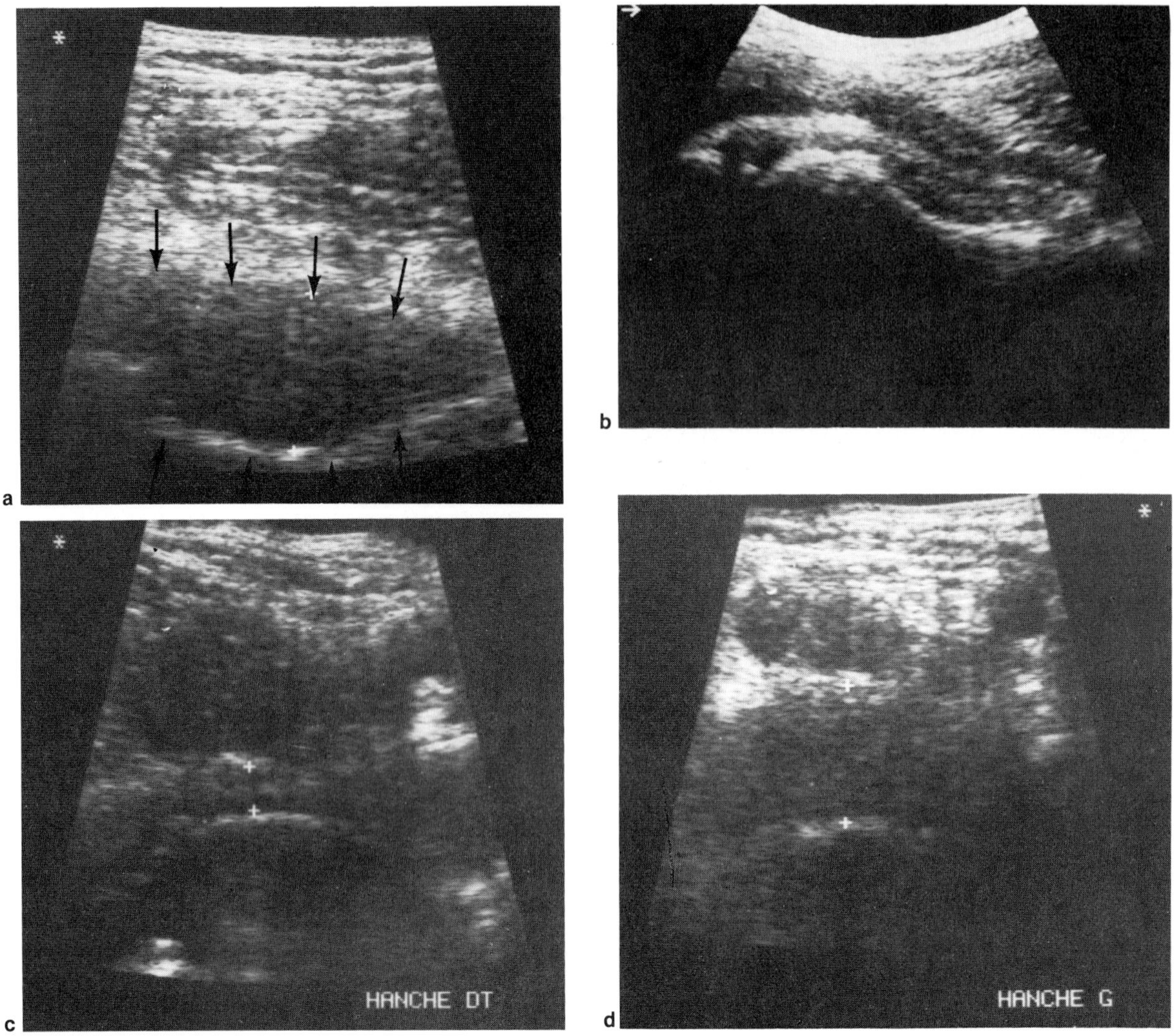

Figure V.34
a) L'épaississement synovial est considérable et son diamètre maxima est de 14 millimètres (↗). La différence d'épaisseur est considérable avec la hanche controlatérale saine (b).

c, d) Coupe transversale réalisée au niveau de la tête fémorale. Le pannus synovial est bien visible à gauche. Notez l'atrophie musculaire du psoas.

Après immobilisation et cédation de l'épisode douloureux, l'enfant est traité par des corticoïdes intraarticulaires puis par un traitement antiinflammatoire et une rééducation intramusculaire intensive.

Cinq mois plus tard, la situation clinique de cette arthrite rhumatoïde est satisfaisante : la hanche gauche a retrouvé toute sa mobilité et il n'existe plus aucune gène fonctionnelle.

L'examen échographique montre cependant la persistance d'un important épaississement synovial (fig. V.37) ».

Cette observation typique de monoarthrite rhumatoïde de la hanche permet de développer plusieurs points intéressants :

- Affection articulaire inflammatoire débutant avant l'âge de 16 ans et dont la durée d'évolution doit au moins atteindre 3 mois, l'arthrite chronique juvénile atteint l'articulation de la hanche avec une fréquence variable selon les formes cliniques et selon la durée d'évolution.

Comme dans notre observation, il est rare que les signes articulaires d'arthrite chronique juvénile au niveau de la hanche soit inauguraux : cela concerne seulement 5 % des enfants. A l'inverse, 40 % d'entre-eux dont la maladie a duré 10 ans, présentent des stigmates radiologiques d'atteinte articulaire de la hanche (2).

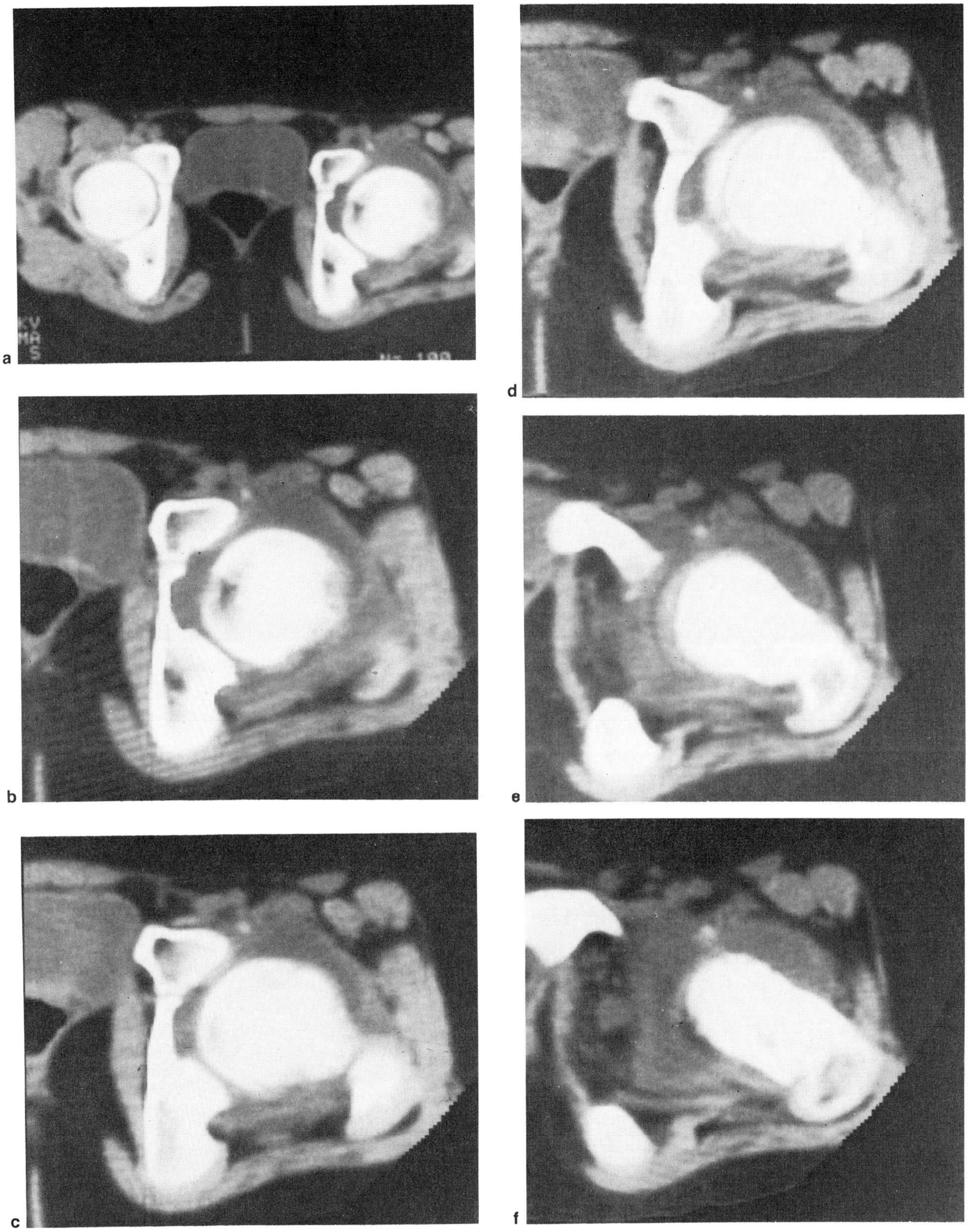

Figure V.35
Examen tomodensitométrique (a-f).
L'excentration et la coxa-magna sont évidentes. Notez comme l'épaississement synovial prédomine au niveau du récessus antérieur (d-e-f).
L'atrophie musculaire est très importante.

39. KARGER C., ARAKELIAN A. — *Place de la scintigraphie dans le diagnostic de l'arthrite néonatale de la hanche. In :* La hanche pédiatrique, Actualités, 1987, 89-95, Masson Ed.
40. KLOIBER R., PAVLOSKY W., PORTNER O., GARTKE K. — *Bone Scintigraphy of hip joint effusions in children.* A.J.R., 1983, 140 : 995-999.
41. KOHLER R., SERINGE R. — *Ostéochondrite primitive de la hanche.* Cahiers d'Enseignement de la SOFCOT, Expansion Scientifique Française, 1981.
42. KOHLER R. — *Actualités dans l'ostéochondrite primitive de la hanche. In :* La hanche pédiatrique, Actualités, Masson, 1987, 97-113.
43. KOHLER R., MICHEL C. R., CHAUVOT P., LAHNECHE B., PIOS R. — *La scintigraphie osseuse dans la maladie de Legg-Perthès-Calvé. Technique, résultats, indications.* Rev. Chir. Orthop., 1984, Suppl. II, 70 : 114.
44. KNUDSEN F. U., PETERSEN S. — *Neonatal septic osteoarthritis due to umbilical artery catheterisation.* Acta Paediatr. Scan., 1977, 66 : 225-227.
45. ILLINGWORTH C. M. — *Recurrences of transient synovitis of the hip.* Arch. Dis. Childhood., 1983, 58 : 620-623.
46. JACOBS B. W. — *Synovitis of the hip in children and its significance.* Pediatrics, 1971, 47 : 558-566.
47. JAPPINEN S., KALLIO P., SIPONMAA A. K. — *Ultrasound X-ray and articular puncture in the diagnosis of synovial fluid effusions in the hip of children.* Ped. Radiol., 1984, 14 : 238.
48. LANDIN L. A., DANIELSSON L. G., WATTSGARD C. — *Transient synovitis of the hip its incidence, epidemiology and relation to Perthes' disease.* J. Bone Joint Surg., 1987, 69B, 2 : 238-242.
49. LEFORT J., MICHAUT E., BORDE J. — *Arthrites et ostéoarthrites de hanche du nourrisson et de l'enfant.* Ann. Ped., 1984, 31 : 103-107.
50. LIM M. O., GRESHAM E. L., FRANKEN E. A., LEAKE R. D. — *Osteomyelitis as a complication of umbilical artery catheterisation.* Am. J. Dis. Child., 1977, 131 : 142-144.
51. LITT R., ALBASSIR A., WILLEMS S. — *Arthrite septique périnatale de la hanche. Diagnostic et traitement des séquelles.* Acta. Orthop. Belgica., 1981, 47 : 54-73.
52. LLOYD-ROBERTS G. C. — *Septic arthritis in infancy.* Aust. Paediatr. J., 1979, 15 : 41-43.
53. MALLET J. F., RIGAULT P., PADOVANI J. P., TOUZET Ph. — *La synovite aiguë transitoire de hanche de l'enfant et son avenir à long terme.* Rev. Chir. Orthop., 1981, 67 : 791-803.
54. MARCHAL G. J., VAN HOLSBEECK M. T., RAES M., FAVRIL A. A., VERBEKEN E. E., CASTEELS-VANDAELE M., BAERT A. L., LAUWERYNS J. M. — *Transient synovitis of the hip in children : role of U.S.* Radiology, 1987, 162 : 825-828.
55. MITNICK J., MITNICK H., GENIESER N. — *Proliferative changes of the hip in juvenile rheumatoid arthritis.* Radiology, 1980, 136 : 369-371.
56. MOK M., REILLY B. J., ASH J. M. — *Osteomyelitis in the neonate.* Radiology, 1982, 145 : 677-682
57. MORENO P., CAHUZAC J. P., PASQUIER M. — *Etude topographique et évolution de l'ostéochondrite primitive de la hanche par tomodensitométrie.* Rev. Chir. Orthop., 1986, 72 : 173-182.
58. MOUCHET A., CARLIOZ H. — *Le « rhume de hanche » ou synovite aiguë transitoire de hanche.* Ann. Pediatr., 1981, 28 : 743-746.
59. MUKAMEL M., MIMOUNI M., VARSANO I. — *Les boiteries de l'enfant. Conduite à tenir.* Ann. Pediatr., 1985, 32 : 861-864.
60. NADE S. — *Acute septic arthritis in infancy and childhood.* J. Bone Joint Surg., 1983, 65B : 234-241.
61. OZONOFF M. B. — *Bacterial arthritis. In :* Ped. Orthop. Radiol., 1979, Saunders Company, 201-205.
62. PATERSON D. — *Septic arthritis of the hip joint.* Orthop. clin. North Amer., 1978, 9 : 135-142.
63. PECK J. — *Ultrasound of the painful hip in children.* Br. J. Radiol, 1986, 59 : 293-299.
64. POUS J. G., DIMEGLIO A. — *La hanche infectieuse. In :* La hanche en croissance. Problèmes orthopédiques. Edition Les Cahiers Baillière, 1976, 85-96.
65. POUS J. G., DIMEGLIO A., DUMAS R. — *Diagnostic d'une hanche douloureuse de l'enfant.* E.M.C. (Paris). Appareil Locomoteur, Fasc. 1978, Fasc. 14322, A10.
66. PREVOT J., LASCOMBES P., MAINARD D., LIGIER J. N., METAIZEAU J. P. —*Osteoarthrites du nourrisson. Aspects séquellaires et traitement.* Rev. Chir. Orthop., 1985, Suppl. 11, 75 : 52-54.
67. PRIEUR A. M. — *Arthrite chronique juvénile.* E.M.C. (Paris-France), Appareil Locomoteur, 1984, 14225 A10. 12.
68. RAB G. T. — *Controverse dans la maladie de Legg-Perthès-Calvé. In :* La hanche Pédiatrique, Actualités, Masson, 1987, 129-139.
69. RAUX Ph., RIGAULT P. — *Les arthrites septiques de hanche du nourrisson en milieu hospitalier.* Rev. Ped., 1976, XII, 1 : 5-18.
70. RYDHOLM U., WINGSTRAND H., EGUND N., ELBORG R., FOSBERG L., LIDGREN L. — *Sonography arthroscopy and intracapsular pressure in juvenile chronic arthrities of the hip.* Acta Orthop. Scand., 1986, 57 : 295-298.
71. SHARWOOD P. F. — *The irritable hip syndrome : a long term follow-up.* Acta Orthop. Scand., 1981, 52 : 633-638.
72. SIMON L., DIMEGLIO A., PRIEUR A. M. — *L'arthrite chronique juvénile.* Masson, 1984.
73. SPOCK A. — *Transient synovitis of the hip joint in children.* Pediatrics, 1959, 24 : 1042.
74. SULLIVAN J. A., VASILEFF T., LEONARD J. C. — *An evaluation of nuclear scanning in orthopedic infections.* J. Pediatr. Orthop., 1981, 1 : 73-79.
75. THERON J. — *Angiography in L.P.C. disease.* Radiology, 1980, 135 : 87-92.
76. TOBY E. B., KOMAR L. A., BECHTOLD R. E. — *Magnetic resonance imaging of pediatric hip disease.* J. Ped. Orthop., 1985, 5 : 665-671.
77. TOUZET Ph., PRIEUR A. M., RIGAULT P. — *Conduite à tenir devant une atteinte de la hanche au cours de l'arthrite chronique juvénile. In :* L'arthrite chronique juvénile, Masson, 1984, 50-55.
78. TRUETA J., HARRISON M. — *The normal vascular. Anatomy of the femoral head in adult.* J. Bone Joint Surg., 1953, 35B : 442-461.
79. VALDERRAMA J. A. — *« Observation hip » syndrome and its late sequelae.* J. Bone Joint Surg., 1963, 45 : 462-470.
80. VIDIGAL E. C., DA SILVA O. L. — *Observation hip.* Acta Orthop. Scand., 1981, 52 : 191-195.
81. WEISGERBER G., BOUREAU M., BENSAHEL H. — *Arthrite aiguë de la hanche chez le nouveau-né et le nourrisson.* Arch. Fr. Pediatr., 1973, 30 : 83-94.
82. WEISSBERG D. E., SMITH A. L., DAVID H. S. — *Clinical features of neonatal osteomyelitis.* Pediatrics, 1974, 53 : 505-509.
83. WELLMAN M. N., SI DDIQUI A., MAIL J. T., GOERGI P. — *Choice of radiotracer in the study of bone or joint infection in children.* Ann. Radiol, 1983, 26 : 411-420.
84. WIENTROUB S., LLOYD-ROBERTS G. C., FRASER H. — *The prognostic significance of the triradiate cartilage in suppurative arthritis of the hip in infancy and early childhood.* J. Bone Joint Surg., 1981, 43B : 190-193.
85. WILEY J. J., FRASER G. A. — *Septic arthritis in childhood.* Can. J. Surg., 1979, 22 : 326-330.
86. WILSON D. J., GREEN D. J., MARC ARMON J. C. — *Arthrosonography of painful hip.* Clinical Radiology, 1984, 35 : 17-19.
87. WINGSTRAND H., EGUND N. — *Ultrasonography in hip joint effusion. Report of a child with transient synovitis.* Acta. Orthop. Scand., 1984, 55 : 469-471.
88. WINGSTRAND H., EGUND N., FORSBERG L. — *Sonography and joint pressure in synovitis of the adult hip.* J. Bone Joint Surg., 1987, 69B : 254-257.
89. WINGSTRAND H. — *Transient synovitis of the hip in the child.* Acta. Orthop. Scand., 1986, 57 : 45-46.

CHAPITRE VI

ÉCHOGRAPHIE ET ÉPANCHEMENT INTRA-ARTICULAIRE

LE POINT DE VUE DU CHIRURGIEN PÉDIATRE

A. DIMEGLIO

L'échographie est incontournable

... dans le domaine de la luxation congénitale de la hanche. Même si sa place reste encore à préciser, tout se passe comme si le grand débat sur la luxation de hanche occultait et rejetait dans l'ombre les autres avantages et les autres atouts de l'échographie.

Demain les techniques échographiques vont encore se préciser, s'affirmer, s'affiner, pour devenir un examen de routine accessible à tous. Cependant, rien ne fera mentir ce principe essentiel : dis-moi qui a fait l'échographie, je te dirai quelle valeur on peut lui accorder... Il est évident que seule une technique parfaite, soutenue et préparée par un bon examen clinique, peut éviter les causes d'erreurs et les interprétations abusives, et par conséquent les traitements inutiles.

L'imagerie médicale (de la tomodensitométrie à la scintigraphie, de la résonance magnétique à l'échographie) a radicalement transformé la reflexion orthopédique sur la hanche en croissance : en cinq ans tout est à réécrire, tous les

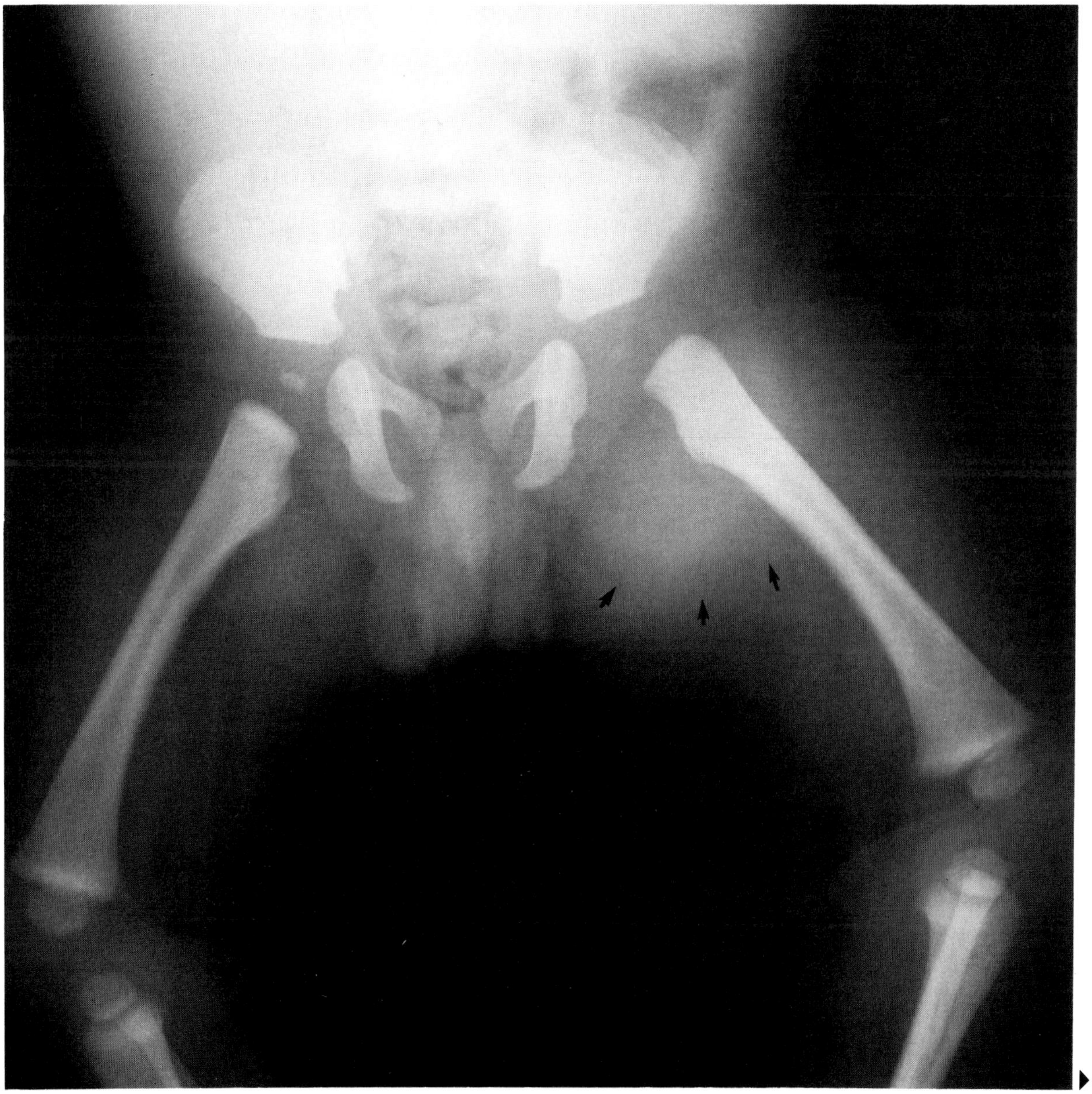

a

Figure VI.1

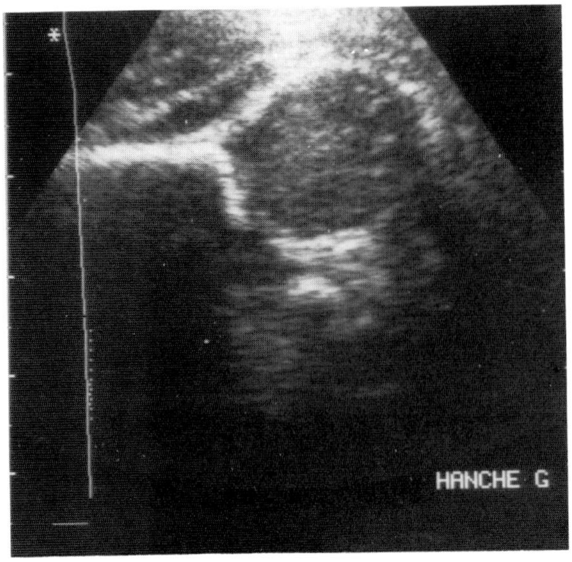

b

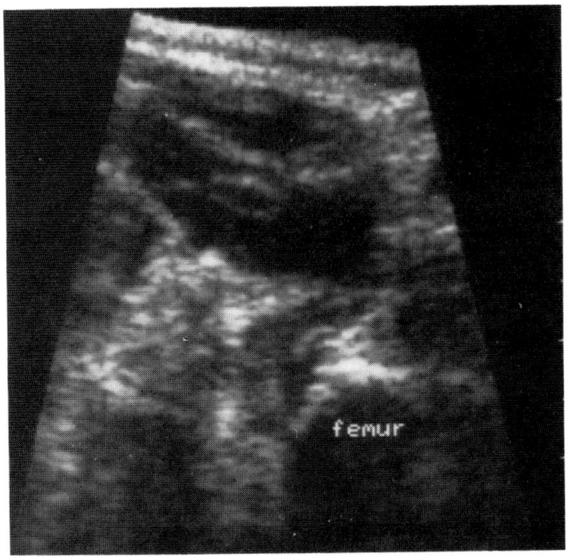

c

Nourrisson de 4 mois.
Impétigo au niveau du visage et des mains depuis 1 semaine.
Apparition trois jours plus tard d'une hanche gauche douloureuse. L'examen clinique montre une hanche fixée en flexion et abduction. La mobilisation est douloureuse et la racine de la cuisse est œdématiée.
La radiographie du bassin (a) montre une discrète excentration de la tête fémorale gauche et une nette augmentation de l'opacité de la racine de la cuisse.
Un examen échographique est demandé pour confirmer le diagnostic d'arthrite purulente de hanche gauche.
Les ultrasons infirment l'orientation clinique. Il n'existe pas de pus dans l'articulation, les éléments anatomiques du fond du cotyle sont parfaitement individualisés (b). Il existe par ailleurs une masse hypoéchogène extra-articulaire de 20 millimètres de diamètre située à la racine de la cuisse en avant la diaphyse fémorale (c).

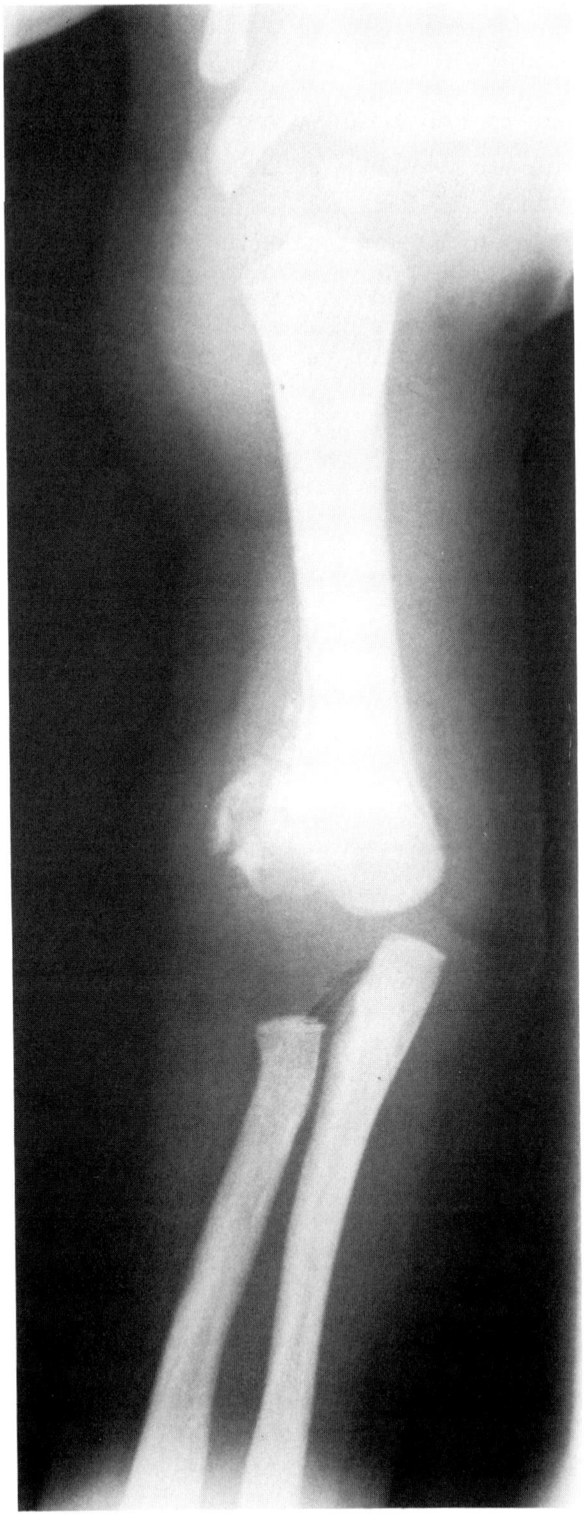

d

Un interrogatoire plus précis et un bilan radiologique détaillé (d) montrent qu'il s'agit en réalité d'un syndrome de Silverman. La masse de la cuisse gauche est un hématome.

chapitres sont à recomposer. Mais de toutes ces techniques, l'échographie est peut-être la plus séduisante, parce qu'elle est la moins agressive.

Une indication idéale : l'arthrite néonatale

On connaît les ravages de cette affection : en quelques minutes une articulation est rayée de la carte et tous les cartilages de croissance sont détruits.

Une échographie précoce et bien faite permet de repérer un épanchement très précocement.

Grâce aux ultrasons on peut anticiper : la stratégie qui était autrefois une stragégie d'adaptation défensive est devenue une stratégie d'adaptation offensive.

L'échographie guide la ponction et vérifie son efficacité. Elle permet également d'apprécier un diagnostic différentiel avec grande précision (fig. VI.1)

Une indication d'avenir : la hanche douloureuse transitoire

La synovite aiguë transitoire reste une affection ambiguë qui garde encore tout son mystère. Quel rapport existe-t-il entre ce syndrome et la maladie de Legg-Perthès-Calvé ? de nombreuses études prouvent aujourd'hui que la hanche douloureuse transitoire est une entité totalement différente et que le risque de basculer dans une ostéochondrite est faible.

Au début, l'échographie de la hanche est très utile surtout si elle montre un épanchement important et une atteinte synoviale indiscutable : le diagnostic est alors en faveur d'une hanche douloureuse transitoire. Mieux vaut au début une échographie bien faite qu'une scintigraphie médiocre.

Grâce à l'échographie et à travers la hanche douloureuse transitoire et le syndrome de Legg-Perthès-Calvé nous apprenons que : « les petits faits inexpliqués contiennent toujours de quoi renverser toutes les explications des grands faits ».

L'échographie demain

« A chaque cas nouveau, on croirait que ce sont des faits nouveaux ».

De nouvelles indications restent à découvrir et elles seront liées au progrès de l'échographie. On sait déjà que l'échographie permet de détecter un épanchement au cours d'une poussée douloureuse d'arthrite chronique juvénile ; de même elle matérialise l'hémarthrose d'un hémophyle ; enfin elle repère l'irritation synoviale d'une hanche surmenée par des activités sportives trop intenses.

Mais il est évident que c'est par un échange fructueux entre le radiopédiatre et le chirurgien d'enfants que l'échographie découvrira de nouvelles perspectives.

Tout nouveau-né malformé doit avoir une échographie de hanche.

C'est une évidence tant sont fréquentes les lésions luxantes ou dysmorphiques de cette articulation dans de nombreux syndromes malformatifs (7, 11, 15, 23).

C'est ainsi par exemple que la luxation de hanche représente un signe clinique essentiel dans le syndrome de Larsen (8, 21) ou le syndrome d'Ehlers-Danlos (9). De même la dysmorphie articulaire est majeure dans l'hypoplasie fémorale proximale ou « proximal focal fémoral deficiency » (3, 14, 17, 18)

On connaît également les lésions diffuses du cartilage hyalin de la tête fémorale dans le nanisme diastrophique (4, 12). Enfin la localisation exacte des calcifications dans la maladie des épiphyses ponctuées (16) joue un rôle essentiel dans le pronostic orthopédique de cette affection.

Dans toutes ces circonstances l'examen ultrasonore joue un rôle important.

Hyperlaxité capsulo-ligamentaire, dysplasie, luxation de hanche

La fiabilité de l'exploration ultrasonore fait comprendre son rôle majeur dans le dépistage d'une hyperlaxité capsulo-ligamentaire au cours de nombreux syndromes malformatifs (Tableau VII.I).

Plusieurs affections, dominées par le syndrome d'Ehlers-Danlos et le syndrome de Cutis Laxa, sont en effet caractérisées par une laxité capsulo-ligamentaire et une motilité articulaire accrues. C'est dire que devant la suspiscion clinique d'une affection malformative en période néonatale, il nous paraît nécessaire de réaliser une échographie à la recherche d'une hyperlaxité : le déplacement anormal doit être chiffré et surveillé de façon à déterminer au mieux le risque futur d'une luxation de hanche. C'est ainsi par exemple que dans la trisomie 21 l'hyperlaxité articulaire constitue un des signes néonataux essentiels (23) : dans cette affection l'examen échographique est d'autant plus important que l'hyperlaxité peut persister au-delà de la période néonatale (fig. VII.1).

Tableau VII.I
Hyperlaxité capsuloligamentaire d'après Taybi (23)

Syndrome d'ACHARD
Syndrome de BRAHAM-LENZ
Syndrome du chromosome XXXXY
Syndrome de COFFIN-SIRIS
Syndrome de COHEN
Cutis Laxa
Syndrome d'EHLERS-DANLOS
FG syndrome
Gérodermie ostéodysplastique héréditaire
Syndrome d'HALLERMANN-STREIFF
Hypochondroplasie
Syndrome de JOHANSON-BLIZZARD
Lentiginose
Mongolisme
Nanisme de LENZ-MAJEWSKI
Syndrome de LOWE
Syndrome de MARFAN
Néoplasie endocrine multiple type 3
Ostéoonychodysplasie
Ostéogenèse imparfaite
Syndrome d'HAJDU-CHENEY
Dysplasie Spondyloepmétaphysaire
Syndrome de STICKLER.

a

b

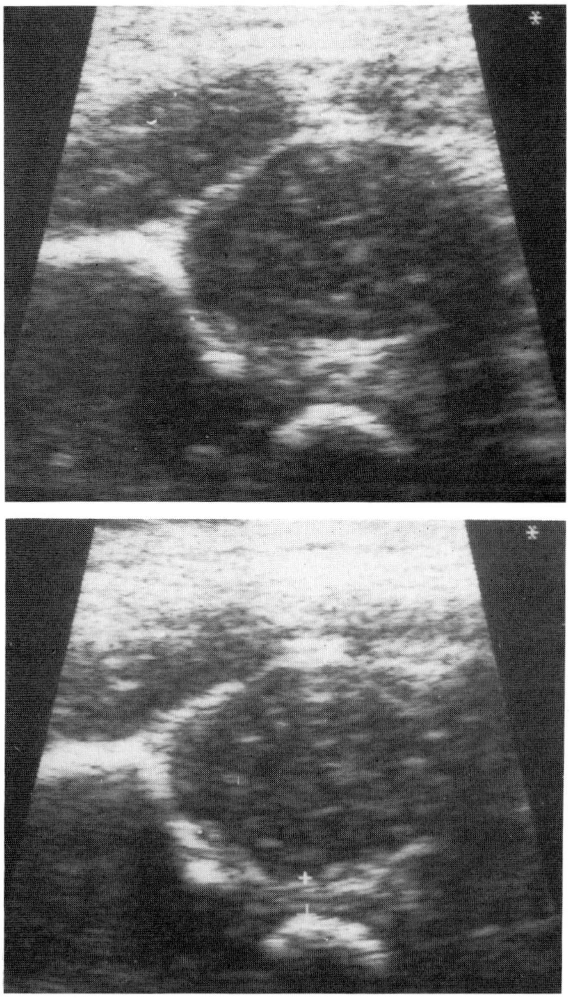

Figure VII.1
Nourrisson de 1 mois. Trisomie 21.
Examen clinique normal.
a) Adduction forcée
b) Abduction.
Il existe une expansion du pulvinar en position d'adduction. Le déplacement est modéré et chiffré à 2,1 millimètres. Il s'agit d'une *hyperlaxité ligamentaire.* Cet exemple montre que cette atteinte n'est pas toujours fugace et impose une surveillance échographique obligatoire jusqu'à la guérison.

Dans d'autres circonstances malformatives les lésions articulaires sont plus graves et il s'agit le plus souvent d'une luxation de hanche (Tableau VII.II). On conçoit alors tout l'intérêt d'un bilan échographique initial pour aider à mieux gérer la décision thérapeutique car il s'agit le plus souvent d'une luxation grave (fig. VII.2).

Tableau VII.II
Luxation de hanche d'après Taybi (23)

Fœtopathie à l'aminoptérine
Syndrome auriculo ostéodysplasique
C syndrome
Dysplasie campomélique
Syndrome de dysplasie caudale
Syndrome cérébroarthrodigital
Syndrome cérébrocostomandibulaire
Syndrome cérébrooculofaciosquelettique
Chondrodysplasie punctuée
Cutis Laxa
Syndrome d'EHLERS-DANLOS
Syndrome de FANCONI
Syndrome de FARBER
Fibrodysplasie ossifiante progressive
Syndrome d'HALLERMANN STREIFF
Indifférence à la douleur
Syndrome de KNIEST
Syndrome de LARSEN
Syndrome de MARFAN
Syndrome de MÖBIUS
Mucolipidose type II
Mucopolysaccharidose I-H
Syndrome otopalatodigital
Syndrome de POLAND
Syndrome de WILLI-PRADER
Syndrome de PRUNE BELLY
Syndrome de RIGER
Syndrome de RILEY-DAY
Syndrome de SILVER-RUSSELL
Embryopathie à la Thalidomide.

Dysmorphie articulaire

Les anomalies morphologiques de la hanche néonatale se prêtent tout particulièrement bien à l'exploration ultrasonore.

• Il peut s'agir de la découverte fortuite d'une lésion articulaire au cours d'un examen ultrasonore. On sait par exemple qu'une des règles d'or d'un examen ultrasonore bien conduit est de dérouler au maximum le toit osseux du cotyle pour passer dans sa plus grande profondeur ; lorsque l'auvent cotyloïdien ne peut être convenablement déroulé quelle que soit l'orientation des coupes c'est qu'il existe une anomalie morphologique du bassin (fig. VII.3) ; c'est le cas par exemple d'un toit de cotyle trifurqué (10-22) caractéristique de certaines chondrodysplasies (Tableau VII.III).

Tableau VII.III
Toit de cotyle trifurqué

Dysplasie chondroectodermique
Dysplasie thoracique asphyxiante
Achondroplasie
Dysplasie thanatophore.

• Le noyau d'ossification primaire du pubis est parfaitement visible au cours d'un examen échographique néonatal. Une anomalie de son ossification peut également être découverte fortuitement, et son absence amène à rechercher de nombreux syndromes malformatifs (Tableau VII.IV).

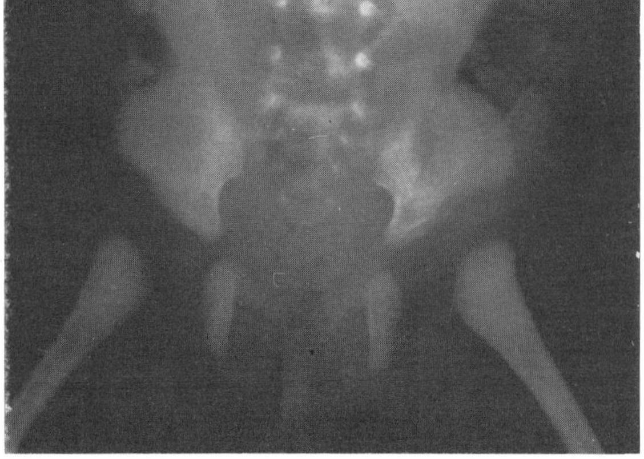
a

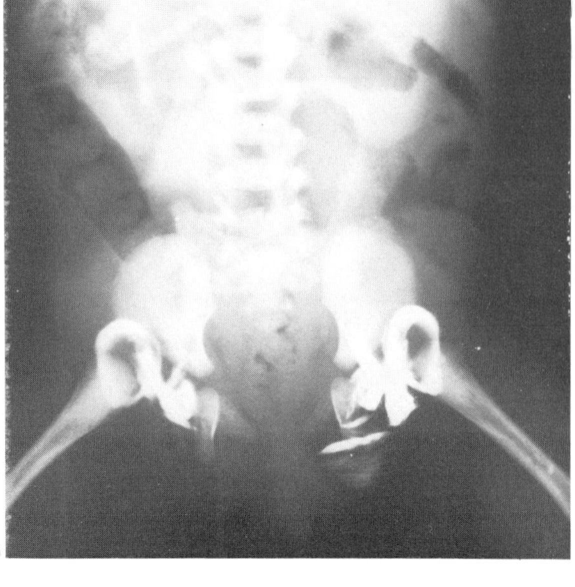
b

Figure VII.2
Syndrome de LARSEN.
a) Luxation de hanche bilatérale.
b) L'arthrographie montre la présence d'une inversion limbique. Les potentialités ultrasonores sont évidentes dans ce type de luxation grave.

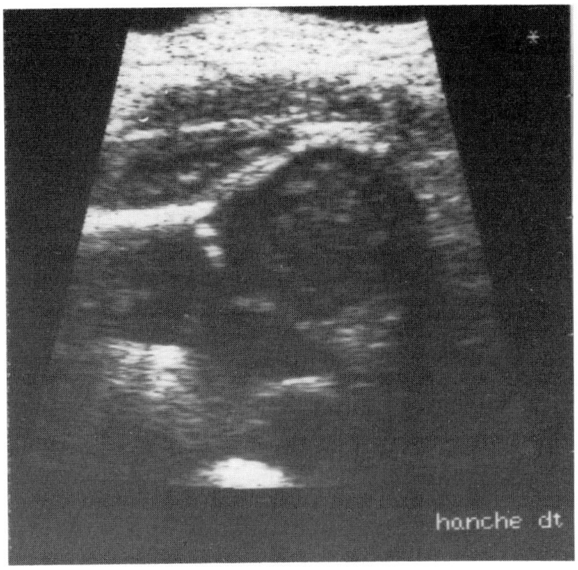

a

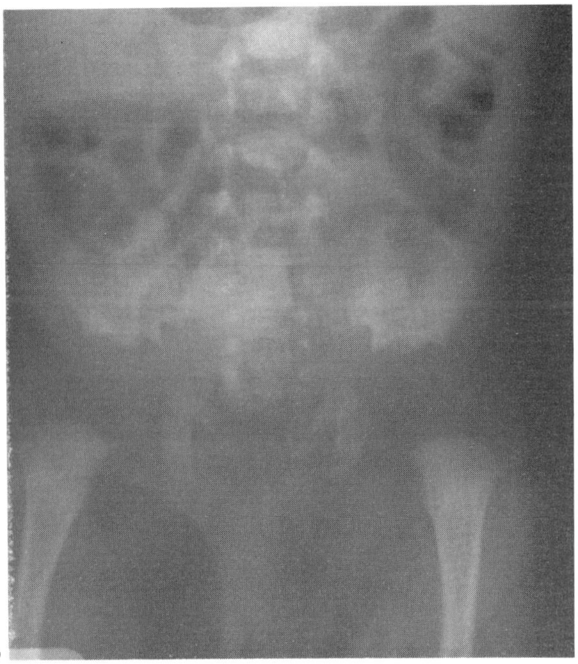
b

Figure VII.3
Nourrisson de 1 mois. Craquement de la hanche droite.
a) L'examen échographique, quel que soit le plan de coupes, ne déroule que très partiellement le toit osseux du cotyle. Le cotyle paraît très court mais sa profondeur est normale. Cette anomalie est bilatérale.
b) La radiographie du bassin montre un aspect trifurqué associant un éperon interne correspondant à l'échancrure sciatique, un éperon externe et entre les deux une saillie osseuse convexe. Les toits du cotyle sont larges et horizontaux ; les cartilages triradiés sont de hauteur excessive.
Une anomalie des distances interpediculaires et un périmètre crânien à la limite supérieure de la normale font évoquer le diagnostic *d'achondroplasie* bien que les extrémités fémorales soient normales.

Tableau VII.IV
Défaut ou retard d'ossification pubienne

Achondrogenèse
Atrophie dermique en aires
Chondrodysplasie ponctuée
Délétion du chromosome 4p
Cryptophtalmie
Dysplasie campomélique
Dysplasie cleidocranienne
Dysplasie spondylo-épiphysaire congénitale
Dysplasie spondylo-méga-épiphyso-métaphysaire
Hypophosphatasie
Maladie de DYGGVE-MELCHIOR-CLAUSEN
Maladie d'EHLERS-DANLOS
Syndrome de PRUNE BELLY
Syndrome de LARSEN
Syndrome de SJOGREN-LARSSON
Syndrome de TAYBI LINDER

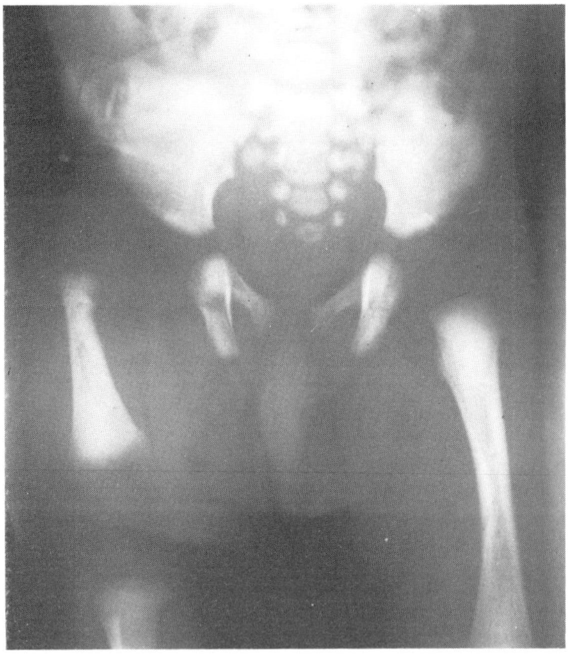
a

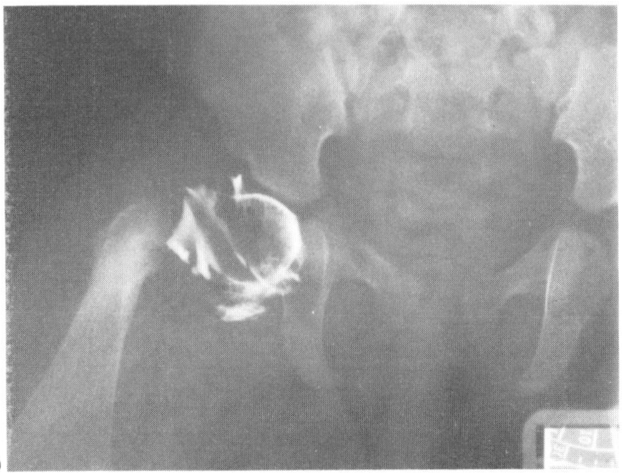
b

Figure VII.4
Hypoplasie fémorale proximale Type III.
a) En période néonatale il existe une évidente hypoplasie fémorale proximale du côté droit. Un toit du cotyle subnormal fait évoquer la présence d'une tête fémorale.
b) Confirmation par arthrographie à l'âge de 4 mois.

• Le rôle futur de l'échographie de hanche dans l'hypoplasie fémorale proximale est évident. Cette malformation est caractérisée par un défaut de développement de la partie proximale du fémur. L'examen arthrographique est indispensable pour apprécier le degré de gravité malformatif (fig. VII.4) : tête fémorale présente et mobile, tête fémorale absente. L'ensemble des éléments séméiologiques arthrographiques paraît aisément remplaçable par les données ultrasonores (fig. VII.5).

Lésion cartilagineuse

Il existe de nombreuses ostéochondrodystrophies caractérisées par une atteinte histologique du cartilage conjugal et du cartilage hyalin.

On sait par exemple que dans la dysplasie diastrophique, il existe une dégénérescence de nombreux chondrocytes de la zone basale ou de la zone hypertrophique. De plus, l'existence d'une anomalie du collagène est très probable.

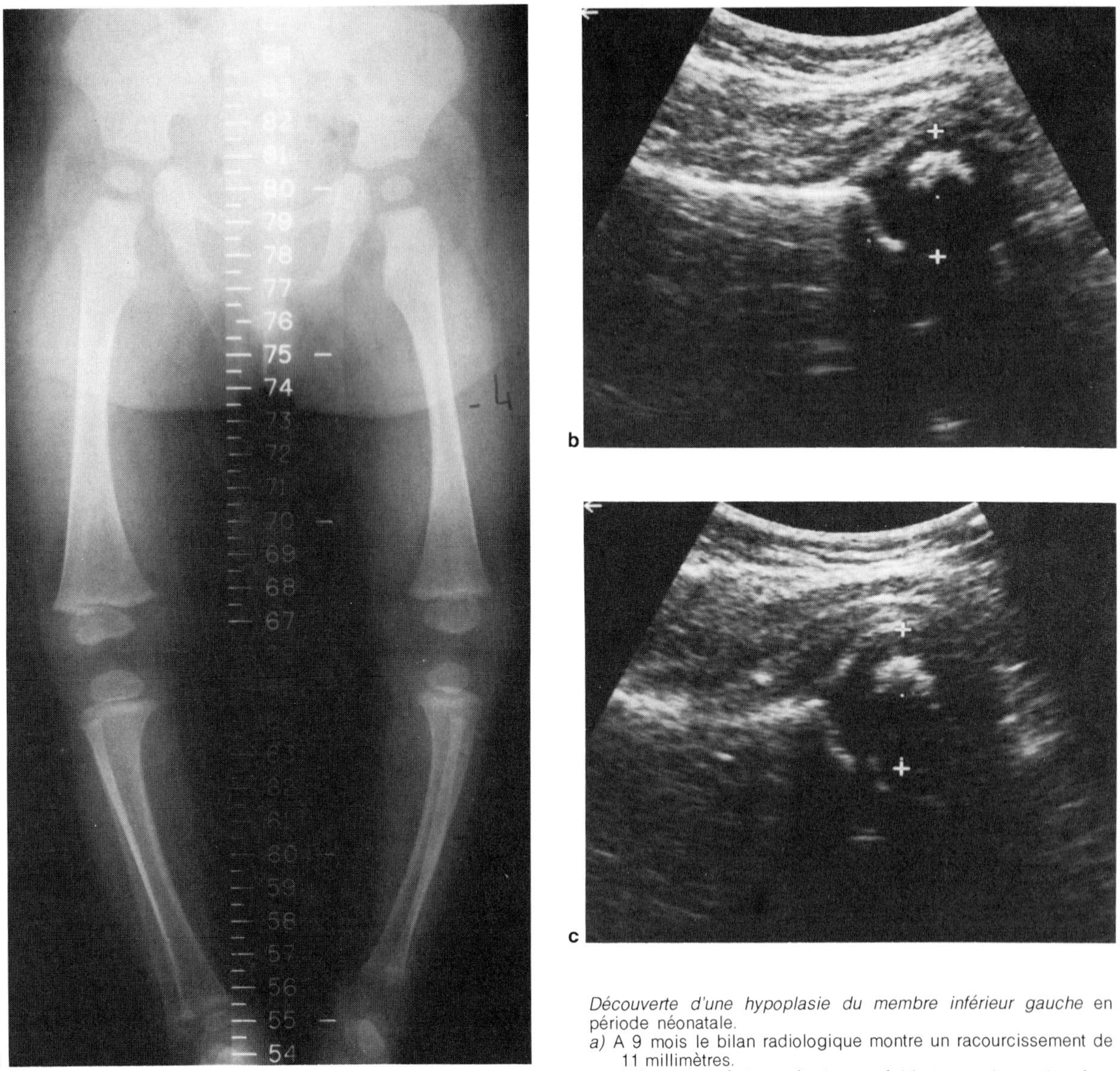

a b c

Figure VII.5
Nourrisson de 9 mois.

Découverte d'une hypoplasie du membre inférieur gauche en période néonatale.
a) A 9 mois le bilan radiologique montre un racourcissement de 11 millimètres.
b, c) Cette asymétrie est également évidente au niveau des têtes cartilagineuses partiellement ossifiées. Le diamètre maximum de la tête gauche est de 19 millimètres, à droite il est de 22 millimètres (c).

Ces lésions histologiques du cartilage dans le nanisme diastrophique (fig. VII.6) paraissent appréciables à l'examen échographique : la tête fémorale est en effet anormalement échogène (fig. VII.7).

Cette anomalie d'échostructure n'apporte rien de plus au diagnostic radiologique du nanisme diastrophique. Cependant cet axe de recherche peut être intéressant pour un éventuel diagnostic antenatal ou pour aider à mieux orienter le diagnostic néonatal d'une ostéochondrodysplasie.

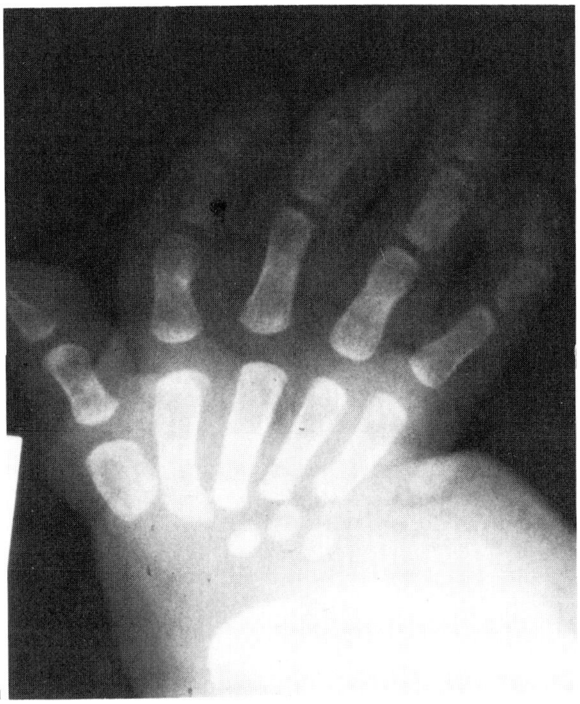
a

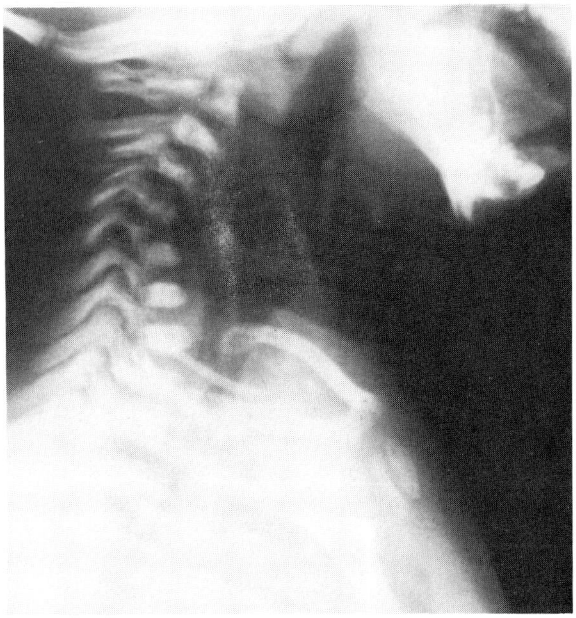
b

Figure VII.6
Nanisme diastrophique. Nouveau-né de 10 jours.
a) Il existe un aspect ovoïde caractéristique du premier métacarpien. Trois points carpiens sont déjà visibles.
b) Cyphose du rachis cervical avec hypoplasie de la quatrième vertèbre cervicale.

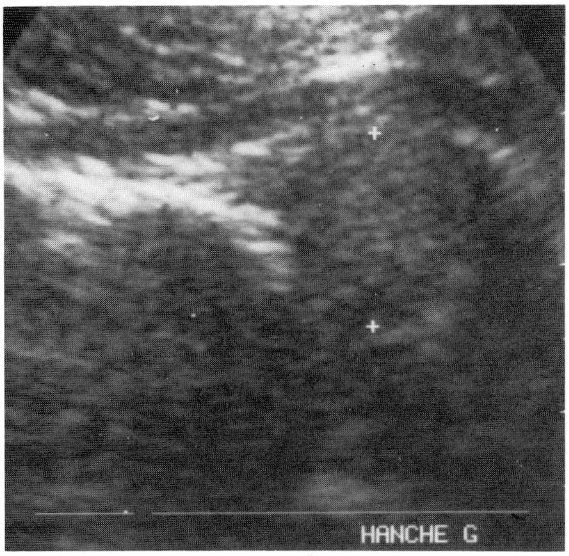

a

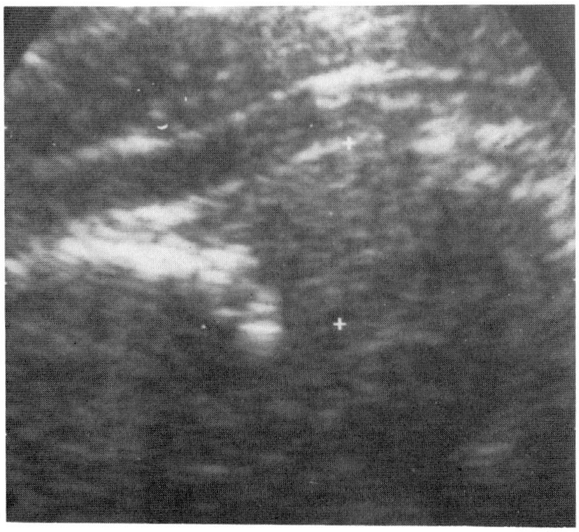
b

Figure VII.7
Même enfant que la figure 6.
Echographie des deux têtes fémorales à l'âge de 3 mois.
a, b) Les deux têtes fémorales sont nettement hyperéchogènes et hypoplasiques. Ceci est d'autant plus frappant que l'échogénicité du cartilage hyalin de la tête fémorale décroît progressivement avec l'âge.

Evaluation du pronostic

« Jacques (Service de chirurgie infantile Pr POUS), âgé de trois semaines, présente brutalement une détresse respiratoire rapidement résolutive. On retrouve depuis la période néonatale une gène nasale responsable de deux fausses routes alimentaires.

L'examen clinique évoque d'emblée une maladie des épiphyses ponctuées : il existe un défaut de développement de la racine du nez et une micromélie évidente.

C'est l'examen radiologique (fig. VII.8) qui va affirmer le diagnostic en montrant des calcifications punctiformes dans les régions cartilagineuses en particulier au niveau des membres inférieurs. L'absence de raccourcissement rhizomélique, la présence de calcifications au niveau du rachis cervical permettent d'éliminer une chondrodysplasie punctuée dans sa variété rhizomélique. Il s'agit donc d'une chondrodysplasie de type Conradi Hünermann.

L'étude de la radiographie du bassin (fig. VII.9) est tout à fait particulière : il existe d'une part des calcifications évidentes au niveau du grand trochanter et on retrouve d'autre part des points calcifiés très nombreux semblant se projeter en regard du cartilage triradié ou cartilage en Y.

Un examen échographique de la hanche est demandé pour localiser précisément les éléments calcifiés. Il existe bien des points échogènes dans les deux trochanters (fig. VII.10) mais l'exploration ultrasonore infirme l'hypothèse radiologique de calcifications dans le cartilage triradié (fig. VII.11) : celui-ci présente une échostructure normale et les éléments calcifiés siègent en réalité dans la partie postérieure du cartilage iliaque. Les données morphologiques sont parfaitement confirmées par l'examen tomodensitométrique (fig. VII.12). L'examen échographique met par ailleurs en évidence plusieurs points calcifiés hyperéchogènes dans les condyles fémoraux cartilagineux alors que l'examen radiologique paraît n'en montrer qu'un seul (fig. VII.13).

La récidive d'un épisode respiratoire aigu conforte l'indication justifiée d'une reconstruction narinaire. L'intervention chirurgicale confirme l'agénésie de la cloison nasale.

Revu à 8 mois, ce nourrisson est en bon état général. La croissance est symétrique et les calcifications sont en train de disparaître ».

• La maladie des épiphyses ponctuées est une affection dont la symptomatologie et la gravité sont très variables (2, 1, 5) : habituellement

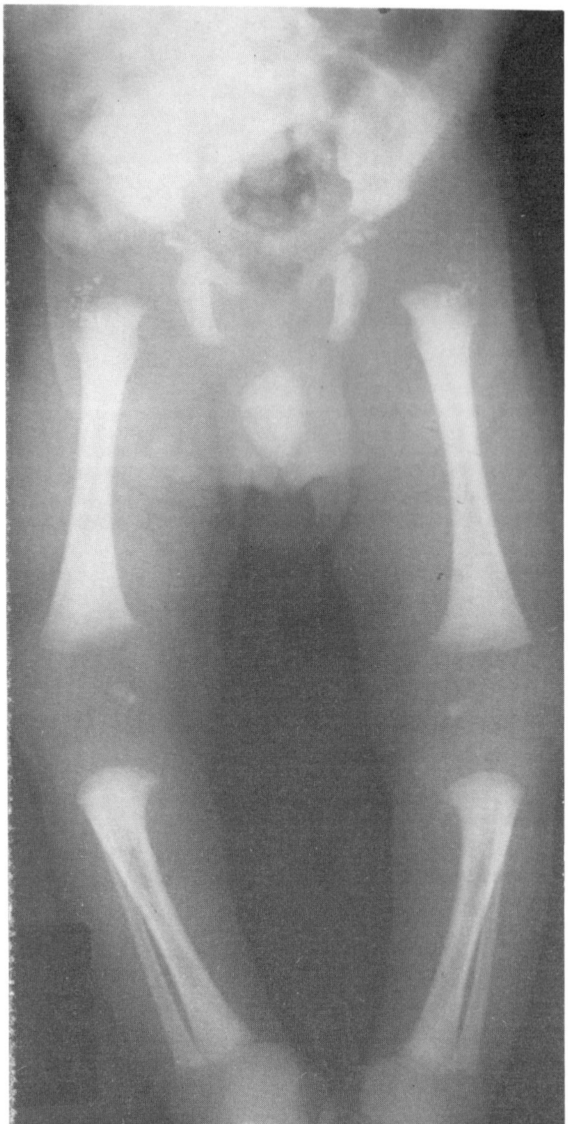

Figure VII.8
Radiographie du bassin et des membres inférieurs : les calcifications epiphysaires sont évidentes.

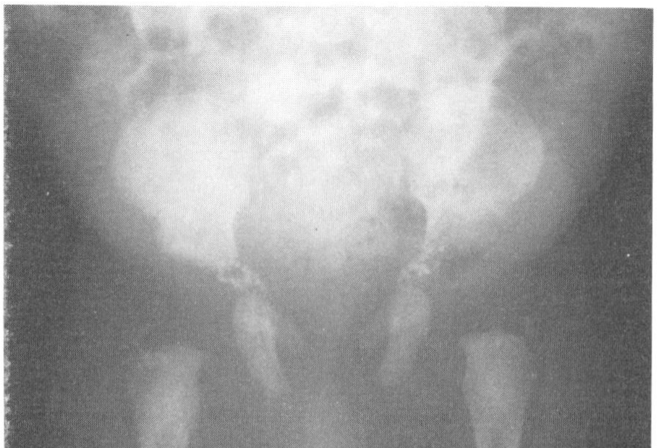

Figure VII.9
Radiographie du bassin. Notez les nombreuses calcifications punctuées qui semblent se projeter dans le cartilage en Y. Comme cela est habituel il n'existe pas d'éléments punctués au niveau de l'épiphyse cartilagineuse.

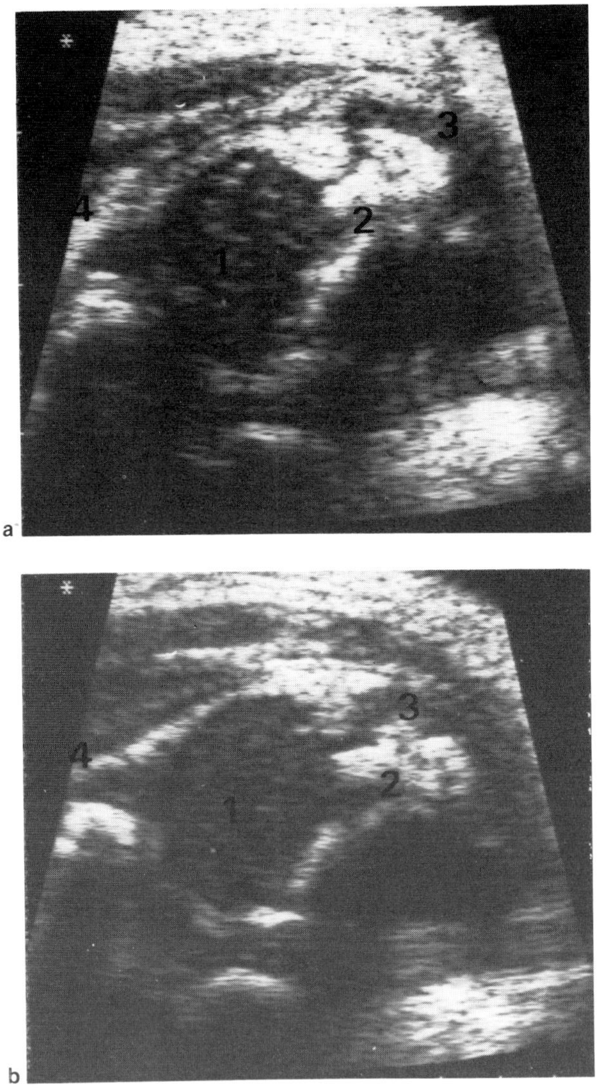

a

b

Figure VII.10
Maladie des épiphyses ponctuées.
Les ultrasons sont essentiels dans la localisation précise des calcifications.
a, b) Coupe longitudinale externe jambes en extension. Les calcifications siègent au niveau du col et du grand trochanter ainsi qu'à la partie postérieure du cartilage de l'ilion.
Notez l'intégrité de la tête fémorale.
1 - Epiphyse cartilagineuse, 2 - col fémoral, 3 - Grand trochanter, 4 - os iliaque.

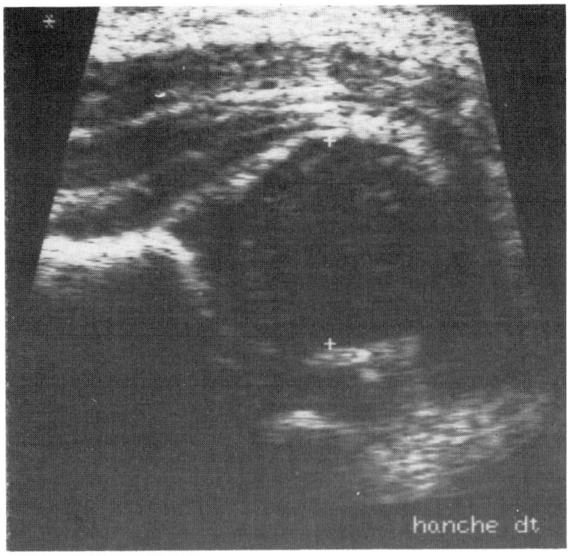

Figure VII.11
Coupe longitudinale externe hanche en flexion et adduction. Notez l'intégrité du cartilage triradié : l'hypothèse de calcifications punctuées à son niveau est définitivement écartée.

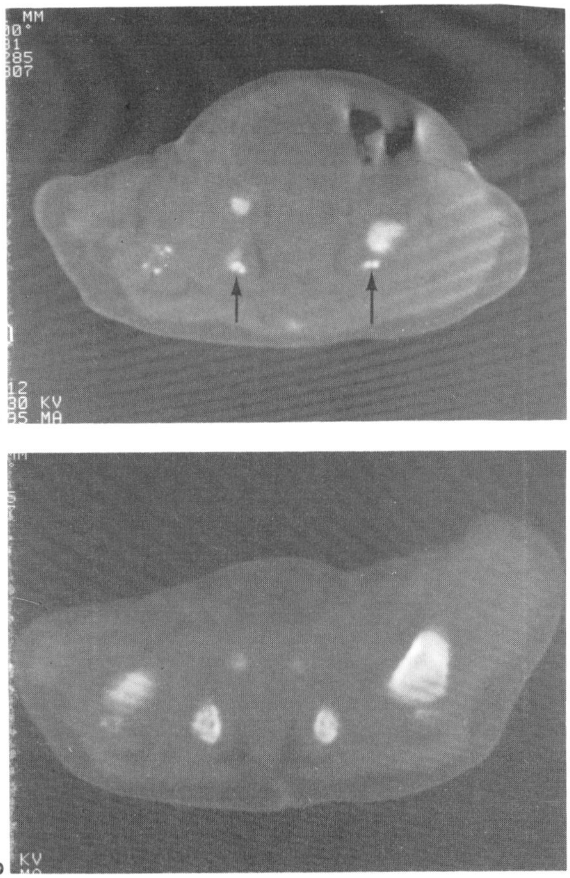

a

b

Figure VII.12
Tomodensitométrie du bassin.
a) La coupe réalisée au niveau de la partie distale de l'os iliaque confirme la présence de calcifications en arrière de celui-ci (↗).
b) Coupe réalisée au niveau des grands trochanters.

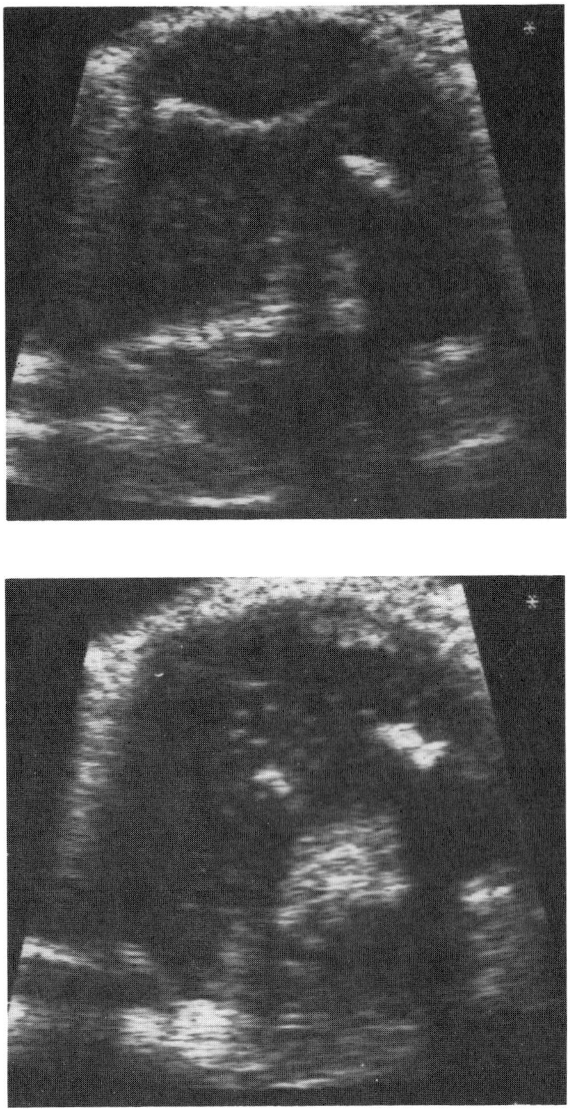

a

b

Figure VII.13
a) Coupe transversale au niveau de la rotule.
b) Coupe transversale oblique au niveau des condyles fémoraux. L'examen échographique retrouve trois calcifications ponctuées dans les condyles fémoraux alors qu'il n'en existe qu'une seule sur l'examen radiologique.

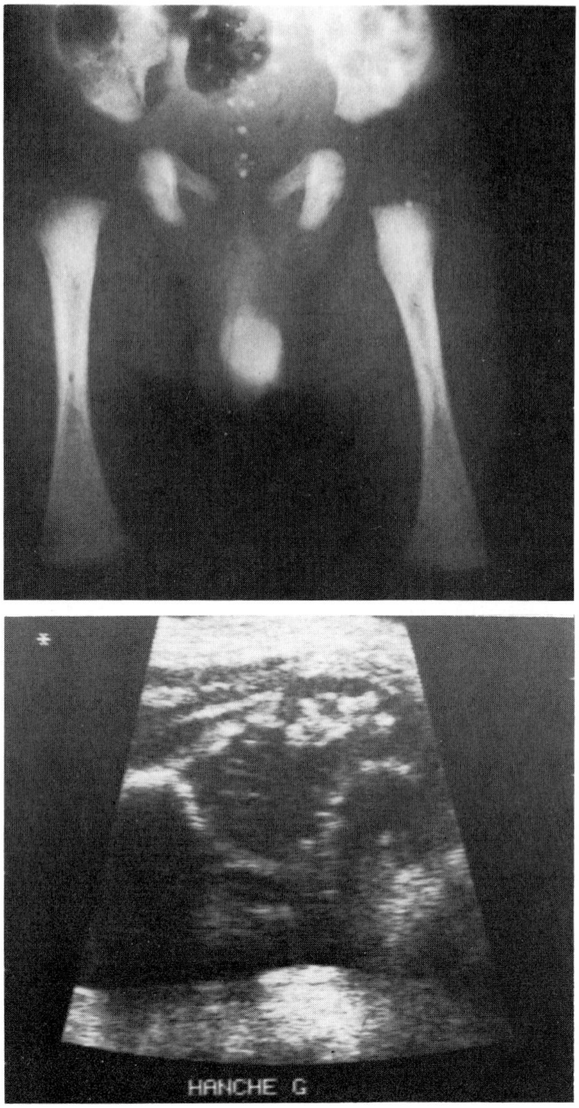

a

b

Figure VII.14
Nouveau-né de 3 jours.
Maladie des épiphyses ponctuées.
Forme Conradi-Hünerman : il existe des éléments calcifiés punctiformes au niveau du rachis.
a) La radiographie du bassin semble montrer des calcifications uniquement au niveau du grand trochanter.
b) L'examen échographique permet de l'affirmer : la tête cartilagineuse est intègre, les éléments calciques siègent dans le col et le grand trochanter.

mortelle dans le type rhizomélique à mode de transmission récessif autosomique, son pronostic est très variable dans le type Conradi-Hünermann à mode de transmission dominante liée au sexe. Cette affection est polymorphe car plusieurs cadres étiologiques sont associés à des calcifications ponctuées : le traitement par un anticoagulant de type Warfarine (19), le syndrome cérébrohépatorénal de Zellweger (6, 20), les aberrations chromosomiques (13).

- Dans la chondrodysplasie ponctuée de type dominant, l'exploration ultrasonore se révèle très efficace dans l'évaluation du pronostic orthopédique.

On sait en effet (24) que l'ossification paraît retardée à l'endroit ou se situent les calcifications néonatales et il n'existe pas d'ossification tant que sont présents les ponctuations calcaires. Theander (24) montre qu'un raccourcissement asymétrique peut exister dès la naissance et que la récupération de la différence de longueur, qui n'apparaît qu'après disparition de la calcification, peut être très lente ou incomplète. A cette asymétrie de croissance s'associe souvent un trouble du modelage en particulier au niveau du col fémoral.

L'examen échographique semble intervenir à deux niveaux dans l'établissement du pronostic orthopédique.

- C'est incontestablement la méthode d'imagerie la plus sensible dans la mise en évidence des ponctuations calcaires (fig. VII.14). Son pouvoir discriminatoire paraît nettement supérieur à l'examen radiologique.
- A l'inverse des rayons X l'échographie permet une localisation exacte des calcifications ponctuées.

C'est un point important dans la mesure où l'atteinte de telle ou telle région cartilagineuse conditionne l'attitude thérapeutique. Dans l'observation présentée l'examen radiologique localise les calcifications ponctuées au niveau du cartilage triradié, alors qu'en réalité l'examen ultrasonore va affirmer qu'elles se trouvent dans la partie postérieure du cartilage de l'os iliaque. Cette distinction revêt une importance orthopédique évidente dans la mesure où l'association d'un retard d'ossification et d'un trouble du modelage au niveau du cartilage triradié peut avoir des conséquences redoutables sur l'équilibre de l'articulation de la hanche.

Bibliographie

1. BERGSTRÖM K., GUSTAVSON K. H., JORULF H. — *Chondrodystrophia calcificans congenital (CONRADI'S disease) in a mother and her child.* Clin. genet. 1972, 3, 158-161.

2. BETOULIÈRES P., FERRAN J. L., BASSINI P., DEL SOCORRO P., BONNET H., JEAN R. — *Calcifications ponctuées épiphysaires localisées et dysmorphie nasale.* J. radiol. electrol. 1974, 55, 12, 877-881.

3. CARLIOZ H. — *Description et histoire naturelle des grandes aplasies des membres inférieurs.* Chir. pédiatr. 1978, 19, 306-321.

4. CASTEL Y., BENARDEAU M., DANTOINE G., LEROY J. P., BALQUET G., TOUDIC L. — *Le nanisme diastrophique.* Ann. Pediatr. 1977, 24, 643-646.

5. COHEN-SOLAL J., FAURE C., SARRUT S., LOUBRY P., MORENO J. L., LEJEUNE C., MANDE R. — *Un cas de forme majeure de maladie des épiphyses ponctuées avec étude histologique.* Sen. Hôp. Paris 1968, 44, 2733-2741.

6. DANKS D., TIPPET P., ADAMS C., CAMPBELL P. — *Cerebro hepato renal syndrome of Zellweger.* J. Pediatr. 1975, 86, 382-387.

7. FAURE C., COUSSEMENT A. — *Etude du bassin dans les maladies constitutionnelles du squelette.* G. M. de France, 1970, 27, 5781-5796.

8. FAURE C., LASCAUX J. P., MONTAGNE J. Ph. — *Le syndrome de Larsen. A propos de trois observations nouvelles.* ANN. Radiol. 1976, 19, 629-636.

9. HOLLISTER W. — *Heritable disorders of connective tissue : Ehlers Danlos syndrome.* Pediatr. clin. North An., 1978, 25, 575.

10. KAUFMANN H. J. — *The pelvis in the Ellis Van Creveld syndrome.* Ann. Radiol., 1965, 8, 146-153.

11. KOZLOWSKI K., BEIGHTON P. — *Gamut index of skeletal dysplasias.* Springer Verlag, Berlin, Heidelberg, Londres, New-York, Tokyo, 1984.

12. LANGER L. O. — *Diastrophic dwarfism in early infancy.* AJR, Feb. 1963, 93, 399-404.

13. LE MAREC B., SAGET F., DUCLAULT A. M., GOLL U., TOUDIC L., NIVELON-CHEVALIER A., LE FRECHE J. N., SENECHAL J. — *Epiphyses ponctuées et aberrations chromosomiques.* Ann. Radiol., 1976, 19, 599-607.

14. LEVINSON E. D., OZONOFF M. B., ROYEN P. M. — *Proximal femoral focal deficiency.* Radiology, 1977, 125, 197.

15. MAROTEAUX P. — *Maladies osseuses de l'enfant.* Flammarion Med. Sciences, Paris, 1982.

16. MASON R. C., KOZLOWSKI K. — *Chondrodysplasia punctata. A report of 10 cases.* Radiology, 1973, 109, 145-150.

17. OZONOFF J. B. — *Pediatric orthopedic radiology.* WB Saunders Company, Philadelphia, 120-123, 1979.

18. PANTING A. L., WILLIAMS P. F. — *Proximal femoral local deficiency.* J. Bone. Jt. Surg., 1978, 60-B, 46-52.

19. PAULI R. M., MADDEN J., KRANZLER K., CULPEPPER W., PORT R. — *Warfarin therapy initiated during pregnancy and phenotypic chondrodysplasia punctata.* J. Pediatr., 1976, 88, 506-508.

20. POZNANSKI A., NOSANCHUK J., BAUBLIS J., HOLT J. — *The cerebrohepato renal syndrome.* Ann. J. Roent. genol., 1970, 109, 313-322.

21. RENAULT F., ARTHUIS M., RETHORÉ M. O., LAFOURCADE J. — *Le syndrome de Larsen. Aspects cliniques et génétiques.* Arch. Fr. Pediatr., 1982, 39, 35-38.

22. TAHERNIA A. C., STAMPS P. — *« Jeune Syndrome » (asphyxiating thoracic dystrophy).* Clinical Pediatrics, 1977, 16, 903-908.

23. TAYBI H. — *Radiology of syndromes and metabolic disorders.* Year book med. publ., Chicago, Londres, 1983.

24. THEANDER G., PETTERSON H. — *Calcification in chondrodysplasia punctata. Relation to ossification and skeletal growth.* Acta Radiologica diagnosis, 1978, 19, 205-222.

INDEX

G

H

I

L

M

N

O

P

R

S

T

U

V

Photocomposé et imprimé par JOUVE, 18, rue Saint-Denis, 75001 Paris
N° 10096. Dépôt légal : Novembre 1988